CB030184

Cuidados Paliativos, Comunicação
e Humanização em UTI

Série CMIB - Clínicas de Medicina Intensiva Brasileira

- Volume Choque Circulatório
- Volume Gestão, Qualidade e Segurança em UTI
- Volume Terapia Nutricional no Paciente Grave
- Volume Delirium no Paciente Grave
- Volume Cuidados Perioperatórios no Paciente Cirúrgico de Alto Risco
- Volume Ecografia em Terapia Intensiva e na Medicina de Urgência
- Volume Sepse, 2ª Edição

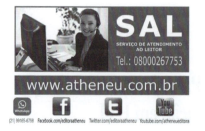

CMIB – Clínicas de Medicina Intensiva Brasileira

EDITOR
Marcos Antonio Cavalcanti Gallindo

Ano 25 – volume 28 – 2021

Cuidados Paliativos, Comunicação e Humanização em UTI

EDITORES
Rachel Duarte Moritz
Lara Patricia Kretzer
Regis Goulart Rosa

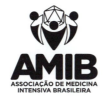
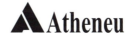

Rio de Janeiro • São Paulo
2021

EDITORA ATHENEU

São Paulo —	Rua Avanhandava, 126 – 8º andar
	Tel.: (11)2858-8750
	E-mail: atheneu@atheneu.com.br
Rio de Janeiro —	Rua Bambina, 74
	Tel.: (21)3094-1295
	E-mail: atheneu@atheneu.com.br

CAPA: Equipe Atheneu
PRODUÇÃO EDITORIAL: Rosane Guedes

CIP-BRASIL. CATALOGAÇÃO NA PUBLICAÇÃO
SINDICATO NACIONAL DOS EDITORES DE LIVROS, RJ

H897

Cuidados Paliativos, Comunicação e Humanização em UTI / editores Rachel Duarte Moritz ... [et al.]. - 1. ed. - Rio de Janeiro : Atheneu, 2021.
    296 p. ; 24 cm.   (CMIB : Clínicas de Medicina Intensiva Brasileira ; 28)

    Inclui bibliografia e índice
    ISBN 978-65-5586-029-0

    1. Tratamento intensivo. 2. Tratamento paliativo. 3. Humanização dos serviços de saúde. I. Moritz, Rachel Duarte. II. Série.

20-66701   CDD: 616.029
                                 CDU: 616-036.8

Meri Gleice Rodrigues de Souza - Bibliotecária - CRB-7/6439

16/09/2020   17/09/2020

MORITZ, R. D.; KRETZER, L. P; ROSA, R. G.
Série Clínicas de Medicina Intensiva Brasileira – Cuidados Paliativos, Comunicação e Humanização em UTI
©Direitos reservados à Editora ATHENEU – Rio de Janeiro, São Paulo, 2021.

Editores

Rachel Duarte Moritz
Especialista pela Associação de Medicina Intensiva Brasileira (AMIB). Certificado na Área de Medicina Paliativa pela AMIB. Mestre em Ciências Médicas pela Universidade Federal de Santa Catarina (UFSC). Doutora em Engenharia de Produção pela UFSC. Instrutora do Módulo de Cuidados Paliativos da Pós-Graduação de Medicina Intensiva da AMIB.

Lara Patricia Kretzer
Coordenadora da Residência em Medicina Paliativa da Universidade Federal de Santa Catarina (UFSC). Especialista em Medicina Paliativa pela Associação de Medicina Intensiva Brasileira/Associação Médica Brasileira (AMIB/AMB). Doutora em Direito pela Universidade de Londres.

Regis Goulart Rosa
Médico com Residência em Medicina Intensiva pelo Hospital Moinhos de Vento (HMV) (Porto Alegre). Título de Intensivista pela Associação de Medicina Intensiva Brasileira (AMIB). Mestre e Doutor em Medicina pela Universidade Federal do Rio Grande do Sul (UFRGS). Intensivista Assistencial e Pesquisador dos Hospitais Moinhos de Vento e Mãe de Deus (Porto Alegre). Membro da Rede Brasileira de Pesquisa em Terapia Intensiva (BRICNet).

Colaboradores

Alcina Juliana Soares Barros
Médica Especialista em Psiquiatria e Psiquiatria Forense pela Associação Brasileira de Psiquiatria/Associação Médica Brasileira (ABP/AMB). Especialista em Psicoterapia de Orientação Analítica pelo Centro de Estudos Luís Guedes (CELG/RS). Doutora em Psiquiatria e Ciências do Comportamento pela Universidade Federal do Rio Grande do Sul (UFRGS).

Andréia Martins Specht
Enfermeira Mestra e Doutoranda em Enfermagem pelo Programa de Pós-Graduação em Enfermagem da Universidade Federal do Rio Grande do Sul (PPGEnf-UFRGS). Especialista em Enfermagem em Cardiologia pelo Programa de Pós-Graduação em Ciências da Saúde: Cardiologia do Instituto de Cardiologia da Fundação Universitária de Cardiologia (PPG/FUC) e em Saúde da Família pelo Sistema Universidade Aberta do Sistema Único de Saúde/Universidade Federal de Ciências da Saúde de Porto Alegre (UNA-SUS/UFCSPA). Atualmente com Atuação Profissional na UTI do Hospital Nossa Senhora da Conceição/Grupo Hospitalar Conceição (HNSC/GHC). Docente do Curso de Graduação em Enfermagem da Universidade do Vale do Rio dos Sinos (Unisinos) e do Curso de Pós-Graduação *Lato Sensu* em Enfermagem Hospitalista: Clínica de Alta Complexidade e Enfermagem em Terapia Intensiva.

Angélica Gomides dos Reis Gomes
Médica Formada pela Universidade Federal de Uberlândia (UFU). Residência de Clínica Médica pela Rede Mater Dei. Especialista em Medicina de Família e Comunidade pela Universidade Federal de Minas Gerais (UFMG). Atua como Clínica Médica na Rede Mater Dei, Unimed/BH e Pontifícia Universidade de Minas Gerais (PUC Minas).

Cassiano Teixeira
Professor de Clínica Médica e do Programa de Ciências da Reabilitação da Universidade Federal de Ciências da Saúde de Porto Alegre (UFCSPA). Coordenador Médico da Linha de Cuidados Críticos do Hospital São Lucas da Pontifícia Universidade Católica do Rio Grande do Sul (PUCRS). Preceptor de Clínica Médica do Hospital Moinhos de Vento (HMV) (Porto Alegre). Médico Plantonista do CTI do Hospital de Clínicas de Porto Alegre. Médico Especialista pela Associação de Medicina Intensiva Brasileira (AMIB).

Cecília Gómez Ravetti
Médica pela Universidad Nacional de Rosario (Argentina). Residência em Clínica Médica (Rosário, Argentina). Residência em Terapia Intensiva: Hospital Mater Dei (Belo Horizonte). Título em Medicina Intensiva pela Associação de Medicina Intensiva Brasileira (AMIB). Mestre e Doutora em Infectologia e Medicina Tropical pela Universidade Federal de Minas Gerais (UFMG). Professora Adjunta do Departamento de Clínica Médica da Faculdade de Medicina da UFMG.

Cláudia Severgnini Eugênio
Doutoranda pelo Programa de Pós-Graduação em Cardiologia na Universidade Federal do Rio Grande do Sul (UFRGS). Mestre em Enfermagem pela Universidade de Ciências da Saúde de Porto Alegre (UFCSPA). Enfermeira Especialista em Atenção ao Paciente Crítico pelo Hospital Nossa Senhora da Conceição/Grupo Hospitalar Conceição (HNSC/GHC).

Cristina Terzi
Especialista pela Associação de Medicina Intensiva Brasileira (AMIB). Certificado na Área de Medicina Paliativa pela AMIB. Vice-Coordenadora do Serviço de Cuidados Paliativos do Hospital das Clínicas da Universidade Estadual de Campinas (Unicamp). Membro do Comitê Internacional da Academia Nacional de Cuidados Paliativos (ANCP). Mestrado e Doutorado em Terapia Intensiva pela Unicamp. Pós-Doutorado em Cuidados Paliativos pela Universidade da Carolina do Norte em Chapel Hill (EUA).

Daiana Barbosa da Silva
Enfermeira e Mestre em Enfermagem pela Universidade do Vale do Rio dos Sinos (Unisinos). Especialista em Terapia Intensiva. Doutoranda do Programa de Ciências de Reabilitação da Universidade Federal de Ciências da Saúde de Porto Alegre (UFCSPA). Coordenadora Assistencial do Centro de Terapia Intensiva do Adulto do Hospital Moinhos de Vento (HMV) (Porto Alegre).

Ederlon Rezende
Médico Intensivista. Diretor do Serviço de Terapia Intensiva do Hospital do Servidor Público Estadual de São Paulo/Instituto de Assistência Médica ao Servidor Público Estadual (IAMSPE). Presidente da Diretoria Executiva da Associação de Medicina Intensiva Brasileira (AMIB) (biênio 2010-2011).

Eduardo Jardim Berbigier
Especialista pela Associação de Medicina Intensiva Brasileira (AMIB). Certificado na Área de Medicina Paliativa pela Associação Médica Brasileira (AMB). Mestre em Cuidados Intensivos e Paliativos. Instrutor do Módulo de Cuidados Paliativos da Pós-Graduação de Medicina Intensiva da AMIB. Diretor do Curso de Comunicação em Situações Críticas da Central Estadual de Transplantes de Santa Catarina.

Elenara Ribas
Médica Especialista em Terapia Intensiva. Pós-Graduada em Gestão em Saúde pela Universidade Federal do Rio Grande do Sul (UFRGS). Especialista em Ciência da Melhoria pelo Institute for Healthcare Improvement (IHI) e pelo Expert International da International Society for Quality in Healthcare (ISQUA). Cordenadora de Projetos de Melhoria da Segurança do Paciente.

Felipe Pfuetzenreiter
Médico Intensivista do Hospital Municipal São José e do Centro Hospitalar Unimed (Joinville, SC). Coordenador da Equipe de Cuidados Paliativos do Centro Hospitalar Unimed.

JOEL DE ANDRADE
Médico Especialista em Terapia Intensiva pela Associação de Medicina Intensiva Brasileira (AMIB). Mestrado em Ciências Médicas pela Universidade Federal de Santa Catarina (UFSC). Doutorando em Administração do Instituto COPPEAD da Universidade Federal do Rio de Janeiro (UFRJ). Coordenador Estadual de Transplantes na Secretaria de Estado da Saúde. Membro da Câmara Técnica de Morte Encefálica do Conselho Federal de Medicina. Membro do Grupo Estratégico da Coordenação Geral do Sistema Nacional de Transplantes (SNT) do Ministério da Saúde (MS). Membro da Câmara Técnica da Coordenação Geral do SNT do MS.

JOSÉ CARLOS DOS SANTOS JUNQUEIRA
Médico Especialista na Área de Atuação de Cuidados Paliativos da Associação Médica Brasileira (AMB). Médico Especialista em Terapia Intensiva pela AMIB. Médico Especialista em Geriatria pela Sociedade Brasileira de Geriatria e Gerontologia (SBGG). Mestre em Ciências Médicas pela Universidade Estadual de Campinas (Unicamp). Coordenador e Fundador do Serviço de Cuidados Paliativos do Hospital de Clínicas da Unicamp. Médico-Assistente da UTI do Hospital de Clínicas da Unicamp. Professor do Curso de Pós-Graduação Lato Sensu em Terapia Intensiva pela Associação de Medicina Intensiva Brasileira (AMIB). Membro do Comitê de Terminalidade da Vida e Cuidados Paliativos da AMIB. Membro do Comitê de Gestão da Academia Nacional de Cuidados Paliativos (ANCP). Ex-Coordenador do Serviço de Cuidados Paliativos da Santa Casa de Valinhos, SP e Membro da Câmara Temática Interdisciplinar de Cuidados Paliativos do Conselho Regional de Medicina do Estado de São Paulo (CREMESP).

JÚLIA BATISTA DE CARVALHO
Intensivista Titulada pela Associação de Medicina Intensiva Brasileira (AMIB). Coordenadora das UTI do Hospital São Lucas (HSL) (Ribeirão Preto). Médica Contratada do Hospital das Clínicas Ribeirão Preto (HCRP).

JULIA SCHNEIDER HERMEL
Graduação em Psicologia pela Pontifícia Universidade do Rio Grande do Sul (PUCRS). Residência em Saúde da Família e Comunidade pela PUCRS. Mestrado pelo Programa Pós-Graduação em Psicologia pela PUCRS. Formação Clínica em Psicoterapia Sistêmica-Integrativa.

JULIANA EL HAGE MEYER DE BARROS GULINI
Fisioterapeuta do Hospital Universitário da Universidade Federal de Santa Catarina (UFSC). Doutora pelo Programa de Pós-Graduação em Enfermagem da UFSC. Chefe da Unidade de Cuidados Intensivos e Semi-Intensivos do Adulto do Hospital Universitário da UFSC. Preceptora da Residência Multiprofissional em Saúde da UFSC.

JUSSARA DE LIMA E SOUZA
Especialista pela Associação Médica Brasileira (AMB) em Pediatria com Área de Atuação em Neonatologia e Medicina Paliativa. Mestre em Saúde da Criança e do Adolescente pela Faculdade de Ciências Médicas da Universidade Estadual de Campinas (Unicamp). Pós-Graduação em Cuidados Paliativos pelo Instituto Paliar e pelo Instituto Pallium. Coordenadora do Grupo de Cuidados Paliativos em Neonatologia do Centro de Atenção Integral à Saúde da Mulher (CAISM-Unicamp).

Lizana Arend Henrique
Médica Oncologista Pediátrica. Mestrado em Saúde Coletiva pela Universidade Federal de Santa Catarina (UFSC). Título de Especialista em Pediatria pela Sociedade Brasileira de Pediatria (SBP). Área de Atuação em Medicina Paliativa pela Associação Médica Brasileira/Sociedade Brasileira de Pediatria (AMB/SBP). Docente do Departamento de Pediatria da UFSC. Médica do Serviço de Onco-Hematologia do Hospital Infantil Joana de Gusmão (HIJG) (Florianópolis).

Marcela Torres Aldigueri Goulart
Psicóloga e Mestre em Psicologia Clínica pela Pontifícia Universidade Católica do Rio de Janeiro (PUC-Rio). Especialista em Psicologia Hospitalar pelo Instituto de Educação e Pesquisa do Hospital Moinhos de Vento (HMV) (Porto Alegre). Psicóloga Assistencial do HMV. Coordenadora do Curso de Pós-Graduação Lato Sensu da Faculdade Moinhos e em Clínica Particular.

Marcelo Kern
Médico Cardiologista e Intensivista.

Márcio Niemeyer-Guimarães
Especialista pela Associação de Medicina Intensiva Brasileira (AMIB). Certificado na Área de Medicina Paliativa pela AMIB. Mestre em Clínica Médica/Terapia Intensiva pela Universidade Federal do Rio de Janeiro (UFRJ). Mestrando em Cuidados Paliativos pela Universidade Católica Portuguesa (UCP-Lisboa). Doutor em Bioética e Saúde Coletiva com Tema em Cuidados Paliativos pelo Programa de Pós-Graduação em Bioética, Ética Aplicada e Saúde Coletiva/Escola Nacional de Saúde Pública da Fundação Oswaldo Cruz (PPGBIOS/ENSP-Fiocruz). Instrutor do Módulo de Cuidados Paliativos da Pós-Graduação em Medicina Intensiva pela AMIB.

Mariana Martins Siqueira Santos
Farmacêutica Formada em Farmácia pela Universidade São Judas Tadeu (USJT/SP). Mestre em Ciências Médicas pela Universidade Federal do Rio Grande do Sul (UFRGS). Pesquisadora no Hospital Moinhos de Vento (HMV) (Porto Alegre).

Nára Selaimen Gaertner de Azeredo
Bacharel em Enfermagem pela Universidade do Vale do Rio dos Sinos (Unisinos). Especialista em Enfermagem em Terapia Intensiva pela Universidade Federal do Rio Grande do Sul (UFRGS). Mestre pelo Programa de Pós-Graduação da Saúde da Criança e do Adolescente pela Faculdade de Medicina da UFRGS. Doutora pelo Programa de Pós-Graduação da Saúde da Criança e do Adolescente pela Faculdade de Medicina da UFRGS. Presidente do Departamento de Enfermagem da Associação de Medicina Intensiva (AMIB) (biênio 2016-2017). Coordenadora de Enfermagem da UTI do Hospital Nossa Senhora da Conceição/Grupo Hospitalar Conceição (HNSC/GHC).

Patricia M. Lago
Professora Adjunta do Departamento de Pediatria da Universidade Federal do Rio Grande do Sul (UFRGS). Chefe da Emergência Pediátrica do Hospital de Clínicas de Porto Alegre. Membro do Departamento de Cuidados Paliativos da Sociedade Brasileira de Pediatria (SBP) e da Associação de Medicina Intensiva Brasileira (AMIB).

Péricles Almeida Delfino Duarte
Médico Intensivista.

Raquel Pusch
Psicóloga Cognitiva. Presidente do Departmento de Psicologia pela Associação de Medicina Intensiva Brasileira (AMIB). Mestre Políticas Públicas pela FAE Business School. Especialista em Psicologia Hospitalar pelo Conselho Federal de Psicologia (CFP). Lato Sensu em Saude Mental e Psicopatologia pela Pontifícia Universidade Católica do Paraná (PUCPR). Lato Sensu em Filosofia Clínica pela Itecne.

Renata Kochhann
Psicóloga. Doutora em Medicina em Ciências Médicas pela Universidade Federal do Rio Grande do Sul (UFRGS). Pós-Doutora em Psicologia pela Pontifícia Universidade Católica do Rio Grande do Sul (PUCRS), Bolsas DOCFIX e PDJ. Pesquisadora do Hospital Moinhos de Vento (HMV) (Porto Alegre). Sócia da Conectare NeuroPsi – Atendimento, Formação e Conexões em Neuropsicologia.

Rodrigo Santos Biondi
Médico Intensivista pela Associação de Medicina Intensiva Brasileira (AMIB). Coordenador da Residência de Medicina Intensiva do Instituto de Cardiologia do Distrito Federal. Médico Rotina das UTI Clínicas do Hospital Brasília (DF).

Silvana Pinto Hartmann
Psicóloga Assistencial do CTI Adulto do Hospital Moinhos de Vento (HMV) (Porto Alegre). Mestra em Ciências da Reabilitação pela Universidade Federal de Ciências da Saúde de Porto Alegre (UFCSPA). Residência Multiprofissional Integrada em Saúde com Ênfase em Terapia Intensiva pela UFCSPA.

Sofia Louise Santin Barilli
Enfermeira da Unidade de Terapia Intensiva do Hospital Nossa Senhora da Conceição/Grupo Hospitalar Conceição (HNSC/GHC). Mestra em Enfermagem pela Universidade Federal do Rio Grande do Sul (UFRGS). Especialista em Terapia Intensiva (Residência Integrada em Saúde) e em Gestão da Atenção à Saúde do Idoso pelo GHC. Docente do Curso de Graduação e Pós-Graduação em Enfermagem da Universidade do Vale do Rio de Sinos (Unisinos) e do Curso Técnico em Enfermagem da Escola GHC. Membro do Departamento de Enfermagem da Sociedade de Terapia Intensiva do Rio Grande do Sul (SOTIRGS).

Tarissa da Silva Ribeiro Haack
Liderança Assistencial do Centro de Terapia Intensiva do Adulto do Hospital Moinhos de Vento (HMV) (Porto Alegre). Professora Responsável pela Disciplina "Fundamentos de Enfermagem para o Atendimento ao Doente Crítico", no Curso de Pós-Graduação do Instituto de Educação e Pesquisa do HMV. Pesquisadora do Programa de Apoio ao Desenvolvimento Institucional do Sistema Único de Saúde (PROADI-SUS) no Projeto UTI Visitas. Mestranda em Ensino de Saúde pela Universidade Federal de Ciências da Saúde de Porto Alegre (UFCSPA). Especialista em Emergência e Terapia Intensiva pelo Instituto de Educação e Pesquisa do HMV. Graduação em Enfermagem pela Universidade FEEVALE.

Vandack Nobre
Médico Especialista em Clínica Médica. Título de Especialista em Terapia Intensiva pela Associação de Medicina Intensiva Brasileira (AMIB). Professor-Associado do Departamento de Clínica Médica da Faculdade de Medicina da Universidade Federal de Minas Gerais (UFMG). Orientador Pleno do Programa de Pós-Graduação em Infectologia e Medicina Tropical da Faculdade de Medicina pela UFMG. Coordenador da Unidade de Cuidados Intensivos de Adultos do Hospital das Clínicas da UFMG.

Vanúzia Sari
Docente do Ensino Básico Técnico e Tecnológico do Colégio Politécnico da Universidade Federal de Santa Maria (UFSM-RS). Mestre em Enfermagem pela UFSM-RS. Especialista em Terapia Intensiva pela Modalidade de Residência Integrada em Saúde, Ênfase em Terapia Intensiva do Hospital Nossa Senhora da Conceição/Grupo Hospitalar Conceição (HNSC/GHC).

Wilson José Lovato
Médico Especialista em Clínica Médica e Terapia Intensiva. Titulado pela Associação de Medicina Intensiva Brasileira (AMIB). Coordenador do Centro de Terapia Intensiva do Adulto da Unidade de Emergência do Hospital das Clínicas da Faculdade de Medicina de Ribeirão Preto da Universidade de São Paulo (HCFMRP-USP). Vice-Diretor Clínico e Coordenador do Centro de Terapia Intensiva do Adulto do Hospital São Lucas (HSL) (Ribeirão Preto).

Zilfran Carneiro Teixeira
Título de Especialista em Medicina Intensiva pela Associação de Medicina Intensiva Brasileira (AMIB). Título de Especialista em Medicina Paliativa pela Associação Médica Brasileira (AMB). Mestrado em Oncologia Clínica pela Universidade do Porto (Portugal). Membro do Comitê de Cuidados Paliativos pela AMIB. Presidente da Sociedade Cearense de Terapia Intensiva (Soceti). Membro da Equipe de Cuidados Paliativos do Hospital Geral de Fortaleza (HGF).

Apresentação

Caros leitores, é com um misto de alegria, orgulho e gratidão que apresentamos este volume da série *CMIB – Clínicas de Medicina Intensiva Brasileira: Cuidados Paliativos, Comunicação e Humanização em UTI*.

Ao longo dos anos, a terapia intensiva passou por um incrível desenvolvimento tecnológico e organizacional, o que permitiu salvar incontáveis vidas. Por outro lado, evoluiu pouco no aspecto humano. Apenas nos últimos anos, passamos a enxergar o óbvio: na nossa frente, naquele leito de UTI, está uma **pessoa**, com sua história, emoções, família e amigos. E é dessa pessoa que estamos cuidando. Na maioria das vezes, o cuidado da equipe multiprofissional será bem-sucedido e resultará em alta da UTI. Outras vezes, a recuperação não será possível, e caberá à equipe fornecer o máximo de conforto possível.

Este volume traz preciosas informações para tornar o atendimento nas nossas UTI como deve ser: centrado no paciente. Para que isso ocorra, precisamos melhorar algumas habilidades, permitindo integração precoce dos cuidados paliativos, desenvolvendo nossa capacidade de comunicação e relembrando conceitos importantes para que aquela pessoa receba um atendimento, de fato, humanizado.

Escolhemos os editores deste volume com muito cuidado e carinho: a Dra. Rachel Duarte Moritz está envolvida com o tema há muitos anos e seu trabalho é amplamente reconhecido; a Dra. Lara Patricia Kretzer, *expert* em comunicação, não poderia ficar de fora; e o Dr. Regis Goulart Rosa, que possui conhecimento prático e produção científica em atendimento humanizado. O que esperar ao colocar os três na mesma obra? Nada menos que a perfeição.

Aqui, o leitor vai encontrar desde aspectos técnicos e definições dos cuidados paliativos até como devem ser integrados ao cuidado que já prestamos, como prognosticar e como controlar sintomas específicos em situações de fim de vida e limitação terapêutica. Decidiu realizar extubação paliativa? Você encontra o tema aqui. A equipe multiprofissional terá oportunidade de rever seus papéis neste volume. E os pequeninos não foram esquecidos: a abordagem de crianças e neonatos foi contemplada.

Todos aprenderemos a melhorar nossas habilidades de comunicação, desenvolvendo empatia, organizando conferências familiares estruturadas, estando melhor preparados para conversas difíceis e sabendo evitar e lidar melhor com eventuais conflitos.

A última parte deste volume traz tudo o que precisamos saber para entender o paciente como pessoa e o que podemos fazer para amenizar seu sofrimento durante sua passagem pela UTI. Nos colocando no lugar do outro, descobriremos que não precisamos de muito para dar conforto. Que flexibilizar a entrada de familiares só traz benefícios, que precisamos cultivar respeito e empatia, que os cuidados devem ser individualizados, que a família adoece junto com o paciente e que os profissionais de saúde também adoecem.

Ao terminar a agradável leitura dos vários capítulos deste volume, tenho certeza que você terá resgatado o âmago do que nos torna profissionais de saúde: o cuidar do outro unindo conhecimento técnico ao nosso coração!

Marcos Antonio Cavalcanti Gallindo

Prefácio

O significado do verbo latino *palliare*, origem etimológica do moderno "paliar" em nossa língua, é "cobrir com manto". A relação com o significado contemporâneo, apesar de metafórica, é repleta de nexo, porque remete à proteção, ao conforto e ao alívio.

Durante muitos anos, enquanto o progresso da terapia intensiva envolvia essencialmente o obstinado combate à morte, as necessidades de conforto e alívio dos pacientes internados nas unidades de terapia intensiva eram frequentemente negligenciadas em nome da "nobre missão de salvar vidas". Era quase como se os inúmeros incômodos físicos e emocionais experimentados durante a estada na UTI fossem "um pequeno preço a pagar" por ser salvo da morte. O alívio ao desconforto só era primaz se representado por dor intensa ou outros sintomas excruciantes, como a dispneia. Muitas outras necessidades consideradas "menos vitais", inclusive as demandas afetivas, eram em geral relegadas a um plano secundário, quando não ignoradas por completo.

À medida que os cuidados intensivos se mostraram bem-sucedidos em diminuir significativamente a mortalidade de muitas doenças, também surgiram os inúmeros relatos das experiências devastadoras experimentadas pelos sobreviventes e seus entes queridos. Concomitantemente, aprendemos que conciliar as nossas frias e técnicas interferências com a atenção cuidadosa ao conforto e às necessidades emocionais dos enfermos críticos era não só viável como impreterível. Além disso, a noção de finitude e o limite dos esforços de manutenção artificial da vida estão cada vez mais bem sedimentados entre os profissionais envolvidos, o que oferece uma base mais sólida para tomadas de decisão consistentes com relação aos cuidados de final de vida.

Sendo assim, a absoluta maioria dos profissionais intensivistas têm, atualmente, a consciência da importância dessa atribuição, e se esforçam para apreender os conceitos e as técnicas envolvidos na prestação de cuidados paliativos e de final de vida, assim como no aperfeiçoamento da comunicação com pacientes, familiares e colegas de equipe. Existe um esforço real, e cada vez mais disseminado, de todos os envolvidos em tentar atenuar a experiência árdua e hostil da internação em UTI por meio de relações empáticas e solidárias.

É nesse cenário que tenho o prazer e a honra de prefaciar esta obra, intitulada *Cuidados Paliativos, Comunicação e Humanização em UTI*, mais um volume da série *CMIB – Clínicas de Medicina Intensiva Brasileira*, da AMIB, das quais tive o privilégio de contribuir também como editor, anos atrás. Elaborado pelos maiores especialistas brasileiros no assunto, este livro envolve a abordagem abrangente e profunda do tema, sem perder de vista as considerações práticas, úteis na aplicação diária do conhecimento.

Desejo uma excelente leitura!

Ciro Leite Mendes
Presidente da Associação de
Medicina Intensiva Brasileira (AMIB)
Gestão 2018-2019

Sumário

SEÇÃO 1 - Integração Precoce dos Cuidados Paliativos aos Cuidados Intensivos 1
Coordenadora: Rachel Duarte Moritz

1. Introdução e Aspectos Éticos, Bioéticos e Legais 3
   Rachel Duarte Moritz

2. Cuidados Paliativos: Definições e Integração com Cuidados Intensivos 15
   Márcio Niemeyer-Guimarães

3. Como Integrar os Cuidados Paliativos em UTI 25
   Rachel Duarte Moritz

4. Controle de Sintomas em UTI 29
   - 4.1 Dor 29
     Zilfran Carneiro Teixeira | Rodrigo Santos Biondi
   - 4.2 *Delirium* 42
     Zilfran Carneiro Teixeira | Rachel Duarte Moritz
   - 4.3 Dispneia, Ansiedade/Desconforto e Outros Sintomas Frequentes: Náuseas, Vômitos, Problemas Orais, Anorexia-Caquexia, Constipação, Lesão por Pressão 49
     Cristina Terzi | José Carlos dos Santos Junqueira

5. Prognóstico em Cuidados Paliativos 63
   Zilfran Carneiro Teixeira | Eduardo Jardim Berbigier

6. Cuidados de Final de Vida em UTI 77
   - 6.1 Definições 77
     Rachel Duarte Moritz
   - 6.2 Extubação Paliativa 83
     Eduardo Jardim Berbigier | Juliana El Hage Meyer de Barros Gulini

  6.3 Sedação Paliativa 90
    Rachel Duarte Moritz

  6.4 Alta da UTI e Custo-Benefício para o Paciente/
    Família/Equipe 95
    Raquel Pusch

7. **Cuidados Paliativos em UTI Neonatal** 99
  Jussara de Lima e Souza

8. **Cuidados Paliativos em UTI Pediátrica** 109
  Patricia M. Lago | Lizana Arend Henrique

9. **Equipe Multiprofissional nos Cuidados Paliativos
em UTI** 117

  9.1 Papel da Psicologia na Identificação e Abordagem do
Sofrimento 117
    Raquel Pusch

  9.2 O Papel do Enfermeiro no Controle de Sintomas 124
    Nára Selaimen Gaertner de Azeredo | Vanúzia Sari

  9.3 Papel da Fisioterapia no Cuidado Paliativo em UTI 134
    Juliana El Hage Meyer de Barros Gulini

SEÇÃO 2 - Comunicação 139
Coordenadora: Lara Patricia Kretzer

10. **Por Que Intensivistas Precisam Adquirir Habilidades
de Comunicação?** 141
  Lara Patricia Kretzer | Ederlon Rezende

11. **Fundamentos de Comunicação com Familiares de
Pacientes Críticos: Comunicação Empática e Estrutura
da Conferência Familiar** 147
  Lara Patricia Kretzer | Felipe Pfuetzenreiter

12. **Conversas Difíceis com Familiares de Pacientes
Críticos: Comunicando um Mau Prognóstico e
Tomando Decisões Compartilhadas de Final de Vida** 157
  Lara Patricia Kretzer | Felipe Pfuetzenreiter

13. Comunicação no Contexto de Doação de Órgãos..................167
    Eduardo Jardim Berbigier | Joel de Andrade

14. Manejo de Conflitos em UTI..175
    Raquel Pusch | Lara Patricia Kretzer

15. Comunicação no Contexto de Eventos Adversos 179
    Raquel Pusch

SEÇÃO 3 - Humanização 185
Coordenadora: Regis Goulart Rosa

16. O Ser Humano em UTI... 187
    Regis Goulart Rosa | Marcelo Kern

17. Respeito, Empatia e Hospitalidade 189
    Alcina Juliana Soares Barros

18. Cuidados Personalizados 193
    Andréia Martins Specht | Sofia Louise Santin Barilli

19. Flexibilização dos Horários de Visita.................................... 199
    Cassiano Teixeira | Daiana Barbosa da Silva | Regis Goulart Rosa

20. Promoção do Bem-estar do Paciente 207
    Angélica Gomides dos Reis Gomes | Cecília Gómez Ravetti | Vandack Nobre

21. Promoção do Bem-estar dos Entes Queridos
    do Paciente 219
    Wilson José Lovato | Júlia Batista de Carvalho | Regis Goulart Rosa

22. Prevenção da Síndrome Pós-cuidados Intensivos 229
    Cassiano Teixeira | Péricles Almeida Delfino Duarte | Regis Goulart Rosa

23. Arquitetura da UTI em Prol da Humanização 241
    Marcos Antonio Cavalcanti Gallindo | Regis Goulart Rosa

24. Segurança do Paciente e Organização dos Cuidados
    em Ações de Humanização... 249
    Elenara Ribas

25. Prevenção de Estresse Ocupacional na Equipe de Profissionais de Saúde 257
Silvana Pinto Hartmann | Renata Kochhann | Marcela Torres Aldigueri Goulart | Julia Schneider Hermel

26. Desafios para a Humanização de UTI no Brasil 265
Cláudia Severgnini Eugênio | Daiana Barbosa da Silva | Mariana Martins Siqueira Santos | Tarissa da Silva Ribeiro Haack

Índice Remissivo 271

Seção 1

Integração Precoce dos Cuidados Paliativos aos Cuidados Intensivos

Coordenadora: Rachel Duarte Moritz

Introdução e Aspectos Éticos, Bioéticos e Legais

Rachel Duarte Moritz

DESTAQUES

- Os cuidados paliativos são aqueles prestados, por uma equipe multiprofissional, ao paciente com doença ameaçadora da vida e a seus familiares.
- O tripé que sustenta a filosofia dos cuidados paliativos é o respeito à autonomia do paciente, o controle adequado dos seus sintomas e a busca pela qualidade de vida sem o prolongamento do morrer.
- A abordagem paliativa concomitante com o tratamento curativo é necessária.
- À medida que a doença progride e que o tratamento curativo deixa de oferecer um controle razoável desta, os cuidados paliativos crescem em significado, podendo se tornar exclusivos no final de vida.

Introdução

A evolução da medicina no último século, com avanços consideráveis nos campos de farmacologia e biotecnologia, tem permitido a recuperação e a cura de seres humanos acometidos pelas mais adversas condições clínicas. Por outro lado, o desenvolvimento tecnológico na área médica, as melhorias sanitárias e a facilidade de acesso aos serviços de saúde trouxeram uma marcante transformação na população mundial. A expectativa de vida tem aumentado, assim como a incidência das doenças crônico-degenerativas e suas consequências. Por outro lado, o aparato tecnológico atual, principalmente o encontrado nas unidades de terapia intensiva (UTI), tem permitido o prolongamento do morrer, tornando a morte algo quase impossível sem a anuência do médico. Essa realidade faz com que os profissionais envolvidos no tratamento de pacientes críticos sofram dilemas sobre a vida e a morte. São constantes os questionamentos de quais são os limites de atuação para prolongar uma vida ou adiar a morte, e em quais situações existe a necessidade de intervir para reabilitar, para curar, para reverter, ou então para promover um fim de vida digno e confortável, dando suporte ao paciente com doença terminal e aos seus familiares. Sintomas físicos mal tratados, avaliação prognóstica irreal ou incompleta, comunicação precária entre provedores de cuidado e pacientes, assim como decisões terapêuticas em conflito com as preferências do paciente e de seus familiares, caracterizam o panorama atual dos cuidados em saúde.[1-5] Essa realidade torna premente a necessidade da implantação dos cuidados paliativos (CP) – o que gerou no Brasil, por meio do Ministério da Saúde, a publicação, em novembro de 2018, de uma resolução que normatiza a oferta de CP como parte dos cuidados continuados integrados no âmbito do Sistema Único de Saúde (SUS). Nessa resolução, é definido que CP são aqueles destinados a toda pessoa afetada por uma doença ameaçadora da vida, seja aguda ou crônica, que visam à melhoria da qualidade de vida do paciente e de seus familiares e devem ser fornecidos em todos os ambientes de atenção à saúde, desde o atendimento domiciliar até as UTI. Esses cuidados devem ser realizados por uma equipe multiprofissional em trabalho harmônico e convergente, preconizando a atenção individualizada ao doente e sua família, a busca na excelência de controle dos sintomas e a prevenção de sofrimento. A abordagem paliativa concomitante com o tratamento curativo é necessária, sendo que, à medida que a doença progride e que o tratamento curativo deixa de oferecer um controle razoável desta, os CP crescem em significado, surgindo como uma necessidade absoluta na fase em que a cura deixa de ser realidade, mesmo em ambientes onde a tecnologia prevalece, como nas UTI.[6]

DESTAQUES

- As questões éticas relacionadas aos cuidados paliativos nas UTI geralmente surgem devido a preocupações sobre quanto e que tipo de cuidado faz sentido para alguém com uma expectativa de vida limitada.
- O raciocínio ético deve seguir os quatro princípios norteadores da bioética principialista: respeito à autonomia, à beneficência, à não maleficência e à justiça e proporcionalidade. De acordo com esses princípios, existe definição ética e respaldo legal em favor da ortotanásia (morte no seu tempo certo) e contra a distanásia (prolongamento do morrer à custa de sofrimento).
- Diante de decisões relacionadas ao final de vida, os pacientes têm o direito do respeito à sua autonomia, sendo que profissionais de saúde não são obrigados a participar de cuidados que considerem moralmente questionáveis.
- As decisões terapêuticas são médicas e devem ser baseadas no contexto que as envolve, nos valores do paciente e no prognóstico da sua doença.

Aspectos éticos, bioéticos e legais

São inquestionáveis os benefícios auferidos com as novas metodologias diagnósticas e terapêuticas que propiciam o salvamento de vidas em situações críticas. Entretanto, a realidade populacional no mundo atual tem gerado uma internação crescente nas UTI de pacientes portadores de doenças crônico-degenerativas que apresentam intercorrências clínicas agudas e que são contemplados com os mesmos cuidados oferecidos aos agudamente enfermos. Se para os últimos, com frequência, alcança-se plena recuperação, para os crônicos, na maioria das vezes, pouco se oferece além de um sobreviver precário. Por outro lado, mesmo os pacientes agudamente enfermos podem se tornar frágeis, com doença crônica crítica, e evoluir com falência de múltiplos órgãos e sistemas, tornando-se vítimas de doenças terminais nessas unidades.[7-10]

Como consequência dessa realidade, os médicos intensivistas são expostos ao dilema de quando estarão prolongando o morrer em vez de salvando uma vida e, despreparados para essa questão, muitas vezes subestimam o conforto daquele que sofre de uma doença terminal. Estudos apontam que tanto médicos quanto enfermeiros apresentam deficiências significativas no preparo em CP. Os profissionais sentem-se inaptos para cuidar, de maneira empática e com compaixão, do paciente com doença terminal. Necessitam também maior treinamento técnico para tratar a dor e os sintomas desses doentes. Mesmo nas UTI, onde a administração de fármacos sedoanalgésicos é menos temida, pacientes têm, frequentemente, recordação de dor e sofrimento. Além disso, os profissionais não se sentem aptos para discutir cuidados terminais com o paciente e com a sua família, nem para dar-lhes assistência psicológica e espiritual nessas situações. Como obstáculo comum para a tomada de decisão quanto às condutas de fim de vida, é citada a disparidade entre as crenças desses profissionais e suas práticas, relacionada principalmente às preocupações relativas aos aspectos legais e ao julgamento dos seus pares. Por esse motivo, esses profissionais promovem, em muitas ocasiões, tratamentos que não desejariam para si próprios e, desse modo, prolongam o morrer dos seus pacientes à custa de muito sofrimento.[11]

O reconhecimento da terminalidade da vida é indispensável para que o prolongamento do morrer seja evitado. Para isso, torna-se primordial que haja conhecimento técnico sobre a avaliação prognóstica dos pacientes críticos, associado ao adequado treinamento da equipe sobre a comunicação. Conforme mencionado anteriormente, o maior tempo de internação e a fragilidade do paciente crítico, associados ao aumento da internação de pacientes idosos e/ou com doenças crônico-degenerativas, são cada vez mais prevalentes nas UTI, acarretando alta morbimortalidade hospitalar e aumento substancial nos custos do tratamento. Essa realidade exige do intensivista a tomada de decisões de fim de vida, o que frequentemente gera conflitos bioéticos e morais.[1-4,6]

A Ética estuda, reflete e questiona a moral, que é o conjunto de regras que determinam as relações entre as pessoas, variando de cultura para cultura e modificando-se, com o tempo, em uma mesma sociedade, enquanto a Moral possui um aspecto legal, impositivo, obrigatório ou punitivo.[12]

Bioética é a ética da vida; um campo de estudo inter-, multi- e transdisciplinar, com foco em discutir questões e tentar encontrar a melhor maneira de resolver casos e dilemas que surgiram com o avanço da biotecnologia, da genética e dos próprios valores e direitos humanos, prezando sempre a conduta humana e levando em consideração toda a diversidade moral e todas as áreas do conhecimento. Portanto, é um ramo da Ética que enfoca questões relativas à vida e à morte, propondo discussões sobre temas que geram conflitos, como: o prolongamento da vida sem qualidade, o morrer com dignidade, a eutanásia e o suicídio assistido.[12-14]

No mundo ocidental, a Bioética constitui-se em três sistemas distintos: o anglo-saxão, principialista, pioneiro e de forte influência sobre os demais sistemas; o humanista-europeu, orientado pelos direitos e deveres inerentes à pessoa humana; e o latino-americano, que prioriza as questões sociais e não se limita à ética biomédica e às fronteiras deontológicas próprias das relações entre profissionais e pacientes. A aplicação da teoria deontológica à ética profissional tem gerado conflitos e impasses desde o surgimento da Bioética, que tem procurado definir seus limites com essa tradição universalizante e, simultaneamente, impulsionar a reflexão e abertura ao diálogo para a tomada de decisões morais complexas, características da hipermodernidade.[14]

Os princípios filosóficos da Bioética são: (1) o utilitarismo, que visa "o maior bem para o maior número de pessoas"; (2) o universalismo, que baseia as decisões na opinião subjetiva da maioria das pessoas envolvidas no dilema ético (os comitês de ética hospitalar estão baseados nessa visão); (3) o personalismo, que infere princípios quanto ao respeito à vida, ao corpo, à dignidade, à identidade, à autonomia, à liberdade, à justiça e à solidariedade humana; e (4) o principialismo bioético, que norteia a profissão médica, e tem como princípios fundamentais a autonomia, a beneficência, a não maleficência, a justiça e a proporcionalidade.[12-14]

Autonomia

Toda e qualquer terapêutica médica tem por fundamento e por pressuposto o respeito à dignidade humana, indissociável do respeito à autonomia do paciente quanto às decisões sobre as diretrizes do tratamento que lhe será instituído. Entretanto, para que a autonomia seja garantida, é imprescindível que o paciente tenha acesso às informações necessárias, que permitam que suas decisões sejam baseadas nos seus valores. Ressalta-se que, em muitas ocasiões, o médico confunde autonomia com decisão terapêutica, o que pode aumentar a angústia do paciente e/ou dos seus familiares, que, além de estarem submetidos a grande estresse, não possuem o conhecimento técnico necessário para uma tomada de decisão terapêutica. Portanto, decidir por prescrever ou não um antibiótico, uma substância vasoativa, um método dialítico ou outros procedimentos, são decisões médicas baseadas no conhecimento técnico. Cabe ao paciente ou, na sua impossibilidade, aos seu(s) familiar(es) ou representante legal, avaliar as possibilidades apontadas pelo médico. Então, com base nos valores pessoais do doente, deve tomar a decisão do norteamento da terapêutica.[15,16]

Pode-se supor que a capacidade de escolha autônoma seja uma proposição de tudo ou nada. Entretanto, em algumas situações, a autonomia pode ser questionada. Em UTI, os pacientes gravemente enfermos podem manter alguma habilidade para participar das discussões, mas têm sua autonomia comprometida pela gravidade da doença, pelo tratamento estabelecido, por disfunção cognitiva ou por *delirium*. Desse modo, supõe-se que as escolhas de indivíduos com comprometimento da autonomia não possuem o mesmo peso moral que aqueles totalmente autônomos. Nesses casos, torna-se aceitável que o médico compare a escolha do indivíduo parcialmente autônomo com a sua avaliação clínica, e decida pelo melhor interesse do paciente.[15]

O respeito à autonomia tem tido aceitação crescente no Brasil, país tradicionalmente ligado à linha de tomada de decisão paternalista, em que o médico tudo decidia sem o conhecimento do paciente. Outros modelos defendem que a decisão seja unicamente autônoma do paciente/familiares, após informação detalhada do seu médico. Entretanto, estudos apontam que a participação do paciente/família na tomada de decisão deve ser reconhecida como um fardo, associada ao fato de que esta é comprometida por variáveis como ansiedade e depressão, tão comuns no ambiente crítico.[15-17] Nos Estados Unidos, a questão de "quem decide" passou por uma grande transição do paternalismo para a autonomia. Embora essa transição tenha muitos aspectos positivos, alguns argumentam que esse fato é acompanhado por uma "tendência entre os médicos de evitar fazer recomendações médicas difíceis, escondendo-se atrás de um escudo de autonomia do paciente". Podem também ocorrer conflitos entre o que o médico considera correto informar ao seu paciente e o que os familiares acreditam ser o melhor para o mesmo, com a certeza de que a "verdade" poderá fazer mal ao seu ente querido. Em tal situação, os princípios de respeito à autonomia e o princípio da não maleficência podem estar em desacordo, havendo o questionamento de a quem cabe a decisão. Em situações como essa, existe a defesa do uso criterioso da decisão compartilhada ou "paternalismo paliativo", segundo o qual os profissionais de saúde compartilham o ônus da responsabilidade, buscando um meio-termo entre o paternalismo e a autonomia. São citadas também outras estruturas morais, como: a visão comunitária em defesa do acesso universal aos cuidados de saúde; a visão utilitarista, que enfatiza a atuação e propõe o equilíbrio de benefícios e ônus; ou a ética do cuidado que se alinha aos preceitos dos CP, considerando o paciente e sua família como a unidade de cuidado. Por outro lado, autonomia não deve ser convertida em direito absoluto; seus limites devem ser dados pelo respeito à dignidade e à liberdade dos outros e da coletividade. A decisão ou ação da pessoa, mesmo que autônoma, que possa causar dano a outra(s) pessoa(s) ou à saúde pública, poderá não ser validada eticamente.[16,17]

Outro cenário comum em CP é aquele que mescla a discussão médica da suspensão ou retirada do tratamento com base em uma avaliação utilitária de futilidade e os argumentos fornecidos pelos familiares embasados em um senso de dever familiar, o que caracterizaria uma visão deontológica. É também discutida, mundialmente, a doutrina do duplo efeito dos fármacos, que é eticamente justificável desde que o benefício pretendido supere significativamente o dano não intencional. Finalmente, a ética das virtudes, como compaixão/empatia/justiça e conhecimento prático, é enfatizada nos CP.

Visando a preservação da autonomia do paciente e do seu médico-assistente, o Conselho Federal de Medicina (CFM) estabeleceu a Resolução nº 2.232/2019 que aponta normas éticas para a recusa terapêutica por pacientes, e para a objeção de consciência na relação médico-paciente. Nessa resolução, é definido: Artigo 1º – "A recusa terapêutica é um direito do paciente a ser respeitado pelo médico, desde que esse o informe dos riscos e das consequências previsíveis de sua decisão."; Artigo 7º – "É direito do médico a objeção de consciência diante da recusa terapêutica do paciente."; e Artigo 9º – "O médico deve comunicar o fato ao diretor técnico do estabelecimento de saúde, assegurando a assistência."

Beneficência e não maleficência

Enquanto o princípio da beneficência exige que os médicos ajam no melhor interesse de seus pacientes, o da não maleficência visa que o tratamento proposto não cause danos. O paciente tem o direito à cura apropriada e adequada, que não leve a sofrimento inútil, devendo ser avaliada a proporcionalidade dos meios a serem empregados, na diferenciação que se impõe entre terapia eficaz ou fútil. Portanto, deve haver uma avaliação médica criteriosa quanto à utilização de uma terapia racional e vantajosa que não conduza a um tratamento que possa proporcionar mais sofrimento e levar à indignidade, sem qualquer possibilidade de restabelecimento. Em um paciente com risco iminente para a vida e possibilidade de recuperação, justifica-se a aplicação de medidas salvadoras (diálise, amputação, histerectomia, ventilação assistida, transplantes etc.) mesmo que tragam consigo algum grau de sofrimento, prevalecendo assim o princípio da beneficência sobre o da não maleficência. O primeiro objetivo nesse momento é a preservação da vida. Por outro lado, quando o paciente encontra-se em fase de morte inevitável e a cura já não é mais possível, o princípio da não maleficência prepondera sobre o da beneficência, ou seja, tomam-se medidas que proporcionam o alívio da dor em primeira instância. Se fosse instituído nessa fase um tratamento mais agressivo que visasse uma cura impossível (um transplante, por exemplo), além de ineficaz, essa terapêutica levaria um grande sofrimento ao paciente/família e também acarretaria grande gasto financeiro, fatos que poderiam estar infringindo os princípios fundamentais da bioética (beneficência, não maleficência e justiça e proporcionalidade).[16]

Desafios éticos em momentos de crises

Durante situações de catástrofes, todas as pessoas necessitam refletir sobre valores éticos e pesar entre as diferentes correntes que abrangem o tema. Por exemplo, um dos grandes desafios em situações de pandemias é o de estabelecer critérios justos para a alocação de recursos escassos. O esgotamento da oferta de recursos para o atendimento de todas as pessoas que necessitem tratamento pode promover situações de grande desconforto para os profissionais e para a própria sociedade. Cita-se, como exemplo, o caso da pandemia por COVID-19, que gerou um desafio a todos os sistemas de saúde do mundo, e em especial às UTI, em função do número de pessoas que necessitaram do atendimento nessas unidades.

Independentemente da situação, alguns referenciais éticos sempre devem ser mantidos para que a adequação das ações possa ser justificada. Seguindo os critérios bioéticos, mesmo considerando as limitações e particularidades envolvidas em um cenário de pandemia, os valores do paciente e sua autonomia devem, sempre que possível, ser respeitados. Quanto à tomada de decisão na medicina, principalmente em casos de pandemias, a visão utilitarista poderá estar associada ao principialismo bioético da justiça e proporcionalidade. John Stuart Mill, um dos pais da corrente ética utilitarista, propõe o argumento que o controle social e político sobre as pessoas torna-se permissível e defensável quando é necessário prevenir danos a outros indivíduos ou à coletividade.[13]

Um trabalho de revisão sistemática, que avaliou 580 artigos e identificou os conceitos e princípios éticos mais utilizados e discutidos quanto à padronização do atendimento em crises, concluiu que, embora a discussão de questões sutis (p. ex., equidade em saúde) esteja presente, a maioria dos estudos envolve questões éticas, principalmente com relação à triagem. Os autores apontam que as normas éticas e as diretrizes práticas devem ser seguidas e claramente declaradas. O embasamento ético deve orientar os protocolos clínicos e, enquanto os governos e os sistemas de saúde planejam eventos em massa, as orientações éticas devem formar uma base importante para a construção das orientações práticas.[18]

Conforme descrito anteriormente, um grande desafio ético em momentos de crise é a necessidade da alocação de recursos em esgotamento. No caso da pandemia por COVID-19, a Associação de Medicina Intensiva Brasileira (AMIB) definiu princípios de triagem e cuidados paliativos, dos quais se destacam: (1) as decisões de limite do acesso aos leitos de UTI devem ser compartilhadas e coordenadas em conjunto com a direção técnica do hospital e com as autoridades de saúde; (2) as prioridades de internação e alta da UTI seguem regras preestabelecidas pelo Conselho Federal de Medicina (CFM); (3) as equipes de triagem para cuidados intensivos devem ser compostas, no mínimo, por três pessoas experientes, dois médicos e outro profissional de saúde; (4) esses profissionais devem ter suporte, na medida do possível, de equipes de saúde mental; (5) tanto a estratificação de risco quanto a evolução clínica do paciente na UTI devem ser contínuas, podendo haver reajuste das condutas terapêuticas e consequente triagem para a decisão do melhor local para a continuidade dos cuidados.[19,20]

É importante ressaltar que, embora existam definições de triagem, o médico intensivista é o responsável direto pela admissão e/ou alta da UTI. Diante da escassez de leitos nessa unidade, a necessidade de uma visão utilitarista na tomada de decisão causa um grande estresse a esse profissional, o que gera a necessidade de que lhe seja garantido apoio psicológico e que haja um suporte ético-legal quanto à sua tomada de decisão. Deve-se levar em consideração que as decisões devem seguir protocolos institucionais, com justificativa técnica baseada na literatura médica e adequadamente descrita no prontuário do paciente, e que os cuidados paliativos serão garantidos para todos os pacientes, mesmo para aqueles que não tenham sido selecionados para receber os cuidados intensivos.[19,20]

Objeção de consciência (OC) em UTI

As discussões sobre OC na área de saúde, geralmente, se concentram em objeções a intervenções relacionadas à reprodução, como a interrupção da gravidez ou contracepção. No entanto, questões de consciência podem surgir em outras áreas da medicina. Por exemplo, a UTI é um local de decisões eticamente complexas e contestadas. Decisões de final de vida (ortotanásia, eutanásia, suicídio assistido) são exemplos característicos da inter-relação do juízo de valores e a geração de conflitos. Um exemplo que pode ser citado é o de quanto deve ser prolongada a vida, ou o morrer, de um paciente cuja doença acarretará estado vegetativo persistente ou outras sequelas graves que resultem em uma vida sem qualidade. O médico, nesses casos, pode enfrentar um conflito entre seus valores pessoais, os do paciente e de seus familiares, e aqueles dispostos por normas institucionais.[21]

O debate ético sobre OC, geralmente, se concentra na questão se os médicos devem ter permissão para se opor a cursos específicos de tratamento. Deve o médico prescrever ou apoiar um curso de ação contrário às suas crenças morais profundamente sustentadas? Wilkinson[22] discute exemplos seculares de potencial de OC em terapia intensiva e propõe que os médicos adotem uma norma de não objeção consciente. Diante de valores e práticas divergentes, os médicos devem deixar de lado suas crenças morais pessoais e não se opor à decisão terapêutica que é legal e profissionalmente aceita. O autor aponta que cerca de 25% dos pacientes internados em UTI morrem antes da alta, sendo a maioria das mortes precedida de discussões e decisões explícitas sobre limite de esforço terapêutico (LET) com proposição curativa/restaurativa. Cita-se o exemplo de uma pesquisa com médicos de UTI em que foi demonstrado que 72% desses profissionais haviam experimentado conflitos. Outro trabalho apontado, que foi realizado em UTI europeias e israelenses, constatou que 27% dos enfermeiros e médicos de terapia intensiva forneciam tratamento contrário às suas convicções pessoais e profissionais. No entanto, apesar da constatação do sofrimento moral desses profissionais, há relativamente poucos relatos de OC real em UTI. Uma possível explicação é a de que nas UTI existem muitos profissionais, o que torna mais fácil a transferência dos cuidados para outro profissional que não tenha OC. Também, na maioria das decisões de fim de vida em UTI não existe uma objeção explícita, sendo grande a discrepância entre os profissionais médicos quanto à decisão de LET.[22]

A razão mais frequente para os clínicos de UTI julgarem o tratamento como inapropriado ou fútil é a crença de que o paciente está recebendo tratamento médico excessivo ou ineficaz. Pode-se deduzir que há uma objeção consciente quando ocorre controvérsia quanto à provisão de um tratamento potencialmente fútil. É importante acrescentar que alguns autores argumentam que a recusa em fornecer tratamento com base na futilidade não é uma verdadeira OC, por ser baseada em normas/padrões profissionais e não em valores pessoais. Entretanto, a fronteira entre discordância clínica e desacordo moral é, muitas vezes, turva. A determinação que o tratamento é fútil ou não benéfico pode claramente ser influenciada por valores pessoais.

Os questionamentos quanto às decisões de final de vida fazem parte do debate sobre os limites da autonomia da vontade em situações relativas ao processo de morrer, discussão que perpassa os conceitos de eutanásia, distanásia e ortotanásia, bem como a análise da validade jurídica das diretivas antecipadas de vontade, instrumento pelo qual o paciente pode manifestar sua autonomia enquanto possui capacidade física e mental para fazê-lo. A finalidade das diretivas antecipadas é assegurar ao paciente o respeito à sua vontade no momento de terminalidade da vida e garantir que o médico esteja legalmente respaldado para tomar decisões. Segundo o juiz José Henrique Torres,[23] "a luta contra a morte, obstinada e sem limites, contrariando a manifestação de vontade dos pacientes, não pode mais ser admitida como um dever nem como um direito dos médicos".

Dilemas existem quando a vontade do paciente encontra limite na OC do médico ou na proibição de disposições contrárias ao ordenamento jurídico. Em consideração aos princípios fundamentais da Bioética, segundo o princípio da beneficência, o profissional da saúde tem o dever de agir no sentido de beneficiar as pessoas envolvidas nas práticas biomédicas para atingir seu bem-estar. Nesse princípio, deve-se incluir o da não maleficência, que contém a obrigação de não acarretar dano intencional ao paciente. O princípio da justiça requer imparcialidade na distribuição dos riscos e benefícios. Portanto, a intervenção médica deve maximizar os benefícios com o mínimo de custos, não apenas financeiros, mas também sociais, emocionais e físicos, levando em conta a autonomia do paciente.[24]

Embora possa parecer fácil a diferenciação entre os princípios da beneficência e não maleficência, no momento da decisão de qual terapêutica é a mais adequada para o paciente, esses princípios podem se sobrepor, principalmente se os princípios do médico forem diferentes dos do paciente. Maior dilema pode ocorrer quando a decisão terapêutica for baseada na autonomia presuntiva de um paciente inconsciente e criticamente enfermo.

O debate sobre eutanásia e suicídio assistido não faz parte do objetivo deste capítulo. Entretanto, é premente a discussão sobre a distanásia e a alocação de recursos. Questiona-se se o debate da futilidade de um tratamento médico representa julgamento profissional ou pode ser considerado OC. O médico poderia referir OC ao retirar uma terapia que fosse contra a autonomia do seu paciente? Seria OC a ação positiva do médico em manter um tratamento obstinado, contra a vontade do seu paciente? Seria eticamente justificável o médico utilizar seu conhecimento técnico para obrigar a aceitação, por parte do paciente, de um tratamento ao qual este se opõe? Desse modo, a manutenção de um tratamento contra os valores do paciente e de sua família, que gere grande sofrimento ou que possa ser considerado fútil ou inútil, pode ser considerado OC? Ações positivas devem também contar como formas de OC? São inúmeros os questionamentos e poucas as orientações sobre como gerenciar as OC em UTI. Tendo em vista essa dificuldade, a American Thoracic Society (ATS)[25] publicou um trabalho que visou fornecer aos médicos, administradores hospitalares e formuladores de políticas, recomendações para o gerenciamento de OC no cenário de cuidados intensivos. Nessas diretrizes, a ATS inclui objeções morais ao tratamento (com base na futilidade percebida) como uma forma de OC, e aborda conceitos afirmando que a OC deve ser considerada um "escudo" para proteger a integridade moral de cada clínico, e não como uma "espada" para impor os julgamentos dos médicos aos pacientes. Por fim, o comitê recomenda que: (1) as OC em UTI sejam gerenciadas por meio de mecanismos institucionais; (2) as instituições acomodem as OC, desde que isso não impeça o acesso oportuno de um paciente ou familiar a serviços médicos ou informações, ou crie dificuldades excessivas para outros médicos; (3) a OC de um clínico para fornecer serviços médicos potencialmente inapropriados ou fúteis não seja considerada justificativa suficiente para renunciar ao tratamento contra as objeções do paciente ou seu familiar; (4) as instituições promovam diálogo moral aberto e incentivem uma cultura que respeite diversos valores no cenário de cuidados intensivos.

Eutanásia, ortotanásia e distanásia

São importantes as discussões no ramo da Bioética que abrangem o desenvolvimento da tecnologia médica, o prolongamento da vida, às vezes sem limite, e o dilema entre a sacralidade da vida e uma preocupação com a sua qualidade. Se a vida, como valor absoluto, deve ser mantida a todo custo, nada poderá ser feito para a sua abreviação, e deve se evitar a morte a todo custo. Entretanto, o desenvolvimento da tecnologia favoreceu a manutenção e o prolongamento não da vida, mas sim do morrer, o que gera o questionamento de até quando se deve investir em tratamentos ou quando interrompê-los. Esses são os dilemas relativos à eutanásia, à distanásia e à ortotanásia.[3]

Eutanásia, termo usado com o sentido de boa morte, advém do grego *euthanasía*, e foi criado, em 1623, pelo filósofo Francis Bacon. É a provocação da morte de paciente, a seu pedido, com doença incurável em fase terminal de evolução, por meio de ato de terceiro, praticado por sentimento de piedade. Na hipótese, existe doença, porém sem estado de degeneração que possa resultar em morte iminente, servindo a eutanásia para abreviar a morte, por sentimento de compaixão. A eutanásia não conta com autorização legal no Brasil, que configura essa prática em crime de homicídio doloso que, em situações especiais, pode ser tratado como modalidade privilegiada em razão do vetor moral deflagrador da ação. Vale ressaltar que, embora seja ilegal, proibida pelo Código de Ética Médica brasileiro e rejeitada pela maioria das orientações religiosas, o princípio do respeito à autonomia do paciente serve de respaldo para a defesa da eutanásia, considerando que o indivíduo tem direito moral de tomar decisões a respeito de sua própria vida.[3]

Distanásia quer dizer exatamente o contrário. Palavra composta pelo prefixo "dis" (sentido de contraposição) e do original grego *thanasía*, significa morte lenta com muito sofrimento. Seria o caso em que o médico faz uso de todos e quaisquer recursos disponíveis para prolongar não a vida, mas sim o morrer, de um paciente na fase final de sua doença. Também chamada obstinação terapêutica, é ética e legalmente desaconselhada.[3]

Ortotanásia é definida pelo ato de o médico deixar de intervir no desenvolvimento natural e inevitável da morte. Tal decisão deve levar em conta não apenas a segurança no prognóstico de morte inevitável, mas também o custo-benefício da adoção de procedimentos extraordinários que gerem intenso sofrimento, em face da impossibilidade da cura ou de uma vida plena com qualidade. A omissão em adotar ou retirar procedimentos terapêuticos extraordinários não produz a morte do paciente, uma vez que nenhum ato do médico sobre a doença poderá evitar o desenlace. O que evita a obstinação terapêutica é a decisão da suspensão ou recusa de um tratamento (LET) que só prolongará o sofrimento e a agonia do paciente. A doença é irreversível, a morte está próxima e não existe atitude que interfira no processo natural da doença. Desse modo, a opção terapêutica visará a qualidade da vida, enquanto esta existir, levando à morte no seu tempo certo, com dignidade e sem sofrimento físico e mental. A ortotanásia tem definição ética e amplo respaldo legal no Brasil.[3]

Com o desenvolvimento da tecnologia e o envelhecimento da população, surgem novos desafios bioéticos relacionados à definição do que é a vida. Na década de 1960, com o advento dos transplantes, começaram a ser avaliados os limites da vida mantida de forma artificial, questionando-se inclusive a definição do que é vida, principalmente diante de pessoas com estado vegetativo persistente, em estado final de doença degenerativa cerebral etc. Esses são questionamentos difíceis de serem abordados sob o ponto de vista da Bioética, pois são fortemente dependentes de fatores culturais e religiosos. Entretanto, é premente que esse tema seja abordado em toda a sociedade, o que torna recrudescentes os debates sobre distanásia e ortotanásia, principalmente na área médica, no que concerne ao LET, considerado fútil, ato indispensável para que a obstinação terapêutica seja evitada.[1-3,16]

Aspectos éticos e legais dos cuidados de fim de vida em UTI

No Brasil, existe definição do Conselho Federal de Medicina a respeito dos CP, ressaltando-se os itens dos cuidados de fim de vida e da preservação da autonomia por meio da elaboração de diretivas antecipadas de vontade.

Quanto à aceitação da ortotanásia, foi definido no Código de Ética Médica, mais especificamente no parágrafo único do Artigo 41, que: "Nos casos de doença incurável e terminal, deve o médico oferecer todos os cuidados paliativos disponíveis sem empreender ações diagnósticas ou terapêuticas inúteis ou obstinadas, levando sempre em consideração a vontade expressa do paciente ou, na sua impossibilidade, a de seu representante legal." É importante acrescentar que, após amplo debate legal, o juiz Roberto Luis Luchi Demo declarou improcedente a inconstitucionalidade da Resolução nº 1.805/2006 do CFM, que define ser "permitido ao médico limitar ou suspender procedimentos e tratamentos que prolonguem a vida do doente, garantindo-lhe os cuidados necessários para aliviar os sintomas que levam ao sofrimento, na perspectiva de uma assistência integral, respeitada a vontade do paciente ou de seu representante legal". Transcrevem-se as palavras desse juiz ao declarar sua decisão: "Vale salientar que a dificuldade em estabelecer a terminalidade não é menor ou maior que outras dificuldades enfrentadas pelos profissionais da medicina ao diagnosticar uma doença rara ou ao optar por um tratamento em lugar de outros, sabendo-se que uma posição não exata poderá trazer consequências distintas para o paciente. Isso porque não existe 100% de certeza na Medicina. Assim, desejar que os médicos atuem frente a um doente terminal com absoluta certeza da inevitabilidade da morte não é um argumento válido para recusar a legitimidade da ortotanásia, porque a exigência é incompatível com o próprio exercício da Medicina, que não pode se obrigar a curar o paciente, mas pode comprometer-se a conferir-lhe a melhor qualidade de vida possível, diante do seu estado e dos recursos técnicos existentes." Dessa maneira, pode-se concluir que a resolução do CFM que define a ortotanásia como ética é constitucional e, portanto, tem amplo respaldo legal.[3]

No que concerne à preservação da autonomia do paciente, consta na Resolução CFM nº 1.995/2012 sobre diretivas antecipadas de vontade (DAV): "O paciente que optar pelo registro de sua DAV poderá definir, com a ajuda de seu médico, os procedimentos considerados pertinentes e aqueles aos quais não quer ser submetido em caso de terminalidade da vida. O registro da DAV pode ser feito pelo médico-assistente em sua ficha médica ou no prontuário do paciente, desde que expressamente autorizado por ele. Não são exigidas testemunhas ou assinaturas, pois o médico – pela sua profissão – possui fé pública e seus atos têm efeito legal e jurídico. Nesse registro, se considerar necessário, o paciente poderá nomear um representante legal (curatelismo) para garantir o cumprimento de seu desejo. Caso o paciente manifeste interesse, poderá registrar sua diretiva antecipada de vontade também em cartório. Contudo, esse documento não será exigido pelo médico de sua confiança para cumprir sua vontade. O registro no prontuário será suficiente." Aconselha-se que essa resolução seja utilizada como guia e não como um modelo fechado às peculiaridades de cada situação concreta.

Quanto à eutanásia/suicídio assistido, consta no Código Penal Brasileiro de 1940, no Artigo 121, uma pena de 6 a 20 anos de reclusão para esse ato, sendo colocado no § 1º desse artigo: "Se o agente comete o crime por motivo de relevante valor social ou moral, ou sob o domínio de violenta emoção, logo em seguida a injusta provocação da vítima, o juiz pode reduzir a pena de 1/3 a 1/6." No Artigo 122 deste Código é definido que, para quem induzir ou instigar alguém a suicidar-se ou prestar-lhe auxílio para que o faça, existe a pena de 2 a 6 anos de reclusão. O Projeto de Lei nº 236 apresentado ao Senado Federal em 7 de julho de 2012, o qual visa à instituição de um novo Código Penal Brasileiro, traz inovações para o âmbito do direito penal, entre as quais encontra-se a tipificação da eutanásia, a qual está prevista como uma modalidade nova e autônoma de crime, distinta do crime de homicídio. Consta no § 1º do Artigo 122 desse projeto: "O juiz deixará de aplicar a pena avaliando as circunstâncias do caso, bem como a relação de parentesco ou estreitos laços de afeição do agente com a vítima." É interessante ressaltar que no § 2º desse artigo é definido que: "Não há crime quando o agente deixa de fazer uso de meios artificiais para manter a vida do paciente, quando a doença grave for irreversível, e desde que essa circunstância esteja atestada por dois médicos e haja consentimento do paciente/ascendente, descendente, cônjuge ou irmão."[26,27] Conclui-se, portanto, que é excluída a ilicitude da conduta da ortotanásia. Por outro lado, constata-se que existe a diminuição da pena da eutanásia, dado que o agente aja por compaixão, a pedido da vítima, imputável e maior, para abreviar-lhe sofrimento físico insuportável, em razão de doença grave.

São palavras do Doutor em Direto João Paulo Orsini Martinelli:[26] "Apesar da complexidade do tema e das polêmicas levantadas, a ortotanásia precisa ser discutida no plano jurídico com o auxílio das ciências médicas e de seus profissionais. Devem ser consideradas a opinião do médico e, principalmente, a vontade do paciente em estado terminal ou sua família. Quando houver o desejo de interromper o tratamento, a autonomia individual deve ser respeitada, uma vez que, em regra, ninguém sabe o que é melhor a si mesmo que a própria pessoa. A norma penal deve ser interpretada de acordo com a lesão ao bem jurídico tutelado, sem ignorar a presença dos elementos subjetivos do tipo. No caso da ortotanásia, repita-se, não há dolo de lesão ou perigo à vida, ao contrário, pretende-se preservar a dignidade humana de quem está em estado precário de saúde, sem perspectivas de cura e tomado pelo sofrimento. Em tese, não haveria necessidade de qualquer alteração na legislação, pois os direitos à liberdade e à dignidade humana estão previstos na Constituição Federal e devem ser aplicados na interpretação do Código Penal. No entanto, a previsão expressa em lei da ortotanásia como fato atípico (ou lícito) colocaria fim nas discussões a respeito de sua permissão."

Conclusão

A integração precoce dos cuidados paliativos aos cuidados intensivos é essencial. A otimização da comunicação com consequente respeito à autonomia do paciente crítico, o melhor controle dos seus sintomas, o apoio a seus familiares e o adequado estabelecimento de prognóstico são peças fundamentais para esse fim.

A morte no seu tempo certo é um ato humano que deve ser embasado em princípios éticos.

Existe definição ética e respaldo legal para a ortotanásia, que visa o fim da obstinação terapêutica e desse modo evita o prolongamento do morrer.

Referências bibliográficas

1. Curtis JR, Vincent JL. Ethics and end-of-life care for adults in the intensive care unit. Lancet. 2010 out; 376(9749):1347-53. doi: 10.1016/S0140-6736(10)60143-2. Epub 2010 out 11.
2. Kon AA, Shepard EK, Sederstrom NO, Swoboda SM, Marshall MF, Birriel B, et al. Defining Futile and Potentially Inappropriate Interventions: A Policy Statement from the Society of Critical Care Medicine Ethics Committee. Crit Care Med. 2016 set; 44(9):1769-74. doi: 10.1097/CCM.0000000000001965.
3. Moritz RD (org.). Conflitos bioéticos do viver e do morrer. Brasília: CFM; 2011. p. 188. Disponível em: https://portal.cfm.org.br/images/stories/biblioteca/conflitos.pdf.
4. Isaac M, Curtis JR. How to respond to an ICU patient asking if she/he is going to die. Intensive Care Med. 2017 fev; 43(2):220-2.
5. Azoulay E, Chaize M, Kentish-Barnes N. Involvement of ICU families in decisions: fine-tuning the partnership. Ann Intensive Care. 2014; 4(37). doi: 10.1186/s13613-014-0037-5.

6. Aslakson RA, Curtis JR, Nelson JE. The changing role of palliative care in the ICU. Crit Care Med. 2014; 42(11):2418-28.
7. Bagshaw SM, Stelfox HT, McDermid RC, Rolfson DB, et al. Association between frailty and short- and long-term outcomes among critically ill patients: a multicentre prospective cohort study. CMAJ. 2014; 186(2):E92-102.
8. Macintyre NR. Chronic Critical Illness: The Growing Challenge to Health Care. Respir Care. 2012; 57(6):1021-7.
9. Lamas DJ, Owens RL, Nace RN, Massaro AF, Pertsch NJ, et al. Opening the Door: The Experience of Chronic Critical Illness in a Long-Term Acute Care Hospital. Crit Care Med. 2017; 45(4):e357-e362. doi: 10.1097/CCM.0000000000002094.
10. Bagshaw SM, Stelfox HT, Johnson JA, McDermid RC, Rolfson DB, et al. Long-Term Association Between Frailty and Health-Related Quality-of-Life Among Survivors of Critical Illness: A Prospective Multicenter Cohort Study. Crit Care Med. 2015 mai; 43(5):973-82. doi: 10.1097/CCM.0000000000000860.
11. Forte DN, Vincent JL, Velasco T, Park M. Association between education in EOL care and variability in EOL practice: a survey of ICU physicians. Intensive Care Med. 2012; 38(3):404-12. doi: 10.1007/s00134-011-2400-4.
12. Kovács MJ. Bioética nas questões da vida e da morte. Psicologia USP. 2003; 14(2):115-67. Disponível em: http://www.scielo.br/pdf/%0D/pusp/v14n2/a08v14n2.
13. Escobar-Picasso E, Escobar-Cosme AL. Principales corrientes filosóficas en bioética. Bol Med Hosp Infant Mex [online]. 2010; 67(3):196-203. ISSN: 1665-1146.
14. Soares FJP, Shimizu HE, Garrafa V. Código de Ética Médica brasileiro: limites deontológicos e bioéticos. Rev Bioét. 2017; 25(2):244-54. Disponível em: https://www.redalyc.org/jats-Repo/3615/361552153005/html/index.html.
15. Tonelli MR, Misak CJ. Compromised autonomy and the seriously ill patient. Chest. 2010; 137(4):926-31. doi: 10.1378/chest.09-1574.
16. Hayes MM, Turnbull AE, Zaeh S, White DB, Bosslet GT, Wilson KC, et al. Responding to Requests for Potentially Inappropriate Treatments in Intensive Care Units. Ann Am Thorac Soc. 2015 nov; 12(11):1697-9. doi: 10.1513/AnnalsATS.201508-565CME.
17. Lindberg C, Sivberg B, Willman A, Fagerström CN. A trajectory towards partnership in care – Patient experiences of autonomy in intensive care: A qualitative study. Intensive Crit Care Nurs. 2015 out; 31(5):294-302. doi: 10.1016/j.iccn.2015.04.003. Epub 2015 ago 13.
18. Leider JP, DeBruin D, Reynolds N, Koch A, Seaberg J. Ethical Guidance for Disaster Response, Specifically Around Crisis Standards of Care: A Systematic Review. Am J Public Health. 2017 set; 107(9):e1-e9. doi: 10.2105/AJPH.2017.303882. Epub 2017 jul 20.
19. Dal-Pizzol F (Org.). Recomendações da Associação de Medicina Intensiva Brasileira para a abordagem do COVID-19 em medicina intensiva; 2020. Disponível em: https://www.amib.org.br/fileadmin/user_upload/amib/2020/abril/05/Recomendaco__es_AMIB-05.04.pdf.
20. Kretzer L, Berbigier E, Lisboa R, Grumann AC, Andrade J. Recomendações da AMIB (Associação de Medicina Intensiva Brasileira), ABRAMEDE (Associação Brasileira de Medicina de Emergência), SBGG (Sociedade Brasileira de Geriatria e Gerontologia) e ANCP (Academia Nacional de Cuidados Paliativos) de alocação de recursos em esgotamento durante a pandemia por COVID-19; 2020. Disponível em: https://www.amib.org.br/fileadmin/user_upload/amib/2020/abril/24/VJS01_maio-Versa_o_2-Protocolo_AMIB_de_alocac__a__o_de_recursos_em_esgotamento_durante_a_pandemia_por_COVID.pdf.
21. Beca JP, Astete CA. Objeción de conciencia en la práctica médica. Rev Med Chile. 2015; 143:493-8.
22. Wilkinson D. Conscientious Non-objection in Intensive Care. Camb Q Healthc Ethics. 2017; 26(1):132-42.
23. Torres JH. O direito à objeção da consciência. Disponível em: https://jornalggn.com.br/fora-pauta/o-direito-de-morrer-e-a-objecao-de-consciencia.
24. Oliveira CB, Ponte MD. O direito de morrer: reflexões sobre a ortotanásia no ordenamento jurídico brasileiro. Disponível em: http://www.publicadireito.com.br/artigos/?cod=8affe5b-7d527c01b.
25. Lewis-Newby M, Wicclair M, Pope T, Rushton C, Curlin F, et al; ATS Ethics and Conflict of Interest Committee. An official American Thoracic Society policy statement: managing conscientious objections in intensive care medicine. Am J Respir Crit Care Med. 2015; 191(2):219-27. doi: 10.1164/rccm.201410-1916ST.
26. Martinelli JPO. A ortotanásia e o direito penal brasileiro. Disponível em: http://www.ibccrim.org.br.
27. Massola FSG. Ortotanásia no Direito Penal Brasileiro. Dissertação de Mestrado em Direito. PUC-SP; 2012. Disponível em: https://tede2.pucsp.br.

2

Cuidados Paliativos: Definições e Integração com Cuidados Intensivos

Márcio Niemeyer-Guimarães

DESTAQUES

- O **cuidado integrado**, essencial nas unidades de terapia intensiva (UTI), visa a promoção da prestação de serviços sobre os níveis organizacional e administrativo (métodos e modelos) para melhorar a qualidade do atendimento ao longo da vida, e deve ser baseado nas necessidades dos indivíduos, de suas famílias e das comunidades.
- **Cuidado paliativo** é uma abordagem que melhora a qualidade de vida dos pacientes (adultos e crianças) e de suas famílias, que enfrentam os problemas associados a doenças que ameaçam a vida, por meio da prevenção e alívio do sofrimento pela identificação precoce, avaliação impecável e tratamento da dor e outros problemas (físicos, psicossociais e espirituais) (OMS, 2017).
- **Qualidade de vida** é a característica fundamental da definição dos cuidados paliativos, que devem ser orientados para a pessoa, principalmente quanto aos seus valores, desejos, crenças e interesses.
- A **integração de cuidados paliativos** de alta qualidade é uma parte essencial dos cuidados intensivos.
- **Intensivistas** devem desenvolver habilidades básicas para o manejo da dor e outros sintomas que causam sofrimento, e ter preparo para a avaliação prognóstica e para uma boa comunicação, esta como um processo de construção de uma relação de confiança e de respeito.

Em muitos sistemas de saúde, o atendimento integrado é uma solução presumível para a demanda crescente por uma experiência mais digna e por resultados de assistência à saúde aceitáveis para pacientes de todas as faixas etárias, que necessitam de tratamentos múltiplos e de longo prazo. Durante a última década, diferentes modelos e abordagens foram amplamente documentados em vários cenários, o que resultou em diversas definições e estruturas conceituais. Armitage[1] identificou lacunas significativas na literatura e, em sua pesquisa, mais de 170 definições e conceitos estavam relacionados ao cuidado integrado, demonstrando o desafio dessa descrição. Essa diversidade decorre da natureza do conceito que tem sido aplicado a partir de várias perspectivas disciplinares, como administração pública, ciências sociais, psicologia, bem como diferentes pontos de vista profissionais, clínicos e de cuidado holístico, gerencial, gestão de doenças, saúde pública e cuidados de longa duração. Pode-se destacar três definições, considerando-se a noção de que o cuidado integrado deve ser baseado nas necessidades dos indivíduos, de suas famílias e das comunidades. De fato, essa perspectiva deveria estar no centro de qualquer discussão sobre o cuidado integrado a fim de reunir posições concorrentes. Uma visão com foco no usuário, para a prestação de cuidados, supera a tendência da escolha de soluções estruturais ou organizacionais, fornecendo um argumento convincente para os objetivos reais do cuidado integrado e, portanto, para a avaliação do sucesso do seu desempenho ou aplicação.

Segundo Kodner,[2] integração é um conjunto coerente de métodos e modelos sobre os níveis organizacional e administrativo, de prestação de serviços e de financiamento, e assistência clínica, projetados para criar conectividade, alinhamento e colaboração entre e dentro dos setores de cuidado, seja com foco na modificação no curso da doença (cura) ou de assistência em si (controle de sintomas, conforto). O objetivo desses métodos e modelos é melhorar a qualidade do atendimento e a qualidade de vida, a satisfação e a eficiência do sistema para as pessoas, atravessando vários serviços, provedores e configurações. Envolve várias estruturas e processos que devem ser perseguidos em vários níveis, a fim de alcançar uma prestação abrangente de serviços, atendendo às necessidades individuais dos pacientes e da população.[3] Essa definição pressupõe um cuidado integrado com as qualidades de coordenação, como um processo de apoio contínuo ao longo do tempo, mas principalmente vinculado ao âmbito da atenção à saúde. A definição descreve corretamente a complexidade e a natureza intersetorial do atendimento integrado e tem a vantagem de distinguir entre integração, ou seja, o processo pelo qual profissionais e organizações se reúnem, e cuidado integrado, entendido como o resultado vivenciado pelos usuários do serviço.

No caso da Inglaterra, a definição de cuidado integrado parte de uma narrativa central para estruturar as estratégias integradas de cuidado, sendo determinada pelas próprias pessoas. Tal definição liderada pelo usuário seguiu um processo nacional de consulta coordenado por um grupo de representantes de pacientes.[3] Nesse caso, a definição em si talvez não seja tão importante quanto o processo pelo qual foi resultante, pois destaca a importância das necessidades individuais e da população no desenho, e da forma de implementação e avaliação de modelos integrados de atenção. Essa definição foi aceita, nacionalmente, como a narrativa dos esforços intergovernamentais.

Uma terceira definição adota uma perspectiva do sistema de saúde, utilizada pelo Escritório Regional da Organização Mundial da Saúde para a Europa, e considera o termo "prestação de serviços integrados de saúde", reconhecendo que o atendimento integrado é alcançado por meio do alinhamento das funções do sistema de saúde e do gerenciamento efetivo da mudança. Assim, a prestação integrada de serviços de saúde é definida como uma abordagem para fortalecer os sistemas de saúde centrados nas pessoas, por meio da promoção da prestação abrangente de serviços de qualidade ao longo da vida. Esta é concebida de acordo com as necessidades multidimensionais da população e do indivíduo, e proporcionada por uma coordenação multidisciplinar e equipe de profissionais de saúde que trabalham em configurações e níveis de atendimento, com o propósito contínuo de melhorar o desempenho e combater as causas iniciais da falta de saúde e, também, promover o bem-estar por meio de ações intersetoriais e multissetoriais.[4]

Ao pensar na assistência em unidade de terapia intensiva, nos mais variados e complexos processos envolvidos, e pensar em integração parece ser lógico, senão essencial. Porém, o próprio surgimento dessa assistência, concomitante ao movimento tecnicista industrial, ocorreu como um ultimato e, talvez por isso, levou a uma fragmentação pela especificidade do cuidado à doença crítica. O protótipo de uma UTI surgiu de maneira repentina, sem estar basicamente organizada como uma "unidade fechada" dentro do hospital, já anunciada a exigência de fragmentação ou compartimentalização do cuidado, ao exigir um local específico pela complexidade. Esse fato foi propiciado pela epidemia de poliomielite e pela urgência em se utilizar ventiladores artificiais com o objetivo de manter a vida dos pacientes afetados: o revolucionário tratamento da traqueostomia e da respiração controlada manualmente, que reduziu a mortalidade da pólio bulbar de 90% para 25% ao longo da epidemia.[5] A organização definitiva de um centro de tratamento intensivo (CTI) veio em seguida, com o advento de determinados equipamentos e terapêuticas específicas, como os monitores cardíacos, os ventiladores mecânicos e os medicamentos de ação vasoativa e sedativos de infusão controlada, o que tornou possível a execução e realização de um centro. No Brasil, as UTI surgiram somente na década de 1960, em grandes hospitais nas regiões Sul e Sudeste[6] e, desde então, o CTI mantém o objetivo em três componentes críticos: (1) a especificidade dos doentes mais graves; (2) a complexidade do equipamento técnico (mais sofisticado e de alto custo); e (3) a identidade de equipe especializada (com conhecimento técnico e experiência para cuidar desses pacientes e também lidar com tal biotecnologia específica).[7] De fato, as UTI descrevem uma série de processos complexos de assistência que devem se integrar como linhas de cuidado, em um contexto crítico de doença que os pacientes passam em determinado momento e que exigirão o cuidado intenso ou intensivo. Por outro lado, o ímpeto de fragmentação do cuidado também é real, uma vez que as lacunas estão permeadas nessa linha de cuidado, na qual há diversas transições pelas trocas de pessoas (profissionais de saúde das diversas especialidades), de plantões (*handout* e *handover* da equipe de UTI), dos diversos níveis de suporte e seus atores especializados (p. ex., a terapia renal substitutiva – TRS – ou o suporte renal dialítico indicado pelo intensivista e realizado pelo nefrologista; a angioplastia ou intervenção coronariana percutânea com colocação de *stents* ou uso de circulação sanguínea extracorpórea realizada pelo hemodinamicista ou perfusionista; exames específicos como tomografia e cintilografia, pelos radiologistas ou médicos especialistas em Medicina Nuclear; ou procedimentos cirúrgicos pelos cirurgiões dentro ou fora de UTI). Todos participam direta ou indiretamente na assistência altamente técnica, sendo muito fácil deixar escapar quem está no centro ou no motivo de todas essas ações: a pessoa do paciente (como, também, seus familiares), que perde a sua identidade social, a qual é muitas vezes estendida pelo estigma de uma síndrome, de uma doença, ou de um procedimento, ou mesmo um número de leito: "o linfoma em quimioterapia com pneumonia do leito 5", "a gastrectomia no ventilador do *box* 10".

William Osler comentava no século passado: "É muito mais importante saber que tipo de paciente tem uma doença que o tipo de doença um paciente tem." Se a preocupação com o outro tiver esse enfoque, então, com o conselho mais moderno que "o cuidado do paciente começa com o conhecimento do paciente", tratando os pacientes sob os cuidados que demandam durante o fim de suas vidas e como alguém que tem sentimentos e sofrimentos, provavelmente não haverá erros.[8] Muitas publicações documentaram o cuidado "incompleto" dos pacientes, particularmente em UTI, apesar de que o objetivo de cuidar dos pacientes nessa unidade é o de disponibilizar os mais modernos recursos tecnológicos para a manutenção da vida. Tal excesso técnico, em especial para as condições de terminalidade de doenças, mesmo com a intenção de oferecer aos pacientes e a seus familiares o alívio de seus sintomas, não é suficiente nem adequado para eliminar o sofrimento e a angústia do paciente e de seus familiares.[9,10] Na maioria dos países desenvolvidos do mundo, os cuidados em UTI têm sido, em grande parte, para "negar a morte à sociedade", e muitos pacientes são institucionalizados e dependentes da biotecnologia, alguns como vítimas da medicalização do processo de morrer. Em contraste, nas últimas décadas, a humanização do processo de morrer tem sido o foco de numerosos esforços clínicos, políticos e de pesquisa para melhorar os cuidados de fim de vida para os pacientes críticos.[8]

As histórias do desenvolvimento da medicina paliativa ilustram a linha de pensamentos de certos precursores, como o cirurgião Herbert Snow, que desenvolveu o chamado coquetel Brompton, na década de 1890; ou Barrett, que estendeu a administração regular de morfina oral aos moribundos de St. Luke, Oeste de Londres; ou Cicely Saunders, que iniciou e expandiu as ideias do cuidado paliativo na medicina moderna após acompanhar pacientes com doença terminal. Ela percebeu o que era necessário, particularmente, para o melhor controle da dor, e começou a planejar uma nova forma de assistência em hospedaria especializada para esse cuidado, no final dos anos 1950, nos St. Joseph's e St. Christopher's Hospices.[11] Suas ações nesse cenário de crescente valorização tecnológica, e à margem das prioridades do sistema de saúde britânico, em período de intensas transformações nas sociedades ocidentais, contribuíram muito para o movimento *hospice* no mundo.[12] Alfred Worcester, cirurgião e obstetra em Boston, promoveu tanto o atendimento multidisciplinar integral a pacientes quanto ministrou palestras para estudantes de medicina, com uma capacidade direta e concisa, em uma época em que a intensa especialização em doenças era a moda, acompanhando os grandes avanços terapêuticos: "Só os médicos", dizia ele, "têm a oportunidade de trazer essa melhoria"; "Sem dúvida, há uma provisão maior de disposição latente para ajudar os desamparados do que até agora".[13,14] Ainda nos anos 1960, no Reino Unido, Winner e Amulree promoveram uma proposta do cuidado integral para os idosos, primeiro desafiando a base ética da medicina paliativa, e depois restabelecendo tais conteúdos para a assistência.[11] O primeiro movimento de cuidados paliativos preocupou-se, principalmente, com o atendimento aos pacientes com doença oncológica, no enfoque especial para o controle da dor e para o cuidado daqueles próximos da morte que, no surto de inovações médicas do pós-guerra, perderam a contribuição de um novo orbe médico, confiante e cada vez mais otimista pelo desenvolvimento das biotecnologias, para o controle cada vez maior das doenças, com foco na cura.[15]

Assim, segundo a IAHPC (International Association for Hospice and Palliative Care), cuidado paliativo é definido como o cuidado aos pacientes em qualquer idade com doença ativa, progressiva e em fase avançada, para quem o foco do cuidado deverá ser o alívio e prevenção do sofrimento e a qualidade de vida.[16] A Organização Mundial da Saúde (OMS) descreve cuidado paliativo como uma abordagem que melhora a qualidade de vida dos pacientes (adultos e crianças) e de suas famílias que enfrentam os problemas associados a doenças que ameaçam a vida, por meio da prevenção e alívio do sofrimento, pela identificação precoce, avaliação impecável e tratamento da dor e outros problemas, físicos, psicossociais e espirituais.[17] Ainda, como base nas ações transdisciplinares, a OMS descreve normas ou princípios, presentes no Quadro 2.1.

É importante reconhecer que alguns dos termos utilizados devem ser descritos. A *doença ativa* deve ser analisada e confirmada objetivamente por exame clínico minucioso e com as investigações por exames complementares que sejam indicados. A *doença progressiva* também deve ser avaliada clinicamente, no esforço de se identificar a fase do estado ou condição clínica correspondente à história

QUADRO 2.1 — PRINCÍPIOS DOS CUIDADOS PALIATIVOS (OMS)

- Fornece alívio da dor e de outros sintomas angustiantes
- Afirma a vida e considera a morte um processo normal
- Não pretende apressar nem adiar a morte
- Integra os aspectos psicológicos e espirituais do atendimento ao paciente
- Oferece um sistema de apoio para ajudar os pacientes a viver o mais ativamente possível até morte
- Oferece um sistema de apoio para ajudar a família a lidar com a doença do paciente e em seu próprio luto
- Usa uma abordagem de equipe para atender às necessidades dos pacientes e suas famílias, incluindo aconselhamento de luto, se indicado
- Aumento da qualidade de vida, podendo também influenciar positivamente o curso de doença
- É aplicável no início do curso da doença, em conjunto com outras terapias que se destinam a prolongar a vida, como a quimioterapia ou radioterapia, e inclui as investigações necessárias para melhor compreender e gerir complicações clínicas angustiantes

World Health Organization - WHO. Definition of Palliative Care (WHO, Cancer); 2019.[17]

natural e à evolução na trajetória de doença. A *doença avançada* é considerada, no caso das doenças oncológicas, como aquela que se apresenta por metástases extensas, disseminação ou estágios adiantados do câncer. Essa denominação é também conferida à doença orgânica com perda funcional significativa e classificação em graus elevados de gravidade, já com complicação e/ou comprometimento de outros órgãos (insuficiência cardíaca refratária com necessidade frequente de aminas vasoativas; insuficiência renal em terapia renal substitutiva; doença pulmonar crônica com dependência da oxigenoterapia para atividades mínimas; a dependência total em condições neurodegenerativas ou na doença de Alzheimer).

Cuidar do envelhecimento da população é um dos desafios mais importantes do século XXI. Um componente fundamental da prestação de cuidados médicos em idosos é a prestação de serviços de cuidados intensivos. A população mundial atingiu 7,3 bilhões em 2015, e envelheceu a taxas sem precedentes. Em 2050, o número de idosos no mundo deverá ser maior que o número de jovens. A multimorbidade – presença de duas ou mais doenças crônicas – é comum em idosos, com prevalência de 40-80%. Tem impacto substancial na saúde mental, na qualidade de vida e nos resultados gerais de saúde, e está associada a um aumento significativo da mortalidade. Mas, a incapacidade em idosos pode ter um impacto ainda maior sobre a mortalidade que a multimorbidade. A população idosa compreende uma proporção crescente de pacientes internados em UTI, com longa permanência e diversas complicações e, com frequência, a taxa de mortalidade desses pacientes é elevada, assim como é frequente que aqueles que receberam alta da UTI apresentem diminuição significativa da função física e da saúde geral. As áreas de oportunidade de melhoria na alocação de recursos de saúde para os idosos incluem maior conscientização e educação, estratificação dos idosos com maior precisão, e mudança do foco da sobrevivência para a melhoria na qualidade de vida e manutenção e/ou aumento da autonomia funcional.[18]

Com isso, a estratificação da fase da doença, associada a outros fatores como a idade do paciente, permite considerações para a escolha da melhor abordagem e fornece assistência multidisciplinar, desde cuidados cirúrgicos e críticos a cuidados paliativos, de maneira a melhorar a comunicação e alcançar os resultados desejados, o que acarretará em maior qualidade do atendimento com redução dos custos com a saúde.[18] Os cuidados paliativos, baseados no princípio da qualidade de vida para o paciente e na humanização das práticas de tratar e cuidar, além de assistir com respeito a experiência fundamental de morrer, vêm justamente ocupar esse espaço existente entre a competência técnica da medicina e o respeito à autonomia da pessoa.[19]

Desse modo, o foco na qualidade de vida é a característica fundamental da definição dos cuidados paliativos, considerando que devem ser orientados para a pessoa (em especial, seus valores, desejos, crenças e interesses), não para a doença, e nem se preocupar no prolongamento da vida sem dignidade – resultado frequente quando as ações têm o enfoque na doença. Quando se propõem os cuidados paliativos, não se deve preocupar nomeadamente com a produção de remissão da doença em médio ou longo prazos; mas, sim, por meio da abordagem holística, procurar atingir todos os problemas da pessoa, tanto físicos como psicossociais. Nessa proposta, busca-se utilizar de forma ampla e integrada a atuação multi ou interprofissional, transdisciplinar, envolvendo tanto os médicos e os enfermeiros, como toda a equipe de saúde aliada para cobrir todos os aspectos fundamentais do cuidado, com o intuito de dedicação à qualidade de qualquer vida que permaneça para o paciente.[16]

Assim, os cuidados paliativos são apropriados para todos os pacientes (em qualquer idade) com doença ativa, progressiva e em evolução (oncológicos ou não), mas que também podem receber o tratamento contínuo, concomitante para a doença subjacente. Não devem ser oferecidos apenas quando todas as alternativas de tratamento curativo para a doença subjacente tiverem sido esgotadas, o que retardaria os benefícios do cuidado integrado. A filosofia dos cuidados paliativos é que qualquer que seja a doença, por mais avançada que seja, quaisquer que sejam os tratamentos já concedidos, sempre há algo que pode ser prestado para melhorar a qualidade de vida que há para o paciente.[16]

Os três modelos dominantes de prestação de cuidados paliativos são: (1) os cuidados paliativos hospitalares; (2) os cuidados paliativos comunitários (domiciliários); e (3) os cuidados paliativos tipo *hospice*. Equipes de cuidados paliativos hospitalares fornecem consultas por meio de pedido de parecer do médico-assistente (responsável pelo paciente), ou assumem a supervisão primária dos cuidados, como dentro de UTI, dependendo dos critérios (indicações para cuidados paliativos) e das preferências de cada equipe que assiste o paciente. As consultas ocorrem no ambiente de internação, nas unidades de terapia intensiva e no departamento de emergência.[8,20] Apesar dos benefícios substanciais de melhorar a qualidade de vida dos pacientes e famílias e, também, de reduzir os custos desnecessários de saúde, há barreiras significativas para a integração precoce de cuidados paliativos na doença de indivíduos com condições graves.[21]

Vários estudos demonstraram múltiplos benefícios dos cuidados paliativos precocemente instituídos.[22-24] Trabalhos recentes e revisões sistemáticas relatam que a abordagem precoce dos cuidados paliativos por muitos médicos, não apenas por especialistas em cuidados paliativos, pode melhorar a qualidade de vida de pessoas com câncer e outras condições limitantes e avançadas: diminuem os níveis de ansiedade e depressão na família e o distúrbio de estresse pós-traumático; aumentam a satisfação e compreensão da família, com menos conflitos nas decisões; implementam planos de cuidado mais precoces que sejam realísticos, apropriados e consistentes com as preferências dos pacientes; reduzem o uso de tratamentos que não trazem benefícios, e o tempo de permanência em UTI e/ou em hospital; aumentam a satisfação profissional pelos clínicos (menos *burnout* – sobrecarga de trabalho); e reduzem significativamente os custos hospitalares.[25-27] A falta de identificação oportuna das pessoas que podem se beneficiar é uma das principais barreiras para a instituição precoce dos cuidados paliativos. Da mesma maneira que ocorre o rastreamento de fatores de risco cardiovasculares e para diabetes, sua abordagem deve ser considerada de maneira rotineira e sistemática aos pacientes. Sinais de declínio nas condições gerais ou condições específicas podem ser suspeitados, se combinados com admissões não planejadas, sintomas mal controlados ou aumento da necessidade de suporte do cuidador.[28]

Assim, a integração de cuidados paliativos de alta qualidade é uma parte essencial dos cuidados intensivos completos.[1,2] Dos profissionais de cuidados intensivos é, frequentemente, exigido fornecer alívio de sintomas das doenças graves e o controle constante da dor, realizar reuniões familiares para esclarecimento adequado das metas de cuidado, dar más notícias de modo prudente e prestar cuidados de fim de vida a pacientes terminais, enquanto fornecem apoio a seus entes queridos. É importante que os especialistas em cuidados intensivos adquiram tais habilidades básicas para o manejo da dor e do sofrimento, e obtenham as habilidades indispensáveis para conversas eficazes e sérias sobre doenças e seus prognósticos.[21,29] Muitos pacientes admitidos em UTI, que necessitam de cuidados paliativos, são aqueles com uma doença crônica avançada. Para os pacientes que ainda podem se beneficiar do tratamento modificador da doença, todo esforço deve ser feito para obter esse tratamento integrado por meio do sistema de saúde local ou regional.[30] Quando nenhum outro tratamento modificador da doença estiver disponível nem for desejado pelo paciente, o único objetivo do cuidado pode ser o conforto e maximizar a qualidade de vida.[23] A compreensão sobre o prognóstico e fim de vida deve ser cuidadosamente explorada e corrigida, conforme necessário, e culturalmente apropriada, para prevenir que o contexto legal possa interferir na tomada de decisão, evitando processos judiciais.[31] Deve-se integrar a equipe multidisciplinar e buscar apoio de cada um dos especialistas sobre a melhor maneira de transmitir as más notícias e explicar que o cuidado para maximizar o conforto é o melhor a ser oferecido nessas circunstâncias, sendo essencial uma comunicação eficaz para as prudentes tomadas de decisões (clínicas e éticas) em UTI. O gerenciamento adequado dos sintomas também inclui a abordagem para sofrimento existencial e espiritual.[9,23,24,29] O bem-estar espiritual é entendido como uma sensação que a pessoa vivencia quando tem um propósito que justifique a sua existência e que, simultaneamente, lhe dê um significado último para a sua vida.[32,33] Desse modo, líderes espirituais voluntários devem ser procurados para fornecer e ampliar o apoio espiritual culturalmente apropriado, conforme solicitado pelo paciente ou pela família, ou mesmo se identificado o sofrimento existencial pelos profissionais de saúde. Pacientes e familiares comumente não se negam, e aceitam bem a relação entre espiritualidade e medicina, apesar da dificuldade pela equipe de saúde em explicar uma conexão. O sofrimento espiritual está associado ao aumento da dor, da depressão e do sofrimento, e precisa ser reconhecido e tratado no ambiente de saúde. Dessa maneira, dar significado à vida, o que é considerado o atributo central do conceito de espiritualidade, tem sido positivamente relacionado às respostas psicológicas e negativamente relacionado às respostas físicas.[34] Deve ficar claro que nunca há a intenção de ter a morte, mas sim de fornecer qualquer tratamento e suporte necessários para alcançar nível adequado de conforto dentro do contexto dos valores e crenças do paciente.[35]

Conclusão

A morte é evento comum em UTI, e aqueles admitidos nessa unidade, frequentemente, vão experimentar sofrimento emocional e morbidade significativos por meses e anos após a alta hospitalar. Existem questões específicas associadas à prestação de cuidados paliativos no ambiente de UTI. Na maioria das vezes, pacientes e familiares querem tratamento modificador da doença e cuidados paliativos, e os médicos não podem prever ao certo quem sobreviverá, quem morrerá ou quem permanecerá crítico e gravemente doente. Para pacientes com doença terminal que, provavelmente, não se beneficiariam de tratamentos de suporte de vida (que prolongam a vida), a internação em UTI pode resultar em sofrimento desnecessário e em uma assistência que pode ser discordante com preferências de cuidados à saúde. Isso, geralmente, ocorre devido à falha de comunicação, e falta de alinhamento prévio sobre as metas e preferências dos pacientes quanto aos cuidados (conferência familiar e decisões compartilhadas), bem como as opções em cuidados paliativos (níveis do cuidado) para atingir essas metas à medida que a doença progride. A internação em UTI para um paciente terminal poderá estar associada a um tratamento inadequado da dor, da ansiedade, da dispneia, da sede, entre outros sintomas, motivos declarados para cuidados paliativos integrados em cuidados intensivos.[36]

Referências bibliográficas

1. Armitage GD, Suter E, Oelke ND, Adair CE. Health systems integration: state of the evidence. Int J Integr Care. 2009; 9:e82.
2. Kodner DL, Spreeuwenberg C. Integrated care: meaning, logic, applications, and implications – a discussion paper. Int J Integr Care. 2002; 2(4):e12.
3. National Voices. A narrative for person-centred coordinated care; 2013. Disponível em: http://www.england.nhs.uk/wp-content/uploads/2013/05/nv-narrative-cc.pdf. Acessado em 5 jan 2019.
4. World Health Organization Regional Office for Europe. Strengthening people-centred health systems in the WHO European Region: framework for action on integrated Health Services Delivery; 2016. Disponível em: http://www.euro.who.int/__data/assets/pdf_file/0004/315787/66wd15e_FFA_IHSD_160535.pdf?ua=1. Acessado em 8 jan 2019.
5. Wackers GL. Modern anaesthesiological principles for bulbar polio: manual IPPR in the 1952 polio-epidemic in Copenhagen. Acta Anesthesiol Scand. 1994; 38:420-31.
6. Simão AT. Terapia intensiva. Rio de Janeiro: Atheneu; 1976.
7. Freitas EEC. A moralidade da tomada de decisão em terapia intensiva para o paciente geriátrico. Tese [Doutorado em Bioética, Ética Aplicada e Saúde Coletiva PPGBIOS]. Rio de Janeiro: Escola Nacional de Saúde Pública, Fundação Oswaldo Cruz; 2014.
8. Rocker G, Puntillo KA, Azoulay E, Nelson JE. End of Life Care in the ICU: From advanced disease to bereavement. New York: Oxford University Press; 2010.
9. Malacrida R, Bettelini CM, Degrate A, Martinez M, Badia F, Piazza J, et al. Reasons for dissatisfaction: a survey of relatives of intensive care unit patients who died. Crit Care Med. 1998; 26(7):1187-93.
10. Henneman EA, Cardin S. Family-centered critical care: a practical approach to making it happen. Crit Care Nurse. 2002; 22(6):12-9.
11. Saunders C. Introduction – history and challenge. In: Saunders C, Sykes N (eds.). The Management of Terminal Malignant Disease. 3 ed. London: Edward Arnold. 1993; p. 1-14.
12. Floriani CA, Schramm FR. Casas para os que morrem: a história do desenvolvimento dos hospices modernos. Hist Cienc Saude Manguinhos. 2010; 17(1):165-80.
13. Alfred Worcester, 1855-1951. N Engl J Med. 1951; 245(13):510-1. doi: 10.1056/NEJM 195109272451312.

14. Worcester A. The Care of the Aged, the Dying and the Dead. London: Bailliere & Co; 1935.
15. World Health Organization. Cancer Control Palliative Care: knowledge into action: WHO guide for effective programmes. Geneva: World Health Organization; 2007.
16. Doyle D, Woodruff R (eds.). The IAHPC Manual of Palliative Care. 3 ed. Houston: IAHPC Press; 2013.
17. World Health Organization – WHO. Definition of Palliative Care (WHO, Cancer). Disponível em: https://www.who.int/cancer/palliative/definition/en/. Acessado em 18 jan 2019.
18. Oliveira K, Maerz LL. Epidemiology of critical illness in the elderly. In: Akhtar S, Rosenbaum SH (eds.). Principles of Geriatric Critical Care. Cambridge: Cambridge University Press; 2018. p. 1-10.
19. Schramm FR. Morte e finitude em nossa sociedade: implicações no ensino de cuidados paliativos. Rev Bras Cancerol. 2002; 48:17-20.
20. Rosenberg M, Lamba S, Misra S. Palliative Medicine and Geriatric Emergency Care. Clin Geriatric Med. 2013; 29:1-29.
21. Aldridge MD, Jeroen Hasselaar J, Garralda E, Van der Eerden M, Stevenson D, McKendrick K, et al. Education, implementation, and policy barriers to greater integration of palliative care: A literature review. Palliat Med. 2016; 30(3):224-39.
22. Bruera E, Hui D. Conceptual Models for Integrating Palliative Care at Cancer Centers. J Palliat Med. 2012; 15(11):1261-9.
23. Aslakson R, Cheng J, Vollenweider D, Galusca D, Smith TJ, Pronovost PJ. Evidence-based Palliative Care in Intensive Care: A systematic Review of Interventions. J Palliat Med. 2014; 17(2):219-35.
24. Martins BDCPCC, Oliveira RA, Cataneo AJM. Palliative care for terminally ill patients in the intensive care unit: Systematic review and metaanalysis. Palliat Support Care. 2016; p. 1-8.
25. Tassinari D, Drudi F, Monterubbianesi MC, Stocchi L, Ferioli I, Marzaloni A, et al. Early palliative care in advanced oncologic and non-oncologic chronic diseases: a systematic review of literature. Rev Recent Clin Trials. 2016; 11(1):63-71.
26. Temel JS, Greer JA, Muzikansky A, Gallagher ER, Admane S, Jackson VA, et al. Early palliative care for patients with metastatic non-small-cell lung cancer. New Engl J Med. 2010; 363(8):733-42.
27. Temel JS, Greer JA, El-Jawahri A, Pirl WF, Park ER, Jackson VA, et al. Effects of early integrated palliative care in patients with lung and GI cancer: a randomized clinical trial. J Clin Oncol. 2017; 35(8):834-41.
28. World Health Assembly. Strengthening of palliative care as a component of integrated treatment within the continuum of care. 134th Session of the World Health Assembly [A67/31]. Resolution EB134.R7; 2014. Disponível em: http://apps.who.int/gb/ebwha/pdf_files/WHA67/A67_31-en.pdf. Acessado em 10 jan 2019.
29. Gamondi C, Larkin P, Payne S. Core competencies in palliative care: an EAPC white paper on palliative care education – Part 1. Eur J Palliat Care. 2013; 20(2):86-91.
30. Mercadante S, Gregoretti C, Cortegiani A. Palliative care in intensive care units: why, where, what, who, when, how. BMC Anesthesiol. 2018; 18:106.
31. Ramos JGR, Vieira JD, Tourinho FC, Ismael A, Ribeiro DC, Medeiro HJ, et al. Differences in attitudes towards end-of-life care among intensivists, oncologists and prosecutors in Brazil: a nationwide survey. Crit Care. 2018; 22:265.
32. Gamondi C, Larkin P, Payne S. Core competencies in palliative care: An EAPC white paper on palliative care education – Part 2. Eur J Pall Care. 2013; 20(3):140-5.
33. Pinto SMO, Berenguer SMAC, Martins JCA, Kolcaba K. Cultural adaptation and validation of the Portuguese end of life spiritual comfort questionnaire in palliative care patients. Porto Biomed J. 2016; 1(4):147-52.
34. Hui D, de la Cruz M, Thorney S, Parsons HA, Delgado-Guay M, Bruera E. The frequency and correlates of spiritual distress among patients with advanced cancer admitted to an acute palliative care unit. Am J Hosp Palliat Care. 2011; 28(4):264-70.
35. Balboni TA, Balboni MJ, Fitchett G. Religion, spirituality, and the Intensive Care Unit. JAMA Intern Med. 2015; 175(10):1669-70.
36. Irwin RS, Lilly CM, Mayo PH, Rippe JM (eds.). Irwin & Rippe's Intensive Care Medicine. 8 ed. Philadelphia: Wolters Kluwer; 2018.

3

Como Integrar os Cuidados Paliativos em UTI

Rachel Duarte Moritz

DESTAQUES

- É indicada a integração precoce dos cuidados paliativos aos cuidados intensivos.
- Para essa integração, são citados os modelos consultivo, integrativo ou misto.
- Embora exista a sugestão de que o modelo misto seja mais eficaz, cada instituição deve escolher o modelo que melhor se ajuste à sua política de serviço.
- É importante a definição das competências a serem desenvolvidas na atenção dos cuidados paliativos em UTI.

Indiscutivelmente, os cuidados paliativos (CP) instituídos de maneira precoce e integrada trazem benefícios ao paciente crítico, aos seus familiares, à equipe da UTI e ao sistema de atendimento de saúde.[1-5]

Para a integração dos CP em UTI, são citados alguns modelos. O *modelo consultivo* se concentra em aumentar o envolvimento e a eficácia dos consultores de cuidados paliativos no cuidado de pacientes de UTI e suas famílias, particularmente aqueles identificados como de maior risco para resultados ruins; o *modelo integrativo* busca incorporar princípios e intervenções de cuidados paliativos na prática diária da equipe de terapia intensiva para todos os pacientes e famílias que enfrentam doenças graves. A escolha de uma abordagem geral entre esses modelos deve ser um dos primeiros passos no planejamento da integração precoce dos cuidados paliativos aos cuidados intensivos. Esse processo implica uma avaliação cuidadosa e realista dos recursos disponíveis, atitudes dos principais interessados, aspectos estruturais dos cuidados intensivos e padrões de prática local na UTI e no hospital. Existe também o *modelo misto*, com atuação conjunta dos intensivistas e paliativistas, onde os elementos-chave das ações paliativas devem ser de domínio geral da equipe, e situações de difícil manejo requerem a presença de especialistas que possam guiar a equipe em discussões e tomadas de decisões.[1,3] Existem fatores positivos e negativos associados a cada um desses modelos. No modelo consultivo pode haver menor incentivo do intensivista para estudar sobre paliação, fragmentação do tratamento e conflito entre equipes. Por outro lado, no modelo integrativo existe a necessidade de formação específica dos intensivistas, o problema quanto ao redirecionamento do tempo de atendimento aos pacientes críticos e a necessidade de outro profissional fora da UTI, com quebra de um tratamento sequencial.[1-9] Portanto, existe uma tendência de maior aceitação pelo modelo misto, onde o intensivista deve possuir habilidades básicas para CP e a solicitação do parecer especializado seja realizada em situações específicas.

O projeto IPAL-ICU (Melhoria dos Cuidados Paliativos na UTI), um recurso patrocinado pelo National Institute on Aging, o CAPC (Center to Advance Palliative Care) e as principais sociedades de cuidados intensivos, foi projetado para oferecer uma estrutura para o desenvolvimento de CP em UTI. Nesse projeto, foram recomendadas quatro principais categorias: o modelo de integração e triagem, critérios de gatilho, a formação de diretrizes e a avaliação do processo e do resultado.[8] No Quadro 3.1, são apontadas recomendações para a integração dos CP em UTI. No Quadro 3.2, são propostas competências do intensivista e do paliativista para a atenção dos CP em UTI.[7]

Um trabalho que avaliou a percepção de médicos e enfermeiros sobre os CP em UTI, demonstrou que a consulta de CP foi subutilizada e que os gatilhos mais aceitáveis para a solicitação dessa consulta foram doença neoplásica metastática, metas irrealistas de cuidado, tomada de decisão no final de vida e falência persistente de órgãos. Idade avançada, tempo de permanência e duração do suporte de vida foram os critérios menos aceitos para a solicitação de parecer paliativista. A triagem conduzida por especialistas ou equipes de UTI foi a preferida.[10] Uma análise com 2.476 pacientes demonstrou que as variáveis associadas com avaliação paliativista foram idade avançada, diagnóstico de câncer, depressão do nível de consciência, admissão não cirúrgica, baixa funcionalidade, mau prognóstico (subjetivo do médico) e maior tempo de internação antes do ingresso em UTI.[11] Outro estudo, realizado no Sul do Brasil, apontou que a falência de mais de dois órgãos por mais de cinco dias e a resposta negativa do médico intensivista à "questão-surpresa" (Você se surpreenderia se esse paciente morresse nos próximos 5-10 dias?) foram fortemente ligados ao desfecho

QUADRO 3.1	RECOMENDAÇÕES PARA A ESCOLHA DE UM MODELO DE INTEGRAÇÃO DOS CUIDADOS PALIATIVOS EM UTI
Avaliar os recursos locais, incluindo a disponibilidade e o pessoal do serviço de consulta de cuidados paliativos, o conhecimento e as habilidades dos consultores para a prática desses cuidados em UTI, e sua capacidade de colaboração efetiva com os médicos intensivistas	
Explorar a receptividade dos médicos da UTI para obter informações de consultores de cuidados paliativos sobre o manejo de pacientes gravemente doentes e suas famílias	
Considerar o nível de comprometimento dos médicos de UTI para fortalecer seus conhecimentos, habilidades e sistemas de trabalho para a prática de cuidados paliativos	
Convocar um comitê representando as principais partes interessadas (p. ex., médicos intensivistas e paliativistas, líderes de enfermagem e da equipe multidisciplinar, capelania, liderança hospitalar) para considerar o modelo mais apropriado para estruturar os CP em UTI	

Adaptado de Mun E., 2017.[8]

óbito do paciente internado em UTI. Outros fatores apontados pelos autores como significativos foram: tempo de internação em UTI por cinco ou mais dias, idade maior que 60 anos, baixa funcionalidade e fragilidade do paciente antes da internação em UTI, internação por insulto neurológico não traumático e doença renal crônica.[12] Nelson *et al.*[6] apontaram estratégias para um "pacote" de melhora da qualidade no atendimento em

QUADRO 3.2	COMPETÊNCIAS NA ATENÇÃO DOS CUIDADOS PALIATIVOS EM UTI
Intensivista	**Paliativista**
Aspectos éticos e legais	
Identificar e diferenciar os princípios fundamentais da Bioética Gerenciar os aspectos éticos e legais da terminalidade e dos cuidados de fim de vida	Gerenciar conflitos decorrentes dos dilemas Bioéticos, principalmente àqueles relacionados às doenças ameaçadoras da vida e aos cuidados de fim de vida
Habilidades de comunicação	
Organizar e liderar conferências familiares Fazer recomendações sobre prognóstico/cuidados de final de vida: recusa e suspensão de terapia	Gerenciar conflitos entre equipe/paciente/família nos cuidados de final de vida Participar das conferências familiares
Cuidados espirituais	
Avaliação do sofrimento psicossocial e dos aspectos espirituais e religiosos Encontro familiar inicial	Gestão de depressão, ansiedade, luto, sofrimento religioso/espiritual/existencial mais complexo
Coordenação de cuidados	
Coordenar a tomada de decisão com equipe/paciente/família Coordenar a equipe, gerindo conflitos e cuidados	Controlar situações de conflitos Coordenar transição para cuidados fora da UTI Gerenciar grandes conflitos entre equipe/família
Avaliação terapêutica	
Elaborar plano de cuidados compatível com as metas terapêuticas Estabelecer o tratamento específico para o controle dos sintomas Evitar obstinação terapêutica Registrar, no prontuário, o processo de tomada de decisão + plano de cuidados	Auxiliar na avaliação prognóstica, no estabelecimento de metas terapêuticas e na formulação de um plano de transição Auxiliar no controle de sintomas refratários

Adaptado de Quill TE, Abernathy AP, 2013.[7]

UTI, onde, no primeiro dia de internação, seria avaliada a existência de diretivas antecipadas, seria fornecido um folheto informativo sobre a dinâmica operacional da UTI e seria efetuada anotação adequada em prontuário. Até o quinto dia deveria ser programado um encontro interdisciplinar com os familiares do paciente, visando tanto a identificação das necessidades e preferências dos pacientes/familiares quanto a avaliação da compreensão das informações. Nesse encontro, seria iniciada também a discussão sobre o diagnóstico, o prognóstico e as metas de tratamento.

Conclusão

É altamente recomendável a integração precoce dos CP em UTI, que pode ser otimizada por meio de reuniões entre equipe de UTI e de CP, com a identificação proativa de pacientes com alto risco de morrer e com o uso de uma lista de verificação de necessidades de CP pela equipe de UTI durante as visitas nessa unidade.[9-13]

Cada unidade deverá avaliar qual o melhor modelo para a integração dos cuidados paliativos aos cuidados intensivos.

Referências bibliográficas

1. Aslakson RA, Curtis JR, Nelson JE. The changing role of palliative care in the ICU. Crit Care Med. 2014; 42(11):2418-28.
2. Campbell ML, Guzman JA. A proactive approach to improve end-of-life care in a medical intensive care unit for patients with terminal dementia. Crit Care Med. 2004; 32(9):1839-43.
3. Nelson JE, Bassett R, Boss RD, Brasel KJ, Campbell ML, et al. Models for structuring a clinical initiative to enhance palliative care in the intensive care unit: A report from the IPAL-ICU Project (Improving Palliative Care in the ICU). Crit Care Med. 2010; 38(9):1765-72.
4. Braus N, Campbell TC, Kwekkeboom KL, et al. Prospective study of a proactive palliative care rounding intervention in a medical ICU. Intensive Care Med. 2016; 42:54.
5. Villarreal D, Restrepo MI, Healy J, et al. A model for increasing palliative care in the intensive care unit: enhancing interprofessional consultation rates and communication. J Pain Symptom Man. 2011; 42:676.
6. Nelson JE, Mulkerin CM, Adams LL, Pronovost PJ.Improving comfort and communication in the ICU: a practical new tool for palliative care performance measurement and feedback. Qual Saf Health Care. 2006 Aug; 15(4): 264-71.
7. Quill TE, Abernethy AP. Generalist plus specialist palliative care – creating a more sustainable model. N Engl J Med. 2013; 368(13):1173-5.
8. Mun E. Use of improving palliative care in the ICU (Intensive Care Unit) guidelines for a palliative care initiative in an ICU. Perm J. 2017; 21:16-37.
9. Aslakson R, Cheng J, Vollenweider D, Galusca D, Smith TJ, Pronovost PJ. Palliative care review feature evidence-based palliative care in the intensive care unit: a systematic review of interventions. J Palliative Med. 2014; 17(2)11. Published Online: https://doi.org/10.1089/jpm.2013.0409.
10. Wysham NG, Hua M, Hough CL, Gundel S, Docherty SL, et al. Improving ICU-Based palliative care delivery: a multicenter, multidisciplinary survey of critical care clinician attitudes and beliefs. Crit Care Med. 2017; 45(4):e372-e378. doi: 10.1097/CCM.0000000000002099.
11. Ramos JG, Correa T, Carvalho RT, Jones D, Forte DN. Clinical significance of palliative care assessment in patients referred for urgent intensive care unit admission: A cohort study. J Crit Care. 2016; 21;37:24-9. doi: 10.1016/j.jcrc.2016.08.018.
12. Gulini JEHMB, Nascimento ERPD, Moritz RD, Vargas MAO, Matte DL, Cabral RP. Predictors of death in an intensive care unit: contribution to the palliative approach. Rev Esc Enferm USP. 2018 Jun 25;52:e03342. doi: 10.1590/S1980-220X2017023203342.
13. Lobo SM, De Simoni FHB, Jakob SM, Estella A, Vadi S, et al. ICON investigators. Decision-making on withholding or withdrawing life support in the ICU: a worldwide perspective. Chest. 2017; 152(2):321-9. doi: 10.1016/j.chest.2017.04.176.

4

Controle de Sintomas em UTI

4.1 Dor

Zilfran Carneiro Teixeira | Rodrigo Santos Biondi

DESTAQUE

- Controle dos sintomas é um dos pontos-chave na assistência paliativa em UTI.

Recomendações:
- Avaliar a dor de forma sistemática.
- Identificar as causas potencialmente reversíveis.
- Identificar fatores que contribuem para o aumento da dor (emocionais, sociais, espirituais).
- Usar opioides corretamente.
- Usar adjuvantes analgésicos.
- Prescrever doses de resgate.
- Ajustar diariamente a dose, somando com a dose de resgate.
- Associar substâncias com mecanismo de ação diferentes.

Introdução

A dor é um dos sintomas mais prevalentes em unidades de terapia intensiva (UTI), em todo o mundo, seja nos pacientes com condições agudas, seja naqueles com exacerbações de condições crônicas, incluindo aqueles em fases avançadas da doença, caracterizados como em cuidados de final de vida; cerca de 79% dos pacientes relatam dor, de moderada a grave, durante sua internação nessa unidade.[1]

A literatura alerta para uma alta carga de sintomas não controlados em UTI, sendo a dor, a dispneia e a sede listados como os mais prevalentes e angustiantes.[2,3] No estudo SUPPORT (Study to Understand Prognoses and Preferences for Outcomes and Risks of Treatments), os membros da família de 50% dos pacientes conscientes que morreram no hospital relataram dor moderada a grave como um sintoma importante em, pelo menos, metade do tempo da internação dos seus entes queridos.[4] Entre os procedimentos mais relacionados à dor em UTI, estão a inserção de cateter arterial, a remoção de dreno torácico ou de drenos de ferida, a mobilização e reposicionamento do paciente e a aspiração traqueal.[5-8]

O inadequado controle da dor gera consequências não só do ponto de vista físico, mas também do ponto de vista fisiológico, psicológico e socioeconômico, sinalizando para a necessidade de um olhar mais abrangente no controle da dor, o que nos remete ao conceito de "dor total" cunhado por Cicely Saunders.[9]

Este capítulo abordará o controle da dor de pacientes com doenças ameaçadoras à vida, internados em UTI. A aplicação da abordagem aqui proposta certamente levará à melhora nos cuidados prestados também aos pacientes com alta probabilidade de recuperação e alta da UTI.

Definição de dor

Segundo o IASP (International Association for the Study of Pain), dor é uma sensação e experiência emocional desagradável, associada à lesão tecidual, real ou potencial.[10] É um sintoma estritamente subjetivo e, dessa maneira, muito difícil de avaliar em UTI, particularmente em pacientes semiconscientes ou intubados, cujas habilidades de comunicação podem ser variavelmente prejudicadas.[11] Assim, a avaliação rotineira da dor e a necessidade de analgésicos são recomendadas por muitas diretrizes.

A dor é aquela que o paciente sente e refere. Cicely Saunders cunhou o termo "dor total", que é frequentemente observada em pacientes com condições clínicas graves. Quanto à sua origem, a dor pode ser classificada em somática, visceral ou neuropática. A dor somática está diretamente ligada à lesão tecidual periférica, sendo, portanto, bem localizada, enquanto a dor visceral tem origem em estímulos nas vísceras, sendo geralmente mal localizada. A dor neuropática, causada por lesão ou doença do sistema nervoso sensitivo, geralmente é bem localizada e respeita a inervação. Quanto ao início de instalação, a dor pode ser diferenciada em aguda (até um mês da lesão instalada); subaguda (entre um a três meses) ou crônica (após três meses da lesão).[10] Em linhas gerais, a dor aguda é resultante de uma lesão recente do tecido (visceral ou somático), com estímulo dos nociceptores periféricos e transmissão ao sistema nervoso central via medula. Na dor crônica, a lesão tecidual ou estímulo nociceptivo pode não estar mais presente no tecido.

DESTAQUES

- Deve ser instituído um protocolo de avaliação da dor.
- O autorrelato do paciente é o padrão de referência para avaliação da dor em pacientes que podem se comunicar de maneira confiável.
- Para os pacientes hábeis em se comunicar, deve-se utilizar a Escala Numérica da Dor.
- BPS e CPOT são as escalas mais utilizadas nos pacientes que não conseguem se comunicar.
- Os sinais vitais não devem ser utilizados isoladamente para a avaliação da dor.
- Devem ser identificados fatores reversíveis que contribuam com o aumento da dor.

Avaliação da dor

A avaliação e o controle da dor em UTI são considerados critérios de qualidade, sendo aspectos avaliados pelas acreditadoras, como a Joint Commission. Preconiza-se que a dor seja considerada um sinal vital (quinto sinal vital), devendo ser avaliada de maneira rotineira e sistemática no fluxo de trabalho do profissional de saúde. Subestimar e subtratar a dor é comum no cenário de cuidados intensivos.

Em se tratando de um sintoma, o melhor método de avaliação é por meio do questionamento ao paciente; para tanto, são utilizadas escalas que avaliam a intensidade da dor, sendo a Escala Numérica da Dor de 0 (sem dor) a 10 (dor máxima), administrada verbal ou visualmente, a mais válida e viável.[8]

Outras características da dor devem ser investigadas, como a localização, instalação, tipo (aperto, torção, pontada, queimação, em cólica), irradiação, sintomas associados, fatores desencadeantes e de alívio, se de início súbito ou insidioso, intensidade e duração. É também importante que sejam obtidas informações de todas as fontes relevantes, incluindo familiares e outros cuidadores, além da determinação das causas subjacentes e da reversão das causas tratáveis e modificáveis da dor.

Em UTI, a avaliação da dor tem alguns desafios. Pacientes intubados, sedados ou com rebaixamento do nível de consciência não podem expressar sua dor. As escalas Critical Care Pain Observation Tool – CPOT (Ferramenta de Observação da Dor Crítica) e Behavioral Pain Scale – BPS (Escala de Dor Comportamental) permanecem como as escalas mais robustas para avaliar a dor em adultos criticamente doentes e incapazes de se comunicar. A BPS avalia expressão facial, movimentação de membros superiores e adaptação à ventilação mecânica; enquanto a CPOT, além dos parâmetros relatados, avalia também o tônus muscular e a vocalização em pacientes extubados (Quadro 4.1.1).[8,11-14] Essas escalas têm características comuns, mas não são úteis para medir a intensidade da dor, e não podem discriminar entre os tipos de dor. Sugere-se que sejam empregadas, pelo menos, quatro vezes ao dia. Uma pontuação maior que 2 para CPOT e maior que 5 para BPS são critérios de identificação de dor significativa.[12]

Todas essas ferramentas podem ser usadas não apenas para avaliar a dor, mas também para conduzir a terapia.[13] Quando utilizadas de maneira apropriada, podem melhorar tanto o manejo da dor, otimizando a adequação dos analgésicos e sedativos às necessidades dos pacientes, quanto os desfechos clínicos, como menor duração da ventilação mecânica e/ou do tempo de permanência em UTI.[14]

Sinais vitais, como frequência cardíaca [FC], pressão arterial [PA], frequência respiratória [FR], saturação de oxigênio [SpO_2] e CO_2 expiratório final, não são indicadores válidos para dor em adultos gravemente doentes, e só devem ser usados como pistas para que seja iniciada uma avaliação adicional com a utilização de métodos apropriados e validados.[15]

QUADRO 4.1.1	ESCALA COMPORTAMENTAL DE DOR (BEHAVIORAL PAIN SCALE – BPS)	
Item	Descrição	Escore
Expressão facial	Relaxada Parcialmente tensa (p. ex., abaixa a sobrancelha) Totalmente tensa (p. ex., fecha os olhos) Faz careta: presença de sulco perilabial, testa franzida e pálpebras ocluídas	1 2 3 4
Membros superiores	Sem movimento Com flexão parcial Com flexão total e flexão de dedos Com retração permanente: totalmente contraído	1 2 3 4
Adaptação à ventilação mecânica	Tolera movimentos Tosse com movimentos Briga com o ventilador Incapaz de controlar a ventilação mecânica	1 2 3 4

Adaptado de Morete et al., 2014.[11]

DESTAQUES

- Os opioides são considerados o padrão-ouro no tratamento de dor oncológica e não oncológica de pacientes críticos sob cuidados paliativos.
- Iniciar **sempre** com a menor dose para o melhor efeito desejado, titulando de acordo com a resposta do paciente.
- Utilizar analgesia multimodal para a prevenção da transição da dor aguda para a crônica, para a diminuição dos efeitos colaterais dos fármacos e para a retirada de opioides em UTI.
- Manter a vigilância para o reconhecimento do desenvolvimento de efeitos colaterais associados aos opioides.

Tratamento da dor

O principal objetivo da analgesia é proporcionar conforto ao paciente. Esse objetivo é específico do paciente e depende da situação clínica, da tolerância individual à dor e dos efeitos colaterais da terapia analgésica. Alguns pacientes preferem tolerar um certo nível de dor para manter o estado de alerta, enquanto outros não. Existem também situações em que o contexto cultural apresenta grande relevância.[16]

Os opioides são a classe considerada padrão-ouro no tratamento da dor em pacientes em cuidados paliativos (CP) e UTI.[8] Pacientes em UTI, especialmente aqueles com dor não controlada, dor intensa ou dor de longa duração, correm risco de cronificação da dor após a alta, daí a importância da avaliação e abordagem precoce desse sintoma.

A abordagem moderna da dor comporta o conceito de analgesia multimodal, em que substâncias de diferentes classes são utilizadas como adjuvantes aos opioides, a fim de produzir um efeito sinérgico, diminuir a necessidade aos mesmos e, consequentemente, reduzir seus efeitos colaterais. Além da terapia co-analgésica, métodos não farmacológicos devem ser considerados para a otimização do controle da dor. A adequação da posição no leito, massoterapia, permissão estendida de visitas, adequação da comunicação, entre outros, são fatores adjuvantes para esse fim.[2]

Para a otimização da analgesia, é indicada a terapia baseada na Escala Analgésica da Organização Mundial da Saúde,[20] inicialmente proposta para a dor oncológica, mas que pode ser adaptada para outras causas de dor.[23] De acordo com essa estratégia, para dor leve (intensidade 1 a 3 na Escala Numérica), o tratamento é iniciado com analgésicos comuns, como dipirona, paracetamol ou anti-inflamatórios não hormonais, raramente indicados em UTI, pois podem precipitar insuficiência renal e efeitos colaterais gastrointestinais. O paracetamol pode ser usado na dose de 1 g a cada 6 horas, e a dipirona na dose de 500 mg até 4 em 4 horas. Uma meta-análise sobre evidências atuais do uso de não opioides em pacientes adultos sob CP oncológicos ou não, identificou 43 trabalhos com 2.925 pacientes. Os resultados não apontaram evidência convincente para o alívio satisfatório da dor com o paracetamol isolado ou em combinação com opioides fortes. Foram demonstradas evidências substanciais de qualidade moderada para um alívio satisfatório da dor no câncer por anti-inflamatórios não esteroides (AINEs), flupirtina e dipirona em comparação com placebo ou outros analgésicos. Não foi identificada evidência de superioridade de um não opioide específico. O uso de acetaminofeno no cenário paliativo não foi recomendado.[24] É importante relembrar que, pacientes internados em UTI são submetidos a múltiplos fatores dolorosos e, geralmente, sofrem de dor moderada ou grave.

Para a dor moderada (intensidade 4 a 6), existe a indicação da administração de opioides fracos, como o tramadol e a codeína. O tramadol inibe a recaptação de noradrenalina e aumenta a liberação da serotonina. É considerado um *opioide like*, pois seus metabólitos agem nos receptores.

Tem efeito na dor neuropática e pode ser prescrito na dose de 50 mg a cada 6 horas, sendo que sua dose-teto é de 400 mg/dia. Em comparação com os opioides, pode gerar mais náuseas, menos depressão respiratória e menos constipação. Pode ser administrado por via oral, endovenosa ou subcutânea. A codeína é dez vezes menos potente que a morfina, e seu efeito é obtido através da sua transformação hepática em morfina. A dose sugerida é de 30 mg a cada 4 horas, sendo que a dose diária prescrita não deve ultrapassar 240 mg/dia.

Alguns estudos vêm sugerindo a utilização de opioides fortes em doses menores para a dor moderada, em detrimento a opioides fracos, o que levaria a uma redução significativa da intensidade da dor e, consequentemente, menos efeitos colaterais. Por esse motivo, é sugerida por alguns autores a abolição do segundo degrau da Escala de Dor.[25] Portanto, pode-se iniciar para a dor moderada doses mais baixas de morfina (5 mg de 4/4 h, via oral, ou 2 mg de 4/4 h por via endovenosa).

Em caso de dor forte (intensidade 7 a 10), está indicado o uso de opioides fortes, cuja substância de referência é a morfina (Quadro 4.1.2). Outros opioides fortes usados em UTI são oxicodona, hidromorfona, fentanil e metadona.

Em todas as fases do tratamento da dor está indicada a associação de substâncias adjuvantes que, além de otimizarem o controle do sintoma e de reduzirem os efeitos colaterais dos fármacos analgésicos, têm o papel de modular a dor, diminuindo a chance de desenvolvimento de dor crônica.

A prescrição dos opioides deve começar com doses baixas, tituladas de acordo com a resposta do paciente. A pressuposição de dor não justifica o uso de doses inadequadamente altas desses fármacos, especialmente em pacientes virgens de tratamento.

Pacientes internados em UTI que recebem infusões contínuas de opioides podem se tornar tolerantes e dependentes, estando sob o risco de abstinência a esse fármaco, especialmente se os opioides forem reduzidos muito rapidamente; no entanto, a possibilidade do desenvolvimento de tolerância durante o tratamento da dor em UTI é extremamente baixa.

Muitos profissionais têm preconceito quanto a prescrição dos opioides (opiofobia). Entretanto, mais grave que a fobia aos opioides, são as consequências advindas do inadequado manuseio da dor, o que pode levar a um grande sofrimento do paciente e à dor crônica, que geralmente resulta do mau funcionamento biológico do sistema nervoso central, causando aumento da sensibilização e disparo espontâneo de ambas as fibras, dor e não dor. Dessa maneira, a dor crônica se torna uma doença.[22]

Uma revisão da literatura indica que o uso sensato de opioides no final da vida de

QUADRO 4.1.2 — ESCALA NUMÉRICA DA DOR E FÁRMACOS INDICADOS PARA O TRATAMENTO*

Sem dor										Pior dor
1	2	3	4	5	6	7	8	9	10	
Dor leve			Dor moderada			Dor grave				
Analgésicos comuns			Opioides fracos			Opioides fortes				

*Associação de adjuvantes em todas as etapas. Autoria própria.

um paciente não acelera a sua morte. À luz desses resultados, não há necessidade de invocar a aceitação ético-legal do duplo efeito do fármaco para justificar o seu uso. Estudos apontados na literatura não demonstraram diferenças estatisticamente significativas na sobrevida de pacientes medicados com doses altas de opioides ou com um aumento progressivo das doses administradas nos últimos dias de vida. Do mesmo modo, a prática de aplicar uma dose dupla à noite traz benefícios quanto a qualidade de vida, e não representa um risco para a sobrevivência dos pacientes.[26]

Diferentes opioides são igualmente efetivos no controle da dor e dos desfechos, quando adequadamente titulados, sendo a morfina o opioide mais comumente usado dentro e fora de UTI.[13]

Morfina

Pode ser prescrita por via oral, subcutânea ou endovenosa. O início da analgesia para administração endovenosa é de 5 a 10 minutos, com efeito de pico ocorrendo em 1-2 horas. A morfina tem uma meia-vida de eliminação de 4-5 horas. Em pacientes internados em UTI com depuração de creatinina reduzida (particularmente, abaixo de 30 mL/min), a morfina-6-glicuronídeo, um metabólito da morfina, pode se acumular e levar à analgesia prolongada e maiores efeitos colaterais, particularmente sedação e depressão respiratória. A dose inicial prescrita de morfina deve ser baixa, por exemplo, 2 a 5 mg a cada 4 horas em pacientes virgens de tratamento, recomendando-se a titulação conforme a necessidade do paciente. Para pacientes que vinham fazendo uso de morfina, deve ser mantida a dose prescrita. No caso de dor no intervalo das doses, doses-resgate são recomendadas, quando necessárias. A cada dia, a dose deve ser reajustada conforme a necessidade de administração dos resgates. Por exemplo: um paciente que vinha recebendo 3 mg de morfina a cada 4 horas (18 mg/24 h), e necessitou de 4 doses de resgate de 3 mg (12 mg/24 h), recebeu uma dose total de morfina de 30 mg em 24 horas. Portanto, para o próximo dia, a dose sugerida será de 5 mg a cada 4 horas, sendo o resgate de 5 mg, em caso de dor no intervalo das doses. Na fase de controle da dor, o paciente deve ser acordado durante a noite para tomar a medicação, já que a mesma deve ser prescrita a cada 4 horas. Após a fase inicial do tratamento, a última dose de morfina de liberação imediata antes de dormir pode ser administrada dobrada, para que o paciente não precise acordar no meio da noite para tomar a medicação. Por exemplo: um paciente recebe 10 mg de morfina às 3, 7, 11, 15, 19 e 23 horas, pode-se reajustar a dose das 23 horas para 20 mg e suspender a dose das 3 horas. Muitas doses de resgate durante o dia (≥ 4 vezes) e doses em intervalos muito curtos (p. ex., 15-15 min), são indicativos para aumentar a dose da medicação contínua de acordo com número de resgates. É importante relembrar que não existe dose-teto para a morfina, que pode ser aumentada gradativamente, o quanto for necessário para o bem-estar do paciente.[27]

A escolha do opioide e ajustes de dosagem são necessários em pacientes com disfunção orgânica subjacente (rins e fígado). Os efeitos colaterais são controláveis para a maioria dos pacientes (constipação, náusea, sedação). Náuseas, vômitos, sedação e prurido, geralmente, desaparecem após as primeiras semanas de tratamento; no entanto, a tolerância à constipação nunca se desenvolve. Esta é uma consequência quase universal da terapia com opioides, independentemente da dose ou duração do tratamento, devendo ser sempre antecipada e tratada.[28] Sugere-se a administração concomitante de laxantes em uso contínuo e de antieméticos, caso seja necessário. Destaca-se que, embora a morfina seja o opioide de primeira linha nos CP, é comum que o paciente crítico, na fase 3 da doença, esteja sendo medicado com fentanil.

Nessa fase do tratamento, não existe evidência de que a troca do analgésico opioide irá beneficiá-lo; portanto, deve ser mantido o fármaco que estava sendo adequado para o controle do sintoma.

Fentanil

Fentanil é um opioide sintético cem vezes mais potente que a morfina, é lipossolúvel e tem rápido início de ação (1 minuto, com rápida distribuição em tecidos periféricos resultando em uma meia-vida de 0,5-1 hora após dose única). Pelas suas características farmacocinéticas, deve ser utilizado sob infusão contínua ou em bólus para procedimentos dolorosos como, por exemplo, intubação orotraqueal, curativo ou banho. Deve-se ter em mente que a infusão contínua altera a meia-vida contexto-sensível do fentanil, resultando em acúmulo da substância e mais efeitos colaterais. O termo meia-vida contexto-sensível foi cunhado para descrever o tempo necessário, após a cessação de uma infusão intravenosa, para que o nível sanguíneo de um fármaco diminuísse pela metade após um período específico de infusão.[29] Apesar de ser uma das substâncias mais utilizadas em UTI, a conversão do fentanil para morfina é esquecida, e até desconhecida, pelos médicos. Um paciente utilizando uma solução pura de fentanil 5 mL/h, estará recebendo 250 cg/h; portanto, 6.000 cg de fentanil em 24 horas é o equivalente a 600 mg de morfina.[30]

Metadona

Metadona é uma escolha atrativa devido a sua longa meia-vida (podendo variar de 12 a 150 horas) e baixo custo. A vantagem da metadona com relação ao fentanil e à morfina é a sua ação no receptor N-metil-D-aspartato (NMDA), envolvido no desenvolvimento de tolerância e abstinência aos opioides e no desenvolvimento da dor neuropática. Como inconveniente, destaca-se a variabilidade da sua meia-vida e seus efeitos cumulativos, o que dificulta sua titulação, principalmente nos pacientes críticos. É uma boa opção para pacientes tolerantes a opioides, quando há a necessidade da rotação desses fármacos. É menos nauseante que os demais opioides e, por ser eliminado por via retal e não possuir metabólito ativo, seu uso é aconselhado para pacientes com disfunção renal.

A metadona possui tempo de meia-vida errático, o que dificulta seu manuseio e gera a necessidade da utilização de uma tabela para conversão entre morfina e metadona.[27] A conversão de morfina para metadona deve passar por um período de adaptação: no primeiro dia, deve-se administrar um terço da dose de metadona e dois terços da dose de morfina; no segundo dia, dois terços da dose de metadona e um terço da dose de morfina; e no terceiro, a dose completa de metadona, suspendendo-se a morfina, que deve ser administrada como resgate (Quadro 4.1.3).

Analgésicos adjuvantes

O termo "analgésico adjuvante" foi definido para qualquer substância que tenha uma indicação primária diferente da dor, mas seja analgésica em algumas condições dolorosas. Entre as classes de medicamentos utilizados, estão incluídos anticonvulsivantes, antidepressivos, corticosteroides, agentes alfa-2 agonistas e bisfosfonatos.[29]

De acordo com a Escada Analgésica da Dor, podem ser utilizados em associação com analgésicos tanto no tratamento da dor leve, como moderada e grave.

Antidepressivos e anticonvulsivantes

São os fármacos indicados como adjuvantes para o controle da dor neuropática. Embora os opioides tenham algum efeito nesse tipo de dor, muitos pacientes precisam de analgésicos adjuvantes. Nesse cenário, os adjuvantes de primeira linha são os antidepressivos (p. ex., amitriptilina) ou os

QUADRO 4.1.3	CONVERSÃO DE MORFINA PARA METADONA
Morfina oral	Conversão para a metadona
30 a 90 mg	4:1
91 a 300 mg	8:1
301 a 600 mg	10:1
601 a 800 mg	12:1
801 a 1.000 mg	15:1
> 1.000 mg	20:1

Adaptado de Ferreira e Mendonça, 2017.[27]

anticonvulsivantes (p. ex., gabapentina ou pregabalina). A amitriptilina pode ser administrada na dose inicial de 25 mg/noite, sendo a dose máxima de 150 mg/noite. A dose inicial recomentada para a gabapentina é de 300 mg, 1 a 3 vezes ao dia, sendo a dose máxima de 3.600 mg/dia. A prescrição da pregabalina pode ser iniciada com uma dose inicial de 50 a 150 mg, 2 vezes ao dia, podendo chegar até 600 mg/dia. Não são apontadas diferenças significativas entre essas classes de medicações quando utilizadas para esse fim. Lembre-se que amitriptilina pode causar mais sono que a gabapentina, podendo levar à confusão e à hipotensão.[27]

Quanto aos antidepressivos, sua eficácia tem sido demonstrada em diversos tipos de dor crônica. No cenário de CP, podem ser usados para melhorar o controle da dor quando um equilíbrio favorável entre analgesia e efeitos colaterais não pode ser alcançado com um opioide, ou para tratar depressão ou ansiedade.[29]

Corticosteroides

Estudos sugerem que os corticosteroides podem melhorar o apetite, a náusea, o mal-estar e a qualidade de vida geral em populações com doença avançada. Possuem também efeito analgésico em alguns tipos de dor oncológica, como metástases ósseas, dor neuropática por infiltração ou compressão de estruturas nervosas, cefaleia por hipertensão intracraniana, dor por obstrução de víscera oca e distensão de cápsula ou linfedema. A dexametasona é o fármaco de escolha nos CP. Um trabalho de revisão apontou que a dexmetasona foi prescrita para pacientes com câncer avançado em 70% do tempo, com um forte nível de evidência. Na maioria das vezes, a prescrição foi para o tratamento da dor, mas também foi utilizada para tratar náuseas ou vômitos, falta de apetite e compressão da medula espinhal. É descrita também sua administração, com um nível moderado de evidência, para tratar a obstrução intestinal.[31] A dose recomendada da dexametasona em UTI é de 4 a 10 mg, de 12/12 horas, por via endovenosa ou subcutânea.[32]

Agonistas alfa-2 adrenérgicos

Esses agentes fornecem sedação sem afetar o *drive* respiratório, podendo também ser poupadores de opiáceos. Clonidina e dexmedetomidina são semelhantes, mas podem ser distinguidos pelo seu grau de especificidade do receptor α2, sendo que a dexmedetomidina é oito vezes mais seletiva que a clonidina. Os dois agentes podem causar simpatólise central, bloqueando a liberação de norepinefrina. Embora possam estar relacionados à maior incidência de bradicardia e hipotensão, seu uso não está relacionado com o aumento de mortalidade. Embora sejam mais comuns os trabalhos que avaliam o uso de dexmedetomidina em pacientes críticos, estudos apontam que a clonidina possa diminuir a taxa de mortalidade e controlar os sintomas de abstinência aos opioides, benzodiazepínicos, nicotina e álcool de pacientes submetidos à ventilação mecânica.[33,34] Além da vantagem econômica da clonidina com relação à dexmedetomidina, pode-se citar que a clonidina pode ser administrada por via oral, endovenosa ou subcutânea. Desse modo, caso o paciente criticamente enfermo tenha sido medicado com a dexmedetomidina por via endovenosa, o tratamento pode ser mantido com a transição para a clonidina por via enteral.[35]

Bloqueadores dos receptores N-metil-D-aspartato (NMDA) - cetamina

A cetamina, um antagonista do receptor NMDA, tem efeito sedativo e analgésico, e pode prevenir a tolerância aos opioides. Em cerca de 20% dos casos pode causar efeitos disfóricos; por esse motivo, sua administração deve ser em conjunto com baixas doses de benzodiazepínicos. É utilizada como medicamento adjuvante de terceira linha para dor resistente a opioides em CP e para a dor crônica intratável não oncológica. Os efeitos adversos da cetamina são dependentes da dose. Em dose baixa, atua como um antagonista do receptor de NMDA, proporcionando um efeito analgésico. Pode dessensibilizar as vias centrais da dor modulando os receptores opioides. Em doses mais altas, atua em outros receptores e canais, incluindo receptores dopaminérgicos D2, receptores monoaminérgicos e receptores opioides. Estudos demonstraram que a administração de pequenas doses de cetamina no período perioperatório pode reduzir os requerimentos de opioides em até 50%.[36] Tem também um efeito poupador de opiáceos quando usada sob infusão intravenosa contínua em UTI.[37] A cetamina pode ser administrada por vias múltiplas, incluindo a endovenosa ou subcutânea. Tem baixa disponibilidade oral, e a administração oral parece estar associada a uma alta taxa de efeitos adversos. Rotas espinhais e epidurais não são recomendadas, devido a problemas de neurotoxicidade. A evidência para o uso de cetamina em CP é limitada, não sendo recomendado qualquer regime de tratamento específico. No entanto, a aplicação de baixa dose de cetamina, adjuvante ao opioide (morfina), pode ser justificada em dor refratária ao câncer ou em dor nos CP. Exemplos de esquemas de baixa dose adjuvantes são cetamina racêmica 1 mg/kg/por dia, ou S(+) cetamina (0,5 a 2 mg em 24 horas), sob infusão endovenosa, com titulação individual cuidadosa.[38] Pode também ser administrada em pacientes que serão submetidos a procedimentos cirúrgicos breves e dolorosos, como recolocação de tubo, banho, troca de roupa e desbridamento de feridas.

Baclofeno

O baclofeno, um agonista do receptor GABA, é um relaxante muscular de ação central que pode ser útil como tratamento adjuvante de pacientes com espasmos, soluços persistentes e neuralgias. A dose inicial recomendada é de 5 mg, via oral, 3 vezes ao dia.[39]

Nos Quadros 4.1.4 e 4.1.5 são apontadas as características dos fármacos não opioides e opioides, mais utilizados no Brasil, para o controle da dor no paciente sob CP.

QUADRO 4.1.4 — FARMACOLOGIA DE OPIOIDES USUALMENTE UTILIZADOS

Substâncias	Dose equivalente (mg) IV	Dose equivalente (mg) Oral	Início de ação	Meia-vida	Dose intermitente	Infusão contínua	Observações
Morfina	10	30	5-10 min	3-4 h	2-4 mg IV a cada 1-2 h	2-30 mg/h	Acumula em insuficiências renal e hepática
Fentanil	0,1	N/A	1-2 min	2-4 h	0,35-0,5 mcg/kg IV a cada 0,5-1 h	0,7-10 mcg/kg/h	Provoca menos hipotensão que morfina; acumula em insuficiência hepática
Metadona	50% da dose VO	2-10	10-20 min	9-59 h (analgésico – 6-8 h)	10-40 mg VO cada 6-12 h	N/A	Resposta individual muito variável; iniciar com baixas doses
Tramadol	50-100	25-75	30-60 min VO	6 h	50-100 mg EV de 6/6 h	8-16 mg/h	Diminui o limiar convulsivo

Adaptado de Carvalho e Parsons, 2012.[9]

QUADRO 4.1.5 — FARMACOLOGIA DE ANALGÉSICOS ADJUVANTES USUALMENTE UTILIZADOS

Substância	Dose	Meia-vida	Metabolismo	Observações
Cetamina	Ataque: 0,1-0,5 mg/kg Manutenção: 0,05-0,4 mg/kg/h	2-3 h	CYP450: 2B6, 2C9, 3A4, excreção urinária	Atenua o desenvolvimento de tolerância aguda aos opioides
Cetorolaco	15-30 mg IV/IM cada 6 h (máx. 5 dias)	2,4-8,6 h	CYP450; menos de 50% metabolizado; cerca de 90% excretado na urina	Precaução na doença renal e cardíaca Reduzir dose > 65 anos
Ibuprofeno	400 mg oral a cada 4 h	1,8-2,5 h	CYP450: 2C9 Excretado na urina	Precaução na doença renal e cardíaca
Gabapentina	100 mg 3×/dia (início) Titular para 5 mg/kg 3×/dia (dose máx.)	5-7 h	Mínimo Excretada intacta na urina	Causa sedação e pancitopenia se aumento súbito na dose Evitar retirada abrupta, pode provocar crises convulsivas
Carbamazepina	100 mg 2×/dia (início) Titular para 1.200 mg/d (dose máx.)	> 25 h (início), decresce devido ao metabolismo autoinduzido	CYP450: 3A4	Metabólicos ativos podem se acumular na falência hepática Múltiplas interações medicamentosas com antibióticos e anticonvulsivantes
Lidocaína	Ataque: 1,5 mg/kg Manutenção: 1-2 mg/kg/h	1,5-2 h	Hepático; CYP450: 1A2 e 3A4; cerca de 10% excretado intacto na urina	Metabólicos ativos podem se acumular na falência hepática e renal
Clonidina	Manutenção: 0,2 a 1,4 mcg/kg/h EV	5-25 h	Hepático	Bradicardia
Dexmedetomidina		1,8-3,1 h	CYP2A6	Hipotensão
Dexametasona	4-8 mg/dia Máx.: 16 mg	1,8-3,5 h	Hepático	Retenção hídrica, intolerância à glicose, hipertensão, fraqueza muscular

Adaptado de Carvalho e Parsons, 2012.[9]

Referências bibliográficas

1. Puntillo KA, White C, Morris AB, et al. Patients' perceptions and responses to procedural pain: results from Thunder Project II. Am J Crit Care. 2001; 10(4):238-51.
2. Puntillo K, Nelson J, et al. Palliative care in the ICU: relief of pain, dyspnea, and thirst – A report from the IPAL-ICU Advisory Board. Intensive Care Med. 2014; 40:235-48.
3. Chanques G, Nelson J, Puntillo K. Five patient symptoms that you should evaluate every day. Intensive Care Med. 2015; 41:1347-50.
4. The Support Principal Investigators. A Controlled Trial to Improve Care for Seriously Ill Hospitalized Patients. JAMA. 1995; 274(20): 1591-8.
5. Puntillo KA, Max A, Timsit JF, et al. Determinants of procedural pain intensity in the intensive care unit. The Europain® study. Am J Respir Crit Care Med. 2014; 189:39-47.
6. Puntillo KA, Morris AB, Thompson CL, et al. Pain behaviors observed during six common procedures: Results from Thunder Project II. Crit Care Med. 2004; 32:421-7.
7. Arroyo-Novoa CM, Figueroa-Ramos MI, Puntillo KA, et al. Pain related to tracheal suctioning in awake acutely and critically ill adults: A descriptive study. Intensive Crit Care Nurs. 2008; 24:20-7.
8. Devlin JW, et al. Clinical practice guidelines for the prevention and management of pain, agitation/sedation, delirium, immobility, and sleep disruption in adult patients in the ICU. Crit Care Med. 2018; 46(9):e825-73.
9. Arantes ACLQ. Indicações de cuidados paliativos. In: Carvalho RT, Parsons HA (org). Manual de Cuidados Paliativos ANCP. ANCP (Academia Nacional de Cuidados Paliativos), 2012.
10. Carvalho R, Parsons HA. Manual da residência de cuidados paliativos. Abordagem multidisciplinar. 2 ed. Manole. 2018; 590 pg.
11. Morete MC, Mofatto SC, Pereira CA, Silva AP, Odierna MT. Tradução e adaptação cultural da versão portuguesa (Brasil) da escala de dor Behavioural Pain Scale. Rev Bras Ter Intensiva. 2014; 26(4):373-8.
12. Gélinas C, Puntillo KA, Levin P, Azoulay E. The Behavior Pain Assessment Tool for critically ill adults: a validation study in 28 countries. Pain. 2017 May; 158(5):811-21. doi: 10.1097/j.pain.0000000000000834.
13. Pandharipande PP, Patel MB, Barr J. Management of pain, agitation, and delirium in critically ill patients. Pol Arch Med Wewn. 2014;124(3):114-23.
14. Puntilo K, Gélinas C, Chanque G. Next steps in ICU pain research. Intensive Care Med, 2017. doi 10.1007/s00134-017-4694-3.
15. Barr J, Fraser GL, Puntillo K, et al. American College of Critical Care Medicine: clinical practice guidelines for the management of pain, agitation, and delirium in adult patients in the intensive care unit. Crit Care Med. 2013; 41:263-306.
16. Kress JP, Patel SB. Sedation and analgesia in the mechanically ventilated patient. Am J Respir Crit Care Med. 2012; 185(5):486-97.
17. Moritz RD, et al. II Forum of the "End of Life Study Group of the Southern Cone of America": palliative care definitions, recommendations and integrated actions for intensive care and pediatric intensive care units. Rev Bras Ter Intensiva. 2011; 23(1):24-9.
18. https://www.iasp-pain.org/Education/Content.aspx?ItemNumber=1698#Pain
19. Gélinas C, Johnston C. Pain assessment in the critically ill ventilated adult: validation of the Critical-Care Pain Observation Tool and physiologic indicators. Clin J Pain. 2007; 23(6):497-505.
20. https://www.who.int/cancer/palliative/painladder/en/
21. Joffe AM, et al. Evaluation and Treatment of Pain in Critically Ill Adults. Semin Respir Crit Care Med. 2013; 34:189-200.
22. Puntillo KA, Naidu R. Chronic pain disorders after critical illness and ICU-acquired opiod dependence: two clinical conundra. Curr Opin Crit Care. 2016; 22:506-12.
23. Scarborough BM, Smith CB. Optimal pain management for patients with cancer in the modern era. CA Cancer J Clin. 2018 May; 68(3):182-96. doi: 10.3322/caac.21453.
24. Schüchen RH, Mücke M, Marinova M, Kravchenko D, Häuser W, et al. Systematic review and meta-analysis on non-opioid analgesics in palliative medicine. J Cachexia Sarcopenia Muscle. 2018 Dec; 9(7):1235-54. doi: 10.1002/jcsm.12352.
25. Bandieri E, et al. Randomized Trial of Low-Dose Morphine Versus Weak Opioids in Moderate Cancer Pain. J Clin Oncol. 34:436-42.
26. López-Saca J, Guzmán JL, Centeno C. A systematic review of the influence of opioids on advanced cancer patient survival. Curr Opin Support Palliat Care. 2013; 7:431-7.
27. Ferreira GD, Mendonça GN. Cuidados paliativos: guia de bolso. São Paulo: ANCP. 2017; 5-62.
28. https://www.capc.org/training/pain-management/

29. MacPherson R. Pain management in the critically ill. In: Webb A, et al. Oxford Textbook of Critical Care. Oxford University Press, 2016.
30. Forte DN. Cuidados paliativos na unidade de terapia intensiva. In: Carvalho TR, et al. Manual da Residência de Cuidados Paliativos – Abordagem Multidisciplinar. Manole, 2018.
31. Kwon JH, Kim MJ, Bruera S, Park M, Bruera E, Hui D. Off-label medication use in the inpatient palliative care unit. J Pain Symptom Manage. 2017 Jul; 54(1):46-54. doi: 10.1016/j.jpainsymman.2017.03.014.
32. Barghi K, Edmonds KP, Ajayi TA, Atayee RS. Prescribing trends of palliative care team's use of dexamethasone for cancer-related pain. J Pain Palliat Care Pharmacother. 2018 Mar; 32(1):37-43. doi: 10.1080/15360288.2018.1460436.
33. Fraser GL, Gagnon DJ. Pain and analgesia. CCSAP. 2016; 7-25. https://www.accp.com/docs/bookstore/ccsap/c2016b3_sample.pdf
34. Cruickshank M, Henderson L, MacLennan G, Fraser C, Campbell M, et al. Alpha-2 agonists for sedation of mechanically ventilated adults in intensive care units: a systematic review. Health Technol Assess. 2016 Mar;20(25):v-xx, 1-117. doi: 10.3310/hta20250. Pharmacotherapy. 2015 Mar;35(3):251-9. doi: 10.1002/phar.1559.
35. Gagnon DJ, Riker RR, Glisic EK, Kelner A, Perrey HM, Fraser GL. Transition from dexmedetomidine to enteral clonidine for ICU sedation: an observational pilot study. Pharmacother. 2015 Mar; 35(3):251-9.
36. Patanwala AE, Martin RJ, Erstad BL. Ketamine for analgosedation in the intensive care unit: a systematic review. J Intensive Care Med, 2015.
37. Gales A, Maxwell S. Ketamine: recent evidence and current uses. Anaesthesia Tutorial of the week (ATOTW-381). Jun 2018.
38. Bell RF, Kalso EA. Ketamine for pain management. Pain Rep. 2018 Aug 9; 3(5):e674. doi: 10.1097/PR9.0000000000000674.
39. Ghanavatian S, Derian A. Baclofen. StatPearls [Internet]. Treasure Island (FL): StatPearls Publishing. 2019-2018 Dec 16.

4.2 Delirium

Zilfran Carneiro Teixeira | Rachel Duarte Moritz

DESTAQUES

- O *delirium* é comum em adultos criticamente doentes e está associado a um aumento da morbimortalidade.
- São indicadas a identificação dos pacientes de risco e a utilização sistemática de escalas (CAM-ICU – Confusion Assessment Method For The Intensive Care Unit; ou ICDSC – Intensive Care Delirium Screening Checklist) para o diagnóstico do *delirium*.
- São indicadas medidas não farmacológicas para a prevenção do *delirium*.
- Deve-se identificar e prevenir precocemente fatores que possam precipitar ou agravar o *delirium*.
- A prescrição de neurolépticos (haloperidol) está indicada somente no caso de sintomas psicóticos graves.

O *delirium* pode ser definido como uma disfunção cerebral aguda caracterizada por alterações do estado de consciência transitórias e flutuantes, acompanhadas de compromisso cognitivo, sendo sua fisiopatologia explicada por neuroinflamação, resposta aberrante ao estresse, desequilíbrios de neurotransmissores e alterações na rede neuronal.[1-4] É a forma mais comum de disfunção cerebral aguda na unidade de terapia intensiva (UTI) e afeta até 80% dos pacientes; sendo, contudo, frequentemente desvalorizada e não reconhecida da mesma maneira que outra disfunção de órgão. A prevalência obtida em estudos multicêntricos varia entre 32,3% e 77%, e a incidência pode variar entre 45% e 87%.[4] Está associado com aumento da mortalidade, maior tempo de ventilação mecânica, maior tempo de internação em UTI e em hospital, e comprometimento cognitivo dentro do primeiro ano após a alta hospitalar.[1-5] O *delirium* pode ocorrer em até 88% dos pacientes nas últimas horas de vida, sendo um dos sintomas que mais comumente gera a necessidade de sedação paliativa.[6]

O *delirium* pode se manifestar como um quadro de hiperatividade (com confusão e/ou agitação), de hipoatividade (com ausência ou apatia), ou misto (com comportamento flutuante). Também tem sido relatado o *delirium* subclínico (DSC) ou subsindrômico, que é uma condição frequente e tem sido comumente descrita como estágio intermediário entre o *delirium* e a cognição normal. Uma meta-análise demonstrou que o DSC estava presente em um terço dos pacientes internados em UTI, e concluiu que pacientes com DSC permaneceram mais tempo internados. Entretanto, os autores apontaram que a literatura sobre DSC é composta por estudos de pequena amostra com diferenças metodológicas, o que prejudicou a conclusão sobre a associação entre DSC e progressão para *delirium* ou piores desfechos clínicos em UTI.[7]

Tem sido descrita na literatura, a importância da identificação de pacientes com risco elevado de desenvolver *delirium*. O modelo PRE-DELIRIC foi desenvolvido na Holanda e baseia-se em dez fatores de risco: idade, APACHE II (Acute Physiological and Chronic Health Evaluation II), coma, situação de admissão urgente (admissão não planejada à UTI), categoria da admissão (cirúrgica, clínica, trauma, ou neurológica/neurocirúrgica), condição de infecção, uso de sedativos, uso de morfina, nível de ureia e acidose metabólica. Em um estudo realizado na Argentina, o modelo PRE-DELIRIC foi aplicado a 178 pacientes consecutivos dentro de 24 horas após sua admissão em UTI. Dentre o total de pacientes, 49 (27,5%) desenvolveram *delirium*, definido como avaliação positiva segundo a CAM-ICU. Os pacientes no grupo com *delirium* eram significativamente mais velhos e tinham escore APACHE II consideravelmente mais elevado. A taxa de mortalidade na UTI foi de 14,6%, sendo que os autores não apontaram diferença entre os grupos estudados. Os fatores preditivos para desenvolvimento de *delirium* foram idade mais avançada, tempo prolongado de permanência em UTI e uso de opioides.[5] Outro estudo, baseado em um trabalho de revisão,[8] objetivou o desenvolvimento de um modelo com base na estratificação de risco para prever o *delirium* entre pacientes adultos gravemente enfermos, e se a intervenção precoce poderia ser fornecida para pacientes de alto risco, o que poderia reduzir a incidência de *delirium*. Foram avaliados 620 pacientes (incluindo 162 pacientes com doença do sistema nervoso), sendo apontado que 160 pacientes (25,8%) desenvolveram *delirium*, e 64 (39,5%) tinham doença do sistema nervoso.

Os autores concluíram que idade, gravidade da doença (APACHE II), ventilação mecânica, pós-operatório de emergência, coma, politrauma, acidose metabólica, história prévia de hipertensão arterial sistêmica, história prévia de *delirium* e demência são fatores predisponentes para o desenvolvimento de *delirium* nos pacientes críticos, sendo que aqueles que sofrem de doença do sistema nervoso apresentam maior incidência desses quadros. Nesse estudo, a dexmedetomidina mostrou um impacto positivo na prevenção do *delirium*.[9] É importante ressaltar que o *delirium* rapidamente reversível está associado a desfechos semelhantes aos dos pacientes que nunca experimentam *delirium*, o que sinaliza a importância da sua identificação e abordagem precoces.[9]

Os fatores de risco de *delirium* podem ser divididos em fatores de vulnerabilidade e precipitantes, relacionados à internação hospitalar. No Quadro 4.2.1 são apontados os principais fatores de risco para o *delirium*.[5,8-11]

Tendo em vista a importância na morbimortalidade, são indicadas medidas não

QUADRO 4.2.1	FATORES DE RISCO PARA O *DELIRIUM*
Relacionados à vulnerabilidade clínica	• Idade • História de *delirium* • Demência
Relacionadas à causa da admissão em UTI	• Admissão urgente não planejada à UTI • Admissão por pós-operatório de urgência • Trauma • Causas neurológicas/neurocirúrgicas
Relacionados às condições clínicas	• Gravidade da doença (APACHE II) • Sepse • Acidose metabólica, níveis de ureia ou distúrbios hidreletrolíticos
Relacionadas ao tratamento	• Uso de sedativos (benzodiazepínicos) • Tempo de ventilação mecânica

Adaptado das referências 5, 8-13.

farmacológicas para a prevenção do *delirium*. Um estudo, que avaliou 447 pacientes críticos, verificou que a interrupção da sedação, o controle efetivo da dor, o maior estímulo sensorial, a mobilização precoce e a promoção do sono noturno aos pacientes criticamente enfermos reduziram a incidência de *delirium* em 78% dos casos.[12] Outro trabalho, com 1.885 pacientes críticos sob ventilação mecânica, demonstrou que a sistematização de meios para a prevenção do *delirium* (ABCDEF) levou a reduções substanciais na duração da ventilação mecânica, tempo de internação e custo financeiro (Quadro 4.2.1).[13] Fazem parte desse pacote para a prevenção do *delirium*: a avaliação, prevenção e tratamento da dor; a implantação de protocolos para o despertar precoce, para a monitorização da agitação e da sedação e para o uso adequado de sedativos e analgésicos; a avaliação, prevenção e manejo precoce do *delirium*; assim como a mobilização precoce e o empoderamento com maior participação no tratamento por parte dos familiares do paciente.[9,11-13]

A indicação de medidas não farmacológicas para a prevenção do *delirium* é um consenso na literatura revisada (Quadro 4.2.2).[9-18] A promoção do bem-estar do paciente é um parâmetro de extrema importância para esse fim, e está inserida no pacote de boas práticas em UTI (humanização). Engloba medidas de bem-estar físico, como a implantação de protocolos de analgesia, despertares diários, contenção mecânica e mobilização precoce, e também de bem-estar psicológico com a utilização de medidas de entretenimento, apoio espiritual e psicológico. Deve-se privilegiar a autonomia do paciente com estímulo a deambulação controlada e com a possibilidade do uso do sanitário, em casos selecionados, e de celulares para contato com familiares. Cuidados com ambiente e descanso noturno, com controle de ruído ambiental, ajuste de alarmes, redução da iluminação noturna e ajuste dos horários de intervenções também são medidas importantes para a prevenção do *delirium*.[9] É também indicado que se deve ter o cuidado de manter o paciente clinicamente estável, com escolha adequada dos sedativos, evitando, quando possível, o uso de fármacos de longa duração (p. ex., midazolam). São também apontadas estratégias farmacológicas que visam a prevenção do *delirium*, como a escolha de agentes sedativos como o propofol, clonidina ou dexmedetomidina.[15]

A avaliação sistemática da dor, do desconforto e do *delirium* é primordial para o adequado tratamento do paciente crítico. São indicadas para a avaliação da dor as escalas numéricas Behavioral Pain Scale (BPS) e

QUADRO 4.2.2	MEDIDAS NÃO FARMACOLÓGICAS PARA A PREVENÇÃO DE *DELIRIUM*
\multicolumn{2}{l	}{Dar suporte psicológico e orientação – estimular a "boa comunicação"}
\multicolumn{2}{l	}{Adequar o ambiente da UTI (luzes, barulho, temperatura)}
\multicolumn{2}{l	}{Manter competências (manter o paciente o menos sedado e o mais acordado possível, estimulando a movimentação precoce)}
\multicolumn{2}{l	}{Identificar e tratar as causas orgânicas da agitação}
\multicolumn{2}{l	}{Controlar efetivamente a dor}
\multicolumn{2}{l	}{Permitir visitas prolongadas}

Adaptado das referências 9-18.

Critical Care Pain Observation Tool (CPOT). Para a avaliação da agitação são citadas a Richmond Agitation-Sedation Scale (RASS) e a Sedation-Agitation Scale (SAS).[19]

Diversos métodos foram desenvolvidos e validados para diagnosticar o *delirium* em pacientes internados em UTI. A CAM-ICU e a ICDSC são as ferramentas mais frequentemente empregadas para esse fim. Uma meta-análise sobre o tema analisou nove estudos sobre a CAM-ICU (incluindo 969 pacientes) e quatro sobre a ICDSC (n = 361 pacientes), sendo que os autores concluíram que tanto a CAM-ICU quanto a ICDSC podem ser usadas para o diagnóstico de *delirium* em pacientes criticamente enfermos. A CAM-ICU consiste na avaliação de quatro parâmetros clínicos: (1) instalação aguda de alteração de estado mental, de curso flutuante; (2) falta de atenção; (3) pensamento desorganizado; e (4) alteração do nível de consciência. O paciente é diagnosticado com quadro de *delirium* se apresentar ambos os parâmetros 1 e 2, acrescidos do parâmetro 3 ou do parâmetro 4. Na ICDSC, são avaliadas oito variáveis (alteração do nível de consciência, desatenção, desorientação, alucinação, agitação ou lentificação psicomotora, discurso ou humor inadequado, alteração do ciclo vigília-sono e flutuação dos sintomas), sendo efetuada uma comparação com a avaliação do dia anterior. Níveis crescentes da ICDSC são compatíveis com uma estratificação da gravidade. Esse método mostrou-se útil para o diagnóstico do *delirium* subsindrômico. A pontuação de 1 a 3 indica *delirium* subsindrômico, e maior que 4 permite o diagnóstico de *delirium*. A ICDSC possui a vantagem de ter sido adaptada para o português e validada para o uso no Brasil.[19]

Existem poucas evidências científicas acerca da melhor abordagem terapêutica nos casos de *delirium*. Antipsicóticos, especialmente o haloperidol, são comumente administrados para o controle do *delirium* hiperativo, embora não interfiram no tempo do *delirium* de pacientes criticamente enfermos.[9]

Alguns estudos apontam que os antipsicóticos atípicos (quetiapina, ziprasidona ou olanzapina) podem reduzir a duração do *delirium*, sendo que a utilização de rivastigmina é desaconselhada.[20-22] Os efeitos adversos dos neurolépticos podem ser minimizados quando são prescritas doses baixas e aplicações frequentes. Sugere-se que não sejam administrados haloperidol, antipsicótico atípico, dexmedetomidina ou cetamina para prevenir o *delirium* em adultos criticamente enfermos, tampouco prescrever o haloperidol ou um antipsicótico atípico para o tratamento do *delirium* subsindrômico.[9] A posologia do haloperidol (por via oral ou venosa) para o controle do *delirium* hiperativo é amplamente variável entre os estudos, principalmente dependendo da via de administração e da frequência do uso desse fármaco. Pode-se sugerir uma dose inicial de 0,5 a 2 mg, por via oral, subcutânea ou intravenosa, duas a três vezes ao dia. Em casos de agitação grave, a dose pode ser aumentada para até 5 mg a cada 30 minutos na primeira hora, e depois de hora em hora, caso seja necessário. Ressalta-se que o haloperidol intravenoso tem sido associado a prolongamento clinicamente significativo do intervalo QT, exigindo precauções adicionais com o seu uso.[23]

Trabalhos recentes demonstram que a dexmedetomidina pode reduzir a incidência e a duração do *delirium* em UTI. Sua administração está indicada para a sedação de adultos sob ventilação mecânica, quando a agitação está impedindo o desmame/extubação.[24]

Também tem sido relatado que a melatonina pode ser um agente promissor para a prevenção do *delirium* em UTI; no entanto, são necessários estudos randomizados que validem sua eficácia.[25]

No Quadro 4.2.3 são apontadas as recomendações para a condução do *delirium* nos pacientes críticos, e no Quadro 4.2.4 são descritas a via de administração e a dose dos fármacos empregados para o controle do *delirium* hiperativo.

QUADRO 4.2.3	PRINCIPAIS RECOMENDAÇÕES PARA AS TERAPIAS DE *DELIRIUM* EM CUIDADOS PALIATIVOS EM UTI
	Identificação dos pacientes de alto risco de *delirium*
	Avaliação sistemática dos pacientes (CAM-ICU e/ou ICDSC)
	Início precoce de profilaxia não farmacológica
	Prevenção, identificação e eliminação de potenciais precipitantes e agravantes do *delirium* (controle efetivo da dor, escolha adequada de sedoanalgésicos, sedação o mais superficial possível, desmame e movimentação precoces, controle de distúrbios hidreletrolíticos)
	Prescrição de neurolépticos (haloperidol) em caso de sintomas psicóticos graves (alucinações e agitação)

CAM-ICU: Confusion Assessment Method for the Intensive Care Unit; ICDSC: Intensive Care Delirium Screening Checklist.
Adaptado das referências 1, 9, 13, 15, 16 e 21.

QUADRO 4.2.4	FÁRMACOS UTILIZADOS PARA O CONTROLE DO *DELIRIUM* HIPERATIVO	
Fármaco	**Via de administração**	**Dose indicada**
Haloperidol	IV/Oral/IM/SC	Início: 1-2 mg a cada 6 h, 1-2 mg a cada 2 h
Olanzapina	Oral/IM	2,5-5 mg ao dia, titulado até 5-10 mg ao dia
Risperidona	Oral/IM	0,25-0,5 mg a cada 12 h, titulado até 1,5 mg 12/12 h
Quetiapina	Oral/IM	12,5-25 mg VO 12/12 h, titulado até 100 mg 12/12 h
Clorpromazina	IV/Oral/IM	10-25 mg ao dia e 10-25 mg 2/2 h
Midazolam*	IV/SC	1-2 mg EV BIC
Dexmedetomidina**	IV	0,4 a 1,4 U/kg/h

*Agentes de primeira linha em pacientes em abstinência alcoólica, retirada de sedativos e hipnóticos.
**Evitar bólus, risco de hipotensão e bradicardia. Para *delirium* em adultos sob ventilação mecânica, quando a agitação está impedindo o desmame/extubação.
Adaptado das referências 9, 16 e 21.

Referências bibliográficas

1. Rosenzweig AB, Sittambalam CD. A new approach to the prevention and treatment of delirium in elderly patients in the intensive care unit. J Community Hosp Intern Med Perspec. 2015; 5:27950. doi: http://dx.doi.org/10.3402/jchimp.v5.27950.
2. Mesa P, Previgliano IJ, Altez S, Favretto S, Orellano M, et al. Delirium em uma unidade de terapia intensiva latino-americana. Estudo prospectivo em coorte em pacientes em ventilação mecânica. Rev Bras Ter Intensiva. 2017; 29(3):337-45.
3. Salluh JI, Dal-Pizzol F, Mello PV, Friedman G, Silva E, Teles JM, et al.; Brazilian Research in Intensive Care Network. Delirium recognition and sedation practices in critically ill patients: a survey on the attitudes of 1015 Brazilian critical care physicians. J Crit Care. 2009; 24(4):556-62.
4. Faria RSB, Moreno RP. Delirium na unidade de cuidados intensivos: uma realidade subdiagnosticada. Rev Bras Ter Intensiva. 2013; 25(2):137-47.
5. Sosa FA, Roberti J, Tovar Franco M, Kleinert MM, Risso Patrón A, Osatnik J. Avaliação de delirium com uso do modelo PRE-DELIRIC em uma unidade de terapia intensiva. Rev Bras Ter Intensiva. 2018; 30(1):50-6.
6. Schur S, Weixler D, Gabl C, Kreye G, Likar R, et al. AUPACS (Austrian Palliative Care Study) Group. Sedation at the end of life - a nationwide study in palliative care units in Austria. BMC Palliat Care. 2016; 14:15-50.
7. Serafim RB, Soares M, Bozza FA, Lapa e Silva JR, Dal-Pizzol F, et al. Outcomes of subsyndromal delirium in ICU: a systematic review and meta-analysis. Crit Care. 2017; 21:179.
8. Zaal IJ, Devlin JW, Peelen LM, Slooter AJ. A systematic review of risk factors for delirium in the ICU. Crit Care Med. 2015 jan; 43(1):40-7.
9. Devlin JW, Skrobk Y, Gélinas C, Needham DM, Slooter AJC, Pandharipande PP, et al. Diretrizes de Prática Clínica para a Prevenção e Tratamento da Dor, Agitação/Sedação, Delirium, Imobilidade e Interrupção do Sono em Pacientes Adultos na UTI. Crit Care Med. 2018; 46(9):1-58. Disponível em: www.ccmjournal.org
10. Chen Yu, Du H, Wei BH, Chang XN, Dong CM. Development and validation of risk-stratification delirium prediction model for critically ill patients A prospective, observational, single-center study. Medicine (Baltimore). 2017 jul; 96(29):e7543. doi: 10.1097/MD.0000000000007543.
11. Moraes FS, Marengo LL, Silva MT, Bergamaschi CC, Lopes LC, et al. ABCDE and ABCDEF care bundles: A systematic review protocol of the implementation process in intensive care units. Medicine (Baltimore). 2019 mar; 98(11):e14792. doi: 10.1097/MD.0000000000014792.
12. Smith CD, Grami P. Feasibility and Effectiveness of a Delirium Prevention Bundle in Critically Ill Patients. Am J Crit Care. 2016 dez; 26(1):19-27.
13. Hsieh SJ, Otusanya O, Gershengorn HB, Hope AA, Dayton C, et al. Staged Implementation of Awakening and Breathing, Coordination, Delirium Monitoring and Management, and Early Mobilization Bundle Improves Patient Outcomes and Reduces Hospital Costs. Crit Care Med. 2019; 47:885-93. doi: 10.1097/CCM.0000000000003765.
14. Slooter AJ, Van De Leur RR, Zaal IJ. Delirium in critically ill patients. Handb Clin Neurol. 2017; 141:449-66. doi: 10.1016/B978-0-444-63599-0.00025-9.
15. Pandharipande P, Ely EW, Arora RC, Balas MC, Boustani M, et al. Intensive Care Delirium Research Agenda: A Multinational, Interprofessional Perspective. Intensive Care Med. 2017 set; 43(9):1329-39. doi: 10.1007/s00134-017-4860-7.
16. Barbateskovic M, Larsen LK, Oxenbøll-Collet M, Jakobsen JC, Perner A, Wetterslev J. Pharmacological interventions for delirium in intensive care patients: a protocol for an overview of reviews. Syst Rev. 2016 dez; 5(1):211.
17. Rosa RG, Tonietto TF, Silva DB, Gutierres FA, Ascoli AM, et al. Effectiveness and Safety of an Extended ICU Visitation Model for Delirium Prevention: A Before and After Study. Crit Care Med. 2017 out; 45(10):1660-7.
18. Bush SH, Tierney S, Lawlor PG. Clinical Assessment and Management of Delirium in the Palliative Care Setting. Drugs. 2017; 77:1623-43.
19. Gusmao-Flores D, Salluh JI, Chalhub RA, Quarantini LC. The confusion assessment method for the intensive care unit (CAM-ICU) and intensive care delirium screening checklist (ICDSC) for the diagnosis of delirium: a systematic review and meta-analysis of clinical studies. Crit Care. 2012 jul; 16(4):R115. doi: 10.1186/cc11407.
20. Carvalho JP, Almeida AR, Gusmao-Flores D. Escalas de avaliação de delirium em pacientes graves: revisão sistemática da literatura. Rev Bras Ter Intensiva. 2013; 25(2):148-54.
21. Pandharipande PP, Patel MB, Barr J. Management of pain, agitation, and delirium in critically ill patients. Pol Arch Med Wewn. 2014; 124(3):114-23. Epub 2014 dez 10.

22. Gaertner J, Eychmueller S, Leyhe T, Bueche D, Savaskan E, Schlögl M. Benzodiazepines and/or neuroleptics for the treatment of delirium in palliative care?-a critical appraisal of recent randomized controlled trials. Ann Palliat Med; 2019 mar. pii: apm.2019.03.06. doi: 10.21037/apm.2019.03.06 [epub ahead of print].
23. Wang EH, Mabasa VH, Loh GW, Ensom MH. Haloperidol dosing strategies in the treatment of delirium in the critically ill. Neurocrit Care. 2012 fev; 16(1):170-83. doi: 10.1007/s12028-011-9643-3.
24. Flükiger J, Hollinger A, Speich B, Meier V, Tontsch J, et al. Dexmedetomidine in prevention and treatment of postoperative and intensive care unit delirium: a systematic review and meta-analysis. Ann Intensive Care. 2018 set; 8(1):92. doi: 10.1186/s13613-018-0437-z.
25. Baumgartner L, Lam K, Lai J, Barnett M, Thompson A, et al. Effectiveness of Melatonin for the Prevention of Intensive Care Unit Delirium. Pharmacotherapy. 2019 mar; 39(3):280-7. doi: 10.1002/phar.2222.

Capítulo 4 — Controle de Sintomas em UTI

4.3 Dispneia, Ansiedade/Desconforto e Outros Sintomas Frequentes: Náuseas, Vômitos, Problemas Orais, Anorexia-Caquexia, Constipação, Lesão por Pressão

Cristina Terzi | José Carlos dos Santos Junqueira

Para o conforto do paciente crítico, é imprescindível o adequado controle dos seus sintomas. Ressalta-se que as condutas paliativistas devem ser abordadas de maneira multiprofissional e que o plano de cuidados deve ser baseado em diversos fatores, e embasado no respeito à autonomia do paciente.

Este capítulo, abordará o controle de sintomas frequentes como dispneia, ansiedade, insônia, náuseas e vômitos, problemas orais, anorexia e caquexia, constipação intestinal e lesão por pressão.

DESTAQUES

- Abordar as quatro dimensões: física, psicológica, social e espiritual.
- Identificar e reverter causas possíveis, como via aérea obstruída, infecção, hiper-hidratação, insuficiência cardíaca e ansiedade.
- Elevar a cabeceira da cama.
- Usar oxigênio apenas se o paciente é hipoxêmico, e se trouxer conforto.
- Opioides (morfina) para o controle farmacológico da dispneia.
- Benzodiazepínicos (midazolam) para o controle da ansiedade associada à dispneia.

Dispneia

A dispneia tem sido, tradicionalmente, descrita na literatura médica apenas por suas alterações fisiológicas. Entretanto, há um crescente reconhecimento que, em última análise, é um sintoma centrado no paciente que não necessariamente se correlaciona com os achados de hipóxia, hipercarbia ou taquipneia. Dessa maneira, a dispneia é melhor descrita diretamente pelos pacientes como: "fôlego curto", "falta de ar", "dificuldade para respirar", "sufocamento". Portanto, deve-se valorizar o que o paciente refere e atentar para que a sua significância seja ampliada, devido ao seu impacto na família e nos cuidadores.[1]

A dispneia é um sintoma complexo e frequente, experimentado por 50% dos pacientes com doenças crônicas potencialmente fatais e/ou limitantes. Além de causar sofrimento físico e emocional, é um sintoma comum para visitas às unidades de emergência.[2] Os relatos de dispneia dos pacientes têm relação com menor qualidade de vida e alterações físicas, emocionais e cognitivas, incluindo anorexia, fadiga, baixa concentração, depressão e perda de memória. Portanto, torna-se importante o imediato reconhecimento e a caracterização das causas subjacentes e das comorbidades associadas a esse sintoma, que implica na dependência e na qualidade de vida do paciente.

Nos cuidados paliativos, é utilizado o termo "dispneia total", que consiste na alteração das quatro dimensões: física, psicológica, social e espiritual.[3]

No paciente crítico, a dispneia total é um dos principais sintomas geradores de sofrimento. Para sua abordagem, deve-se construir o plano de cuidados baseado no diagnóstico e no prognóstico da doença. Dependendo da causa da dispneia, estão indicadas terapias específicas para fatores reversíveis, como a administração de diuréticos na congestão associada à hipervolemia, de broncodilatadores na crise de broncoespasmo, de antibióticos para o controle de infecção respiratória e de corticoides para o alívio de broncoespasmo e de linfangite carcinomatosa.[4]

O controle adequado dos sintomas é indissociável dos cuidados paliativos. Portanto, a dispneia deve ser tratada mesmo que seja um sintoma subjetivo, e não tenham sido detectados dados objetivos de desconforto respiratório.

Os opioides são indicados como o tratamento de primeira linha para o controle da dispneia. As doses empregadas para seu controle em pacientes virgens de tratamento com essas substâncias costumam ser menores que as doses empregadas para controle de dor. No entanto, a dose necessária para a promoção do conforto respiratório depende da resposta de cada paciente.[5] A indicação é que o tratamento seja iniciado com doses baixas, que devem ser tituladas até que seja atingido o efeito desejado. Ressalta-se que pacientes críticos podem requerer doses maiores de opioides, pois habitualmente já estão recebendo alguma terapia desses fármacos para controle de dor. Quando utilizados com cautela, os opioides não causam efeitos colaterais graves, como a depressão respiratória. Para dispneia aguda ou grave, bólus de morfina intravenosa devem ser usados inicialmente; depois que o conforto é alcançado, uma infusão contínua pode ser iniciada.[6]

Em casos específicos, principalmente nos pacientes críticos com insuficiência renal, ao invés da morfina pode-se indicar o fentanil, um analgésico opioide cem vezes mais potente que a morfina, que por sua meia-vida curta deve ser administrado sob infusão contínua endovenosa.[7,8] Outro fármaco que pode ser utilizado para o controle da dispneia é a metadona, considerada uma alternativa útil à morfina, porque em alguns pacientes pode proporcionar uma janela terapêutica mais alargada que outros opioides.[9] As doses de opioides indicadas para o manejo da dispneia estão destacadas no Quadro 4.3.1.

Quando o paciente apresenta sinais de ansiedade, como ocorre regularmente em doenças que um dos sintomas é a falta de ar, os benzodiazepínicos podem ser associados para reduzir o componente ansioso desse sintoma, embora não haja evidência de que eles tenham benefício no tratamento da própria dispneia.

O suporte psicossocial, o relaxamento e o treinamento respiratório podem diminuir a falta de ar e o distúrbio de ansiedade. O resfriamento facial com ventilador reduz a falta de ar por estímulo do V nervo craniano (facial). Além disso, os pacientes podem relatar benefício com janelas abertas, com a redução da temperatura ambiente e com a umidificação respiratória. O posicionamento do paciente com doença pulmonar unilateral pode ser outra importante medida não farmacológica. Outras medicações podem ser utilizadas como coadjuvantes para o controle da dispneia, como diuréticos, broncodilatadores e corticosteroides.[6]

Embora seja comum a prescrição de oxigênio suplementar, revisões sistemáticas não encontraram benefícios para pacientes com câncer ou insuficiência cardíaca com dispneia que não apresentam hipoxemia. Em casos selecionados, pode ser realizado um teste terapêutico com oxigênio, por dois a três dias, observando-se se ocorre a melhora dos

QUADRO 4.3.1	DOSES DE OPIOIDES INDICADOS PARA O MANEJO DA DISPNEIA
Característica do paciente	**Dose inicial**
Pacientes virgens de tratamento com opioide	**Morfina** • Via oral – iniciar 5 mg de morfina • Via endovenosa ou subcutânea – iniciar 2 mg • Se tolerado, manter administração cada 4 horas • Para dispneia grave, uma dose adicional (resgate) pode ser administrada a cada hora **Fentanil** • Dose inicial de 50-100 µg endovenosa, seguida da infusão contínua de 0,5 µg/kg/h **Metadona** • Dose inicial de 2,5 mg por via subcutânea ou 5-10 mg por via oral com dose de manutenção cuidadosamente titulada cada 6-12 horas. Por suas características farmacológicas, deve-se evitar a dose-resgate
Adultos idosos, retentores de CO_2 ou com insuficiência renal	Começar lento, aumentar e monitorizar cuidadosamente Evitar o uso de morfina na insuficiência renal
Se a dose atual de opioide não é suficiente	Titular aumentando de 25% a 50% Avaliar a efetividade
Dispneia após esforço ou movimento	Administrar 30-60 minutos antes da atividade
Dispneia no paciente ativamente morrendo	Usar morfina EV em bólus (2-5 mg ou 10% da dose diária) a cada 5-10 minutos, se necessário Titular para obter efeito Considerar iniciar em infusão contínua

Adaptado das referências 4-9.

sintomas. A administração de oxigênio pode fornecer algum alívio para pacientes com doença pulmonar obstrutiva crônica que não apresentam hipoxemia. Porém, pelo risco de hipercarbia, a prescrição deve ser cautelosa e baseada nos valores de saturação de oxigênio e nos níveis de carboxi-hemoglobina.

Em pacientes que estão em ventilação espontânea, a introdução de suporte ventilatório, invasivo ou não invasivo, para tratamento da causa exacerbadora da dispneia pode ser considerada em casos específicos e quando existe real benefício da terapia proposta. É importante lembrar que o suporte ventilatório não irá aliviar o sintoma; portanto, não é indicado para esse fim exclusivo.

A extubação paliativa é a suspensão de um suporte avançado de vida, quando o mesmo é considerado fútil e que a sua presença não permite a morte natural. A extubação paliativa pode ser indicada em situações específicas. Nesses casos, é importante que a equipe e os familiares estejam cientes e concordantes, e que a instituição tenha um protocolo assistencial para os procedimentos de limitação de esforço terapêutico.[7]

A ventilação não invasiva (VNI) é indicada em casos específicos, quando existe um evento agudo e, potencialmente, reversível (congestão, infecção). Esse procedimento pode contribuir para o conforto de alguns pacientes com doença obstrutiva crônica, ainda que não ofereça impacto prognóstico nesse subgrupo de pacientes. Entretanto, caso haja piora clínica ou maior desconforto após a instalação da VNI, esta deve ser descontinuada.[10]

O cateter de alto fluxo de oxigênio também pode ser usado para o alívio dos sintomas de pacientes hipoxêmicos e, por gerar menor risco de lesão de pele, apresenta benéficos com relação ao uso da máscara de VNI.[6]

Pacientes que estão morrendo ativamente apresentam, frequentemente, padrões respiratórios alterados (respiração de Cheyne-Stokes, apneia intermitente ou hiperpneia). Roncos terminais ocorrem em 25% dos pacientes em processo de morte e, embora não causem sofrimento ao paciente, geram grande angústia aos seus familiares. Para o controle das secreções pulmonares/brônquicas excessivas, é importante que a equipe reconheça assim que se iniciarem esses sons, e explique para família que não há sofrimento adicional. Deve ser explicado que não é sinônimo de desconforto, mas que faz parte do processo de morte. A mudança da posição do paciente e a elevação da cabeceira podem auxiliar a minimizar seu efeito. São também indicadas medidas farmacológicas, como a administração de brometo de escopolamina (30 gotas VO ou 1 ampola SC 4/4 h ou 6/6 h) ou atropina colírio 1% (1-2 gotas na cavidade oral a cada 6 a 8 horas).[11,12,19] Nesses casos, a aspiração de secreções é contraindicada, por causar desconforto aos pacientes.[8]

DESTAQUES

- Abordar as quatro dimensões: física, psicológica, social e espiritual.
- Identificar e reverter causas possíveis, como ruídos no ambiente e efeito colateral de substâncias ou abstinência de medicações.
- Benzodiazepínicos podem ser usados para a ansiedade e insônia.

Ansiedade e insônia

Uma série de medos e preocupações sobre questões físicas, psicológicas, sociais e existenciais atuais ou previstas, incluindo a morte, são comuns entre os pacientes no final de vida, e podem causar angústia e sérios danos à qualidade de vida remanescente. O ambiente de UTI e a dinâmica operacional dessas unidades, associadas ao desconhecimento do tratamento intensivo e ao medo da morte, são elementos que contribuem para a ansiedade do paciente crítico.[8] Outros elementos corroboram com o desencadeamento ou com a manutenção desse sintoma, como o uso de medicações comuns em UTI (corticoides, opioides, albuterol, psicoestimulantes, antieméticos) ou a suspensão abrupta de fármacos, como benzodiazepínicos, álcool e opioides.

Condutas não farmacológicas são imprescindíveis para o controle da ansiedade do paciente crítico. É importante que seja assegurado o seu conforto, otimizada a comunicação e que o local onde o paciente esteja permaneça quieto e confortável à noite, especificamente nas unidades de terapia intensiva onde os ruídos são prevalentes. Por outro lado, não deve ser menosprezado o tratamento primário do sintoma, que implica em abordar e entender as preocupações do paciente e também de seus familiares, fornecendo-lhes tranquilidade e apoio. Devem também ser consideradas terapias complementares, como exercícios de relaxamento, assim como a consulta com a equipe de saúde mental.

Quando os sintomas de ansiedade interferem na qualidade de vida do paciente, a farmacoterapia pode ser considerada, especialmente se alguma sedação for aceitável para o paciente e a família. Não há evidências suficientes para a recomendação de um tratamento farmacológico para a ansiedade no final de vida, embora o uso de benzodiazepínicos seja apoiado por consenso de opinião de especialistas. Esses fármacos são efetivos no alívio rápido dos sintomas de ansiedade, e seus efeitos colaterais incluem sedação, lentidão na cognição e dependência física, o que pode limitar o seu uso para doentes já em estados confusionais.

Os benzodiazepínicos de ação mais curta melhoram o sono de pacientes em fase avançada da doença, nos quais a ansiedade é a principal causa de insônia. Os agentes hipnóticos não benzodiazepínicos também podem ser úteis.[5] O Quadro 4.3.2 apresenta sugestões de tipos e doses de benzodiazepínicos para o controle da ansiedade.[6]

DESTAQUES

- Abordar as quatro dimensões: física, psicológica, social e espiritual.
- Identificar e reverter causas possíveis, como efeitos colaterais de medicações ou a náusea antecipatória (pré-quimioterapia).
- Identificar a causa para otimizar o controle de sintomas.
- Evitar fatores ambientais que sejam estímulos eméticos, como odores e imagens.

Náuseas e vômitos

A ocorrência de náuseas e vômitos pode ser decorrente da própria doença de base ou causa da internação em UTI, como também da ansiedade ou do efeito colateral de medicações. Esses sintomas podem influenciar a qualidade de vida e também levar a sérias complicações.[13]

Quando se aborda esse sintoma em pacientes sob cuidados paliativos, o espectro de diagnóstico e prováveis causas devem ser cuidadosamente avaliados. A ocorrência de náuseas e vômitos antecipatórios deve ser considerada em pacientes portadores de neoplasia que se encontram em esquema de quimioterapia.

Inicialmente, as medidas não farmacológicas devem ser empregadas e a participação da equipe multidisciplinar é fundamental nesse aspecto.[14,15]

Os potenciais estímulos eméticos devem ser observados e minizados no ambiente. Nesse aspecto, devem ser retiradas imagens, sons ou odores que possam desencadear ou piorar náuseas e vômitos. Muitas vezes, o cheiro da alimentação de outro paciente ou do refeitório próximo podem contribuir para a piora dos sintomas. A equipe de cuidados paliativos deve estar atenta, e a equipe de nutrição pode preparar alimentos com porções menores (*comfort food*), de forma individualizada. Assim também os refrigerantes, bebidas carbonatadas e alimentos leves

QUADRO 4.3.2	TIPOS E DOSES DE BENZODIAZEPÍNICOS PARA O CONTROLE DA ANSIEDADE	
Substância	Meia-vida	Dose
Alprazolam	Curta	0,25 mg a 2 mg, VO ou SL, 3 ou 4 vezes ao dia
Lorazepam	Média	0,5 mg a 1,5 mg, 2 ou 4 vezes ao dia
Clonazepam Diazepam	Longa	0,5 mg a 2 mg, VO, 2 a 3 vezes por dia 2 mg a 10 mg, VO, 2 ou 4 vezes ao dia

Adaptado de Periyakoil *et al.*, 2019.[6]

servidos à temperatura ambiente parecem ser mais bem tolerados. Devem ser evitados os alimentos doces, gordurosos, muito salgados e condimentados.

É importante ressaltar que pacientes com náuseas e vômitos não têm sede ou fome. Essas preferências devem ser reconhecidas e respeitadas, e de maneira alguma os pacientes devem ser responsabilizados pelo insucesso do tratamento ou ameaçados frente a possibilidade de uma dieta por via artificial (enteral). Deve-se compreender que os pacientes na fase avançada das doenças não comem porque não conseguem, e não porque não querem.

É necessário entender a fisiopatologia e os receptores envolvidos para, uma vez racionalmente bloqueados, objetivar a terapia.

A seguir, no Quadro 4.4.3, estão descritos os receptores envolvidos nas náuseas e nos vômitos, e a classe de substâncias úteis.

Para que a terapia seja otimizada, deve-se levar em consideração especificações das diferentes medicações propostas. Ressalta-se que a eficácia dos antagonistas 5-HT3 por via parenteral é igual àquela por via oral, e a eficácia da administração em dose única é semelhante a várias doses ao dia. Os corticoides podem aliviar as náuseas associadas à neoplasia por diminuir os mediadores da inflamação, o edema tumoral e a pressão no trato gastrointestinal, e também reduzir a pressão intracraniana por massa tumoral. Por outro lado, os benzodiazepínicos também apresentam atividade fraca no controle de

QUADRO 4.3.3 — DESCRIÇÃO DOS RECEPTORES ENVOLVIDOS NAS NÁUSEAS E NOS VÔMITOS E A CLASSE DE SUBSTÂNCIAS ÚTEIS

Causa	Receptor envolvido	Classe de substâncias úteis	Exemplos
Vestibular	Colinérgico Histamínico	Anticolinérgico Anti-histamínico	Escopolamina Prometazina Hidroxizina Definidramina
Obstrução intestinal por constipação	Colinérgico Histamínico (5-HT3)	Estimulantes do plexo mioentérico	Sene
Íleo	Colinérgico Histamínico (5-HT3, 5-HT4)	Procinéticos que estimulem o receptor 5-HT4	Metoclopramida Ondansetron
Infecção, inflamação	Colinérgico Histamínico (5-HT3, neurocinina 1)	Anticolinérgico Anti-histamínico Antagonistas 5-HT3 Antagonistas NK1	Prometazina Ondansetron Aprepitanto
Efeito colateral central dos opioides e quimioterapia	Dopamina 2 e 5-HT3	Antidopaminérgico Antagonista 5-HT3	Haloperidol Ondansetron

Criação dos autores.

QUADRO 4.3.4	DOSES DOS MEDICAMENTOS MAIS UTILIZADOS NA PRÁTICA CLÍNICA PARA O CONTROLE DAS NÁUSEAS E DOS VÔMITOS	
Agente antimético	**Dose**	**Comentários**
Prometazina	12,5-25 mg EV 25 mg VO De 6/6 horas	Efeitos colaterais: reação extrapiramidal, sedação e hipotensão
Metoclopramida	10-20 mg VO/EV/SC De 8/8 horas antes das refeições	Não usar em obstrução intestinal
Haloperidol	1-4 mg EV/VO/SC De 6/6 horas	Use com cuidado para idosos, risco de queda
Ondansetron	8 mg VO de 8/8 horas ou VO 24 mg/dia	Usado para quimioterapia e radioterapia

EV = endovenoso; VO = via oral; SC = subcutâneo.
Criação dos autores.

náuseas e vômitos induzidos por quimioterapia. São utilizados, principalmente, para diminuir a ansiedade dos pacientes em quimioterapia e o principal controle para náusea antecipatória.[6]

No Quadro 4.3.4, são apresentadas as doses dos medicamentos mais utilizados para o controle de náuseas e vômitos.

DESTAQUES

- A xerostomia afeta mais de 75% dos pacientes de cuidados paliativos, e é uma causa de morbidade significativa e diminuição da qualidade de vida.
- A manutenção da higiene oral deve ser mantida o máximo possível nos pacientes em cuidados paliativos.

Problemas orais

Dentre os problemas orais mais comumente observados no final de vida estão a xerostomia, a mucosite, a sialorreia e secreções. A observação diária da mucosa oral é recomendada para pacientes que estão em cuidados paliativos. A hidratação adequada e a higiene oral (escovação dos dentes) são fundamentais para evitar lesões. Atenção especial aos pacientes que perdem peso, pois as próteses removíveis podem se tornar desajustadas.

Xerostomia

Xerostomia é um sintoma comum no final da vida, afetando mais de 75% dos pacientes em cuidados paliativos, e é uma causa de morbidade significativa e diminuição da qualidade de vida. A secreção salivar diminuída ou hipossalivação, ou seja, a redução do fluxo salivar, pode produzir muitas complicações, incluindo atrofia das papilas filiformes da língua, ulcerações na mucosa, aumento do volume das glândulas salivares, aumento de formação de placa e cáries dentais. Podem ainda ocorrer desajustes quanto à adaptação de próteses, perda do paladar, ardência bucal, dificuldade de engolir, de comer, de dormir e de falar. Problemas relacionados à comunicação geram situações de estresse e frustração, tanto para o paciente quanto para seus familiares.[17]

O tratamento da xerostomia é difícil, e pode ser alcançado com o alívio sintomático por meio da administração de gomas de mascar sem açúcar, da hidratação frequente por via oral com água, sucos gelados, gelos com sabor, substitutos salivares e sialogogos. Estes estimulam os receptores colinérgicos na superfície das glândulas exócrinas, causando uma redução nos sintomas de xerostomia. Idealmente, as substâncias anticolinérgicas devem ser interrompidas. A utilização da saliva artificial (passar na cavidade oral, sempre que o paciente sentir a boca seca) pode ser uma opção.[18] O cuidado com os lábios também é muito importante, e deve ser recomendada a lubrificação com vaselina ou com outro protetor labial.

Os bochechos com gluconato de clorexidina (solução oral 0,12%), duas vezes ao dia, pode ser efetivo em prevenir infecções e cáries. A manutenção de umidificadores no ambiente pode auxiliar.

Sialorreia e secreção oral no final de vida

No processo final de vida, é comum haver dificuldade de deglutição e mobilização de secreções com uma tosse pouco efetiva, elevando o risco de broncoaspiração. Para o paciente e sua família, os ruídos conhecidos como "estertores da morte" podem passar uma sensação de que está ocorrendo sufocamento. Nessa situação, a educação para a família e cuidadores é fundamental. Oriente o reposicionamento do paciente no leito e a limpeza da cavidade oral de eventuais alimentos. A aspiração de secreção nasofaríngea raramente é indicada, e pode levar a mais desconforto para o paciente. Conforme mencionado no início deste capítulo, medicações anticolinérgicas são os agentes de escolha para secreções em excesso no final de vida.

Mucosite

Nos pacientes portadores de neoplasia, os efeitos tóxicos diretos na cavidade oral começam logo após a quimioterapia, e têm o pico em sete dias. A gravidade vai desde vermelhidão leve até mucosite erosiva grave, que é acompanhada por dor intensa e uma incapacidade de comer ou beber. Em geral, é autolimitada em 10 a 14 dias após a quimioterapia. Os bochechos devem ser frequentes, assim como a higiene oral com escova de dentes macia e solução de bicarbonato de sódio.[20]

DESTAQUES

- A síndrome da anorexia é a perda do apetite, e a caquexia é caracterizada pela perda involuntária de peso (> 5% ou < 2% se o índice de massa corpórea [IMC] < 20).
- A equipe multiprofissional deve estar atenta para as causas da anorexia, como dor, xerostomia, náusea, constipação e depressão.

Síndrome da anorexia/caquexia

A síndrome da anorexia é a perda do apetite e a caquexia é caracterizada pela perda involuntária de peso (> 5% ou < 2% se IMC < 20). A caquexia primária resulta da produção de citoquinas pró-inflamatórias pela doença avançada. E a caquexia secundária ocorre pela diminuição da ingesta e/ou absorção; e está associada a um pior prognóstico em pacientes com doença avançada. Alguns contribuidores para anorexia que podem ser potencialmente revertidos são as alterações metabólicas, como hipotireoidismo, insuficiência adrenal e hipogonadismo (principalmente nos homens).[21]

Essa síndrome tem um impacto emocional e social muito grande, por isso, toda a equipe multidisciplinar deve ter o conhecimento para respeitar e orientar a família nesse processo, durante discussão sobre alimentação e hidratação artificial. Considerar que ingesta forçada de alimentos pode causar desconforto, náuseas, vômitos, edemas, ascite e broncoaspiração no final de vida. Não é comum que o paciente apresente sede ou fome nessa fase.

Para alívio de sintomas e melhora da qualidade de vida, deve-se estimular os cuidados de conforto oral, como hidratação dos lábios e da boca com gaze umedecida ou lascas de gelo.[6]

A anorexia e caquexia são mais comumente vistas fora do ambiente de terapia intensiva, mas é importante que a equipe multiprofissional de UTI saiba que a caquexia não será revertida com nutrição enteral ou parenteral.

DESTAQUES

Se não houver nenhuma evacuação nas últimas 24 horas:
- Corrigir anormalidades eletrolíticas e confirmar hidratação adequada.
- Avaliar a necessidade de analgesia opiácea contínua e outras substâncias "constipantes".
- Executar exame abdominal e retal para avaliar a presença e natureza das fezes.
- Iniciar laxante (lactulose, PEG, docusato, sene).
- Reavaliar diariamente, e aumentar a dose laxativa ou adicionar um segundo agente se não houver resposta.
- Se ainda não houver resposta após 24 horas, repetir o exame retal e considerar enemas.

Constipação intestinal

A palavra "constipação" tem vários significados e a maneira como é utilizada pode diferir não só entre os pacientes, mas também entre as diferentes culturas e religiões. É um dos problemas mais comuns dos pacientes recebendo cuidados paliativos, e pode causar extremo sofrimento e desconforto.[21]

O Critério de Roma é frequentemente utilizado, e define constipação funcional como um transtorno caracterizado por uma dificuldade persistente para evacuar ou uma sensação de evacuação incompleta e/ou movimentos intestinais infrequentes (a cada 3-4 dias ou com menor frequência), em ausência de sintomas de alarme ou causas secundárias. Na prática, em geral, o que se avalia em UTI é a ausência de evacuação. Deve-se atentar às possíveis complicações advindas da constipação do paciente crítico, que se somam ao já existente sofrimento dos pacientes sob cuidados paliativos (Quadro 4.3.5).

Entre as causas da ocorrência de constipação nos pacientes críticos, pode-se citar: a imobilização prolongada no leito, o jejum ou baixa ingesta calórica e a mudança da dieta com menos fibras. Além disso, o sexo feminino, a idade maior e o uso de diversos medicamentos podem também estar relacionados com o desenvolvimento da constipação.[24] A falta de privacidade no ambiente de terapia intensiva pode ser um fator contribuinte para a constipação dos pacientes que estão conscientes.

Entre as doenças que acometem os pacientes em cuidados paliativos internados em UTI, alguns exemplos são citados no Quadro 4.3.6.

Durante a internação em UTI, as descompensações endócrinas e metabólicas, os distúrbios hidreletrolíticos, como hipercalcemia, hipermagnesemia, hipopotassemia, hipomagnesemia, e situações como hiperparatireoidismo, também podem contribuir para a ocorrência da constipação. A administração inadequada de fluidos ou o uso inadequado de diuréticos que levam à desidratação também promovem a constipação. Por outro lado, o excesso de fluidos pode levar a edema esplâncnico, prejudicando a motilidade intestinal.

Inúmeras medicações utilizadas em cuidados paliativos, e também administradas em UTI, podem contribuir para o quadro de

QUADRO 4.3.5	POSSÍVEIS COMPLICAÇÕES ADVINDAS DA CONSTIPAÇÃO NOS PACIENTES INTERNADOS EM UTI
1. Desconforto e dor abdominal	
2. Vômitos	
3. Demora na infusão e intolerância da dieta enteral	
4. Aumento da hipertensão abdominal	
5. Perfuração e isquemia intestinal	
6. Pseudo-obstrução colônica	
7. Broncoaspiração	
8. Tempo aumentado de ventilação mecânica e internação em UTI	

Criação dos autores.

QUADRO 4.3.6	EXEMPLOS DE DOENÇAS QUE ACOMETEM OS PACIENTES EM CUIDADOS PALIATIVOS INTERNADOS EM UTI
1. Doenças neurológicas agudas, como doença cerebrovascular (acidente vascular cerebral, hemorragia subaracnoide)	
2. Patologia raquidiana, como traumas raquimedulares	
3. Transtornos neurológicos/neuropatias crônicas	
4. Demência	
5. Depressão	
6. Esclerose múltipla	
7. Doença de Parkinson	
8. Neoplasia endócrina múltipla tipo 2	
9. Hipotireoidismo	
10. Insuficiência renal crônica	

Criação dos autores

QUADRO 4.3.7	OPÇÕES DISPONÍVEIS DE LAXANTES	
Agente laxantes	Mecanismo	Dose inicial
Docusato de sódio	Amaciante de fezes	100 mg, VO, 2 vezes/dia
Bisacodil	Estimulante	10-30 mg, VO, 1 vez à noite
Sene	Laxante Estimulante	1-2 cp/dia
Psílio	Formador de bolo	1 unidade (ENV), VO, 3 vezes/dia
Polietilenoglicol	Laxativo osmótico	8-32 g/dia, VO
Fosfato de sódio*	Osmótico	127 g enema/dia, VR (poderá repetir)
Lactulose	Laxativo osmótico	30-60 mL/dia, VO
Metoclopramida	Agente de motilidade	10 mg, VO, 8/8 h
Supositório de glicerina	Lubrificante retal	1 unidade/dia, VR

SC: via subcutânea; VO: via oral; VR: via retal; ENV: envelope.
*Contraindicado em pacientes com megacólon ou suspeita de obstrução intestinal.
Adaptado de Lanken et al., 2008.

constipação intestinal. Entre elas, pode-se citar: antidepressivos, antiepilépticos, anti-histamínicos, antiparkinsonianos, antipsicóticos, anticolinérgicos, diuréticos, dopamina, antidepressivos tricíclicos, antiácidos (contendo alumínio, cálcio), bloqueadores dos canais de cálcio, suplementos de cálcio e de ferro, anti-inflamatórios não esteroides e, principalmente, os opioides. Um dado que merece destaque, é que a constipação é o único efeito colateral da terapia de opioide que não desenvolve tolerância, sendo necessária atenção e medidas de prevenção.

Algumas medicações são indicadas para prevenir e tratar a constipação nos pacientes criticamente enfermos. No Quadro 4.3.7, são descritas algumas das opções disponíveis.[1]

Os supositórios e enemas são a primeira escolha quando há presença de fecaloma observado no toque retal. Os enemas são contraindicados em pacientes com neutropenia ou trombocitopenia, obstrução intestinal, íleo paralítico, colite grave, cirurgia colorretal ou ginecológica recente, dor abdominal não esclarecida ou radioterpia recente na área pélvica.

O brometo de metilnaltrexona é um antagonista seletivo da ligação dos opioides ao receptor *mu*, e pode ser uma opção quando os outros laxantes não forem eficazes e a constipação é decorrente do uso de opioides.

O exame radiográfico abdominal pode ser considerado para descartar íleo, impactação ou pseudo-obstrução.[21]

Se for possível, deve ser estimulada a mobilização do paciente com a saída do leito para sentar na poltrona ou caminhar. Essas são medidas efetivas e baratas que estimulam a função intestinal. Deve também ser avaliado se há obstrução intestinal maligna, que é considerada uma emergência em cuidados paliativos.[23]

DESTAQUES

- Toda a equipe multidisciplinar, incluindo fisioterapia, terapia ocupacional, enfermagem e nutrição devem conhecer o plano de cuidados do paciente.
- Toda a equipe multidisciplinar deve ter a educação continuada sobre cuidados de lesão por pressão nos pacientes recebendo os cuidados paliativos.
- O cuidado com a lesão no final de vida deve ser mantido, e focar no controle de sintomas como a dor e o odor.

Lesão por pressão nos cuidados paliativos

Como em toda a avaliação da equipe multidisciplinar de cuidados paliativos, é necessário conhecer quem é a pessoa que está sendo tratada e quais são os objetivos do tratamento e planos de cuidado. A partir desse ponto, pode-se fazer considerações com relação aos cuidados das lesões desse paciente.[1]

Essa informação não é importante apenas para aqueles que estejam na fase terminal de vida. Alguns pacientes portadores de doenças vasculares e diabetes podem ter em seus planos de cuidados a opção por uma abordagem mais conservadora, ou pode-se optar por um desbridamento ou uma amputação.

É muito frequente o equívoco de interpretação que os pacientes em cuidados paliativos devam deixar de ter sua ferida cuidada. A prevenção de lesões por pressão é sempre uma meta de tratamento, mesmo no final de vida. Há necessidade do tratamento paliativo das lesões por pressão, mesmo que não haja possibilidade de resolução das mesmas. O objetivo se concentra no conforto, na dignidade, no controle da dor, do odor, na prevenção de infecções e na abordagem holística para o manejo da ferida. As opções de tratamento devem basear-se na apresentação da ferida. Pode-se considerar a utilização de produtos que permaneçam no local por mais de um dia e que permitam gerenciar a carga biológica, controlar o odor, prurido, sangramento e ajudar no controle da dor, especialmente importante na aplicação e remoção de curativos. Além do produto utilizado na ferida, é importante que sejam identificadas outras variáveis que afetem a cicatrização, como a superfície de assento ou da cama. Deve-se estimular o reposicionamento do paciente a cada duas horas, evitando a fricção e o cisalhamento da pele, mantendo o calcanhar flutuante e a pele hidratada e protegida de fezes ou urina. Para o controle do odor, pode ser realizado desbridamento ou utilização de metronidazol tópico.[6]

Referências bibliográficas

1. Lanken PN, Terry PB, Delisser HM, Fahy BF, Hansen-Flaschen J, Heffner JE, et al. ATS End-of-Life Care Task Force. Am J Respir Crit Care Med. 2008; 177(8):912-27.
2. David E Weissman. [internet] fast facts and concepts #27(2015). Disponível em: https://www.mypcnow.org/blank-mbri1.
3. Kamal AH, Maguire JM, Wheeler JL, Currow DC, Abernethy AP. Dyspnea review for the palliative care professional: assessment, burdens, and etiologies. J Palliat Med. 2011; 14(10):1167-72. doi: 10.1089/jpm.2011.0109
4. Truog RD, Campbell ML, Curtis JR, Haas CE, Luce JM, Rubenfeld GD, Rushton CH, Kaufman DC; American Academy of Critical Care Medicine. Recommendations for end-of-life care in the intensive care unit: a consensus statement by the American College of Critical Care Medicine. Crit Care Med. 2008 Mar; 36(3):953-63.
5. Yennurajalingam S, Bruera E. Hospice and palliative care medicine and suporte care Oxford american handbook. 2 ed. Houston; 2016.
6. Periyakoil V, Denney-Koelsch EM, White P, Zhukovsky DS; QuillTE. Primer of palliative Care. 7 ed. Chicago: AAHPM; 2019.
7. Terzi Coelho CB, Yankaskas JR. Novos conceitos em cuidados paliativos na unidade de terapia intensiva. Rev Bras Ter Intensiva. 2017; 29(2):222-30.
8. Moritz RD. Cuidados paliativos nas unidades de terapia intensiva. Ateneu; 2013.
9. Ramos AFN, Tavares APM, Mendonça SMS. Controle da dor e dispneia de pacientes com

câncer no serviço de urgência: resultados da intervenção de enfermagem. Rev Dor. 2017; 18(2):166-72.
10. Azolay E, Demoule A, Jaben S, et al. Palliative non invasive ventilation in patients with acute respiratory failure. Intensive Care Med; 2011. [published online 9 June 2011].
11. Mahler DA, et al. American College of Chest Physicians Consensus Statement on the Management of Dyspnea in Patients With Advanced Lung or Heart Disease. CHEST. 2010; 137(3):674-91.
12. Weissman DE. Dyspnea at end-of-life. Fast facts and concepts #27 [internet]. Disponível em: www.mypcnow.org/blank-mbri1. Acesso em 2019.
13. Hallenbeck J. The causes of nausea and vomiting (v.o.m.i.t.). Fast facts and concepts [homepage na internet]. Disponível em: https://drive.google.com/file/d/0BylFEWCSwGsUVllCckFySmdISXM/view. Acesso em 15 janeiro de 2019.
14. Bhandari PR. Recent advances in pharmacotherapy of chemotherapy-induced nausea and vomiting. J Adv Pharm Technol Res. 2012; 3(4):202-9.
15. Weissman DE. Opioids and nausea. Fast facts and concepts [homepage na internet]. Disponível em: https://drive.google.com/file/d/0BylFEWCSwGsUNFFtXy1RaG9kUUk/view. Acesso em 15 janeiro de 2019.
16. Antiemesis (2019). [internet]. Disponível em: https://www.nccn.org/professionals/physician_gls/pdf/antiemesis.pdf. Acesso em 2019.
17. Reisfield GM, Rosielle DA, Wilson GR. Xerostomia. Publicação online; 2015. Disponível em: https://www.mypcnow.org/blank-zlal4. Acesso em janeiro de 2019.
18. Quill TE, Bower KA, Holloway RG, Shah MS, Caprio TV, Olden A, Storey Jr. CP. Primer of Palliative Care, 6 ed. AAHPM; 2014.
19. Blinderman CD, Billings JA. Comfort care for patients dying in the hospital. N Eng J Med. 2015; 373:2549-61. Acesso em janeiro de 2019. doi: 10.1056/NEJM ra1411746.
20. Vincent J-L, Preiser J-C. Nutrition issues in gastroenterology, series #144 (2015) [internet]. Brussels, Belgium: Getting Critical About Constipation Practical gastroenterology, 2014. Disponível em: https://med.virginia.edu/ginutrition/wp-content/uploads/sites/199/2014/06/Parrish-August-15.pdf. Acesso em janeiro 2019.
21. Symptom managment Constipation [internet] last reviewed 12 nov 2015 Disponível em: https://www.capc.org/training/symptom-management/constipation/. Acesso em 2019.

5

Prognóstico em Cuidados Paliativos

Zilfran Carneiro Teixeira
Eduardo Jardim Berbigier

DESTAQUES

- O estabelecimento de prognóstico é fundamental em cuidados paliativos (CP), permitindo um correto embasamento no processo de tomada de decisão, na adequação da comunicação e na definição de plano de cuidados.
- Não deve ser interpretado de maneira determinística e, sim, probabilística.
- São instrumentos validados para o prognóstico: a predição clínica ("questão-surpresa"), os indicadores gerais de declínio, a avaliação das condições prévias à internação e os fatores relacionados à doença de base, às complicações agudas dessas doenças e à evolução da doença crítica.

Introdução

O prognóstico consiste na previsão de desfecho futuro relacionado ao tratamento ou à evolução de doenças, baseada no conhecimento médico. Dada a incerteza do futuro e da dinâmica complexa do corpo humano e sua reação às doenças, prognosticar pode parecer envolver mistério ou mesmo, pretensiosamente, adivinhar o desconhecido. No entanto, por meio da aplicação do método científico, a medicina tem desenvolvido avanços em predizer desfechos. No que se refere à saúde, predizer a chance de óbito emerge como uma das principais dúvidas em consultórios e hospitais quando nos deparamos com pacientes e suas doenças graves. A pergunta "Doutor, quanto tempo eu tenho de vida?" ou sua equivalente por parte de familiares, é tão frequente quanto a percepção de despreparo profissional que possuímos ao respondê-la. Porém, é imperativo que se compreenda e valorize o prognóstico como parte do tripé que sustenta a prática médica, associado ao diagnóstico e ao tratamento.[1-3]

Os intensivistas se deparam, frequentemente, com as cinco instâncias passíveis de avaliação prognóstica – morte, progressão ou recorrência da doença, impacto na qualidade de vida, toxicidade ou tolerância do tratamento e custo financeiro,[1] o que gera questionamentos como:

- Qual a probabilidade de morte de um paciente com choque séptico refratário e disfunção orgânica múltipla?
- Qual a chance de progressão de neoplasia metastática, ainda que se almeje a retirada do tumor primário?
- Qual a funcionalidade e a carga de sintomas esperada para um paciente croni-

camente crítico, dependente de múltiplas medidas de suporte orgânico, ainda que a infecção atual seja debelada?
- Devemos indicar terapia substitutiva renal ou posição prona para paciente com falência renal aguda e síndrome do desconforto respiratório que se apresenta com instabilidade hemodinâmica?
- Qual o custo financeiro da manutenção de suporte orgânico pleno em paciente com encefalopatia hipóxico-isquêmica e marcadores de mau prognóstico?

Percebe-se, portanto, que estabelecer prognósticos é fundamental em cuidados paliativos. Somente por meio dessa análise será possível informar os interessados, direcionar a tomada de decisão de acordo com objetivos alcançáveis e organizar o plano de cuidados.[3]

Em qualquer instância, a previsão do desfecho futuro não deve ser interpretada de maneira determinística, mas, sim, probabilística, e isso se dá pela natureza estatística dos dados. Portanto, estimativas sobre o desfecho não se aplicam a um paciente individualmente, mas a uma população semelhante que, de acordo com relações de associação entre dados clínicos e desfecho, variando seu poder de correlação e sua validade externa, poderão confirmar a previsão a ela atribuída. A recordação de casos extremos de mau prognóstico que não confirmaram as expectativas, geralmente, serve de subterfúgio para profissionais mais céticos embasarem sua opção pela obstinação terapêutica. Contudo, em que pese a ocorrência de exceções, estas tendem a ser supervalorizadas, quer seja pelo impacto que trazem à memória, quer seja pelo grau de envolvimento que tenham com a pessoa que cita o caso.[2,3]

Algumas vezes, os profissionais que estabelecem um prognóstico desfavorável são tachados de niilistas, e acabam mal interpretados por pares ou mesmo pelos familiares dos pacientes. Contudo, é importante frisar que um mau prognóstico, isoladamente, não é indicação de limitação terapêutica, tampouco significa o desejo de que o mesmo se confirme. Estabelecer prognóstico não é um fim em si mesmo, mas é parte da avaliação que devemos fazer do quadro do paciente, e que deflagre um processo de preparo para a possibilidade de que a vida esteja próxima do fim.[1]

No contexto de terminalidade que envolve os CP na unidade de terapia intensiva (UTI), o foco não é acertar quanto tempo o paciente terá de vida, mas identificar qual a linha de cuidado mais ajustada aos valores do paciente e da família, bem como quais são as suas necessidades diante da alta probabilidade de que a morte aconteça em breve. Desse modo, permite-se que o ajuste do plano de cuidados seja iniciado no momento certo, e não postergado.

Formulando o prognóstico

Com relação aos instrumentos validados na literatura, deve-se lembrar que se tratam de ferramentas que auxiliam na formulação do prognóstico, na comunicação e na tomada de decisão. Essas ferramentas têm suas limitações, e são baseadas em desfechos populacionais, não podendo ser individualizadas.[1]

Existem dois métodos de formulação de prognóstico: a predição clínica e instrumentos previamente validados na literatura. A predição clínica é uma das formas mais antigas de prognosticar. Nesse método, quanto maior a expertise do médico, mais segurança ele terá na sua predição. Tem a vantagem de maior individualização do prognóstico, mas tem a desvantagem dos vieses cognitivos que influenciam o julgamento. Estudos sugerem que médicos mais experientes têm maior acurácia para prognosticar sobrevida; no entanto, essa acurácia é menor quanto mais intensa a relação médico-paciente.[1,2]

São instrumentos validados de prognóstico:
- Predição clínica – "questão-surpresa".
- Marcadores genéricos de insuficiência multiorgânica.

- Avaliação das condições prévias à internação.
- Fatores relacionados à doença de base, às complicações agudas dessas doenças e à evolução da doença crítica.

A "questão-surpresa" consiste na pergunta: "Eu ficaria surpreso(a) se o paciente morresse nos próximos dias, semanas, meses?" Para os médicos que enfrentam dificuldades com a formulação de uma predição clínica, esse questionamento torna-se uma abordagem alternativa mais intuitiva e viável.[3,4] Um trabalho brasileiro, que avaliou preditores de óbito em pacientes internados em UTI, evidenciou uma relação significativa entre a possibilidade do desfecho de óbito e a resposta negativa à "questão-surpresa" por parte do médico intensivista.[5]

Os marcadores genéricos de insuficiência multiorgânica permitem uma avaliação do paciente sob o ponto de vista da evolução da doença crônica. Dentre eles, pode-se citar: internação hospitalar não programado, aumento da dependência nas atividades de vida diária, deterioração clínica e avanço da doença com aumento dos sintomas, piora do padrão de resposta ao tratamento com redução da reversibilidade das exacerbações, admissões hospitalares recorrentes e não planejadas, redução na resposta ao tratamento, perda progressiva de peso (> 10%) nos últimos seis meses, albumina sérica < 2,5 g/L, episódio de *delirium* ou confusão mental, síndrome de caquexia-anorexia, dispneia ou eventos-sentinela como quedas, falecimento de um familiar ou transferência à instituição de longa permanência.[1]

Na avaliação das condições prévias à internação, deve-se levar em consideração: idade, funcionalidade, fragilidade e comorbidades.

Idade

Sugere-se basear a decisão de admitir um paciente idoso (> 80 anos) em UTI, de acordo com as comorbidades do paciente, gravidade da doença, estado funcional pré-hospitalar e preferências com relação ao tratamento de suporte de vida, e não em sua idade cronológica. Ressalta-se que a idade cronológica não deve ser usada como um limitador da admissão do idoso em UTI, mas se deve reforçar a questão da reserva fisiológica, assim como a fragilidade, no desfecho do evento agudo desses pacientes.[6-11] De acordo com a Sociedade Americana de Geriatria, mais de 50% dos idosos apresentem três ou mais doenças crônicas.

Além da fragilidade e da funcionalidade, outras ferramentas como a BISEP (Burden of Illness Score for Elderly Persons), que estima a mortalidade dentro de um ano a partir da admissão hospitalar, e o ICC (Índice de Comorbidades de Charlson), que prediz individualmente esse risco em curto e longo prazos, são úteis para a avaliação prognóstica do idoso. Pacientes com quadro de demência por Alzheimer podem ser avaliados pela escala FAST (Functional Assessment Staging). A identificação da fase final de vida desses pacientes é sempre um desafio. Entretanto, indiscutivelmente, esses pacientes apresentam maior risco de internação prolongada em UTI, pior funcionalidade após a alta da UTI e alta taxa de mortalidade seis meses após alta da UTI, o que fortalece a importância da definição do prognóstico na admissão desses pacientes.[1,9]

Funcionalidade

Existem várias escalas validadas para mensurar a funcionalidade. Entre elas, destacam-se a Escala de *Performance* Paliativa (Palliative Performance Scale – PPS) e a Escala de Desempenho de Karnofsky (KPS).

A PPS é uma ferramenta útil na tomada de decisão terapêutica. Nessa escala, são observadas cinco colunas referentes a deambulação, atividade e evidência de doença, autocuidado, ingestão de alimentos e nível de consciência. A pontuação varia de 100% (sem limitação

QUADRO 5.1 — ESCALA DE *PERFORMANCE* PALIATIVA (PPS)

%	Deambulação	Atividade e evidência de doença	Autocuidado	Ingestão	Nível de consciência
100	Completa	Atividade normal e trabalho; sem evidência de doença	Completo	Normal	Completo
90	Completa	Atividade normal e trabalho; alguma evidência de doença	Completo	Normal	Completo
80	Completa	Atividade normal com esforço; alguma evidência de doença	Completo	Normal ou reduzida	Completo
70	Reduzida	Incapaz para o trabalho; doença significativa	Completo	Normal ou reduzida	Completo
60	Reduzida	Incapaz para *hobbies* e/ou trabalho doméstico; doença significativa	Assistência ocasional	Normal ou reduzida	Completo ou períodos de confusão
50	Maior parte do tempo sentado ou deitado	Incapacidade para qualquer trabalho; doença extensa	Assistência considerável	Normal ou reduzida	Completo ou períodos de confusão
40	Maior parte do tempo acamado	Incapaz para a maioria das atividades; doença extensa	Assistência quase completa	Normal ou reduzida	Completo ou sonolência +/- confusão
30	Totalmente acamado	Incapaz para qualquer atividade; doença extensa	Dependência completa	Normal ou reduzida	Completo ou sonolência +/- confusão
20	Totalmente acamado	Incapaz para qualquer atividade; doença extensa	Dependência completa	Mínima a pequenos goles	Completo ou sonolência +/- confusão
10	Totalmente acamado	Incapaz para qualquer atividade; doença extensa	Dependência completa	Cuidados com a boca	Sonolência ou +/- confusão
0	Morte	-	-	-	-

Adaptado de Forte, 2012.[1]

funcional) a 0% (morte), em intervalos de dez pontos.[1] Para a sua avaliação, deve-se iniciar a leitura na coluna da esquerda para a direita, até que seja encontrada a descrição apropriada de cada uma das cinco colunas, sendo que o paciente pontua pelo pior critério. Pode-se notar que as colunas mais à esquerda são consideradas características mais "fortes" na determinação do escore e, em geral, assumem maior importância sobre as outras (Quadro 5.1). Ressalta-se que a avaliação deve ser feita sempre com relação à funcionalidade prévia à internação.[1] Pode-se inferir que pacientes com PPS igual ou inferior a 50% apresentam baixa expectativa de vida nos próximos seis meses.

A KPS é comumente utilizada na oncologia, sendo relatado que pacientes com um KPS < 60 têm uma sobrevida média menor que seis meses (Quadro 5.2).[1]

Fragilidade

Representa um estado de vulnerabilidade fisiológica relacionada à idade, produzida pela reserva homeostática diminuída e pela capacidade reduzida do organismo de enfrentar um número variado de desfechos negativos de saúde, como internações hospitalares ou quedas e perda funcional, com aumento da probabilidade de morte.[10-12] É importante acrescentar que a doença crítica persistente pode desencadear e manter o ciclo da fragilidade e, desse modo, conferir ao paciente vulnerabilidade e resultados adversos.[10-12] Em uma coorte observacional prospectiva, foram avaliados 421 pacientes acima de 50

QUADRO 5.2	ESCALA DE DESEMPENHO DE KARNOFSKY (KPS)
Valor	Nível de capacidade funcional
100	Normal; sem queixas; sem evidência de doença
90	Capaz de realizar atividade normal; sinais ou sintomas menores de doença
80	Atividade normal com esforço; alguns sinais ou sintomas de doença
70	Cuidados pessoais; incapaz de realizar atividade normal ou fazer trabalho ativo
60	Requer ajuda ocasional; é capaz de atender a maioria das necessidades
50	Requer ajuda considerável e cuidado médico frequente
40	Incapaz; requer cuidado e ajuda especiais
30	Gravemente incapacitado; hospitalização indicada, embora a morte não seja iminente
20	Hospitalização necessária; tratamento de suporte ativo
10	Moribundo; processos rapidamente progressivos
0	Morto

Adaptado de Forte, 2012.[1]

anos, com mais de 24 horas de internação em UTI e não moribundos. Eram considerados frágeis aqueles com pontuação acima de quatro na Escala Clínica de Fragilidade (Clinical Frailty Scale – CFS). A prevalência foi de 32,8%, sendo os pacientes frágeis mais idosos, do sexo feminino, com mais comorbidades e maior dependência funcional. A mortalidade hospitalar foi maior entre os pacientes frágeis e manteve-se superior em um ano. Eram mais propensos a tornar-se funcionalmente dependentes com menor qualidade de vida e foram mais frequentemente readmitidos em um ano, estando a fragilidade associada a maior mortalidade hospitalar e em longo prazo.[6]

Uma das descrições mais utilizadas para medir a fragilidade é a definição fenotípica proposta por Fried e cols.,[12] que leva em consideração perda de peso, lentificação, fraqueza, queixas de exaustão e inatividade física. O paciente que preencher um a dois critérios é considerado pré-frágil, sendo considerado frágil aquele com três ou mais critérios. A Escala Clínica de Fragilidade é uma ferramenta baseada no julgamento clínico e com maior aplicabilidade em ambientes de cuidados intensivos, tornando-se atraente para ambientes de terapia intensiva, por ser intuitiva e concluída de maneira rápida e fácil[7] (Quadro 5.3).

Quando a funcionalidade é relacionada ao prognóstico, existe o importante conceito da trajetória esperada de doenças crônicas. São descritos três modelos principais dessa trajetória: (1) pacientes com câncer apresentam evolução estável e rápida piora da funcionalidade na fase final da doença; (2) nas doenças crônico-degenerativas não neoplásicas, como insuficiência cardíaca ou doença pulmonar obstrutiva crônica, existe um declínio gradual da funcionalidade, marcado por períodos de agudização e restabelecimento parcial; (3) nas síndromes demenciais ou na fragilidade do idoso, é descrita uma evolução arrastada com declínio lento e progressivo (Figura 5.1).[13]

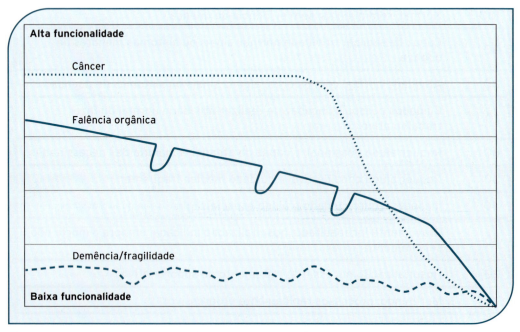

Figura 5.1. Evolução das doenças crônicas com relação à funcionalidade. (Adaptada de Murray et al., 2005.[13])

QUADRO 5.3 — ESCALA CLÍNICA DE FRAGILIDADE (CFS)

Categoria	Características
Robusto	• Ativo, vigoroso, muito motivado, forte • Atividade física regular • Apto para a idade
Bem/saudável	• Sem sintomas de doenças ativas • Menos apto que a categoria anterior • Atividade física ocasional ou sazonal
Controlado	• Com comorbidades controladas • Sintomas das doenças controlados • Sem atividade física além da marcha habitual
Vulnerável	• Sintomas da doença não controlados • Independente nas atividades de vida diária • Marcha lenta • Limitação funcional e cansaço durante o dia
Fragilidade leve	• Pouco dependente nas atividades de vida diária • Supervisão para a ingestão de remédios • Supervisão na marcha fora de casa
Fragilidade moderada	• Dependente nas atividades de vida diária • Apoio e supervisão na marcha dentro de casa • Ajuda e supervisão durante a noite
Fragilidade grave	• Muito dependente nas atividades de vida diária • Dependente de cuidador por causa física ou cognitiva • Estável e sem risco de morrer em seis meses
Fragilidade muito grave	• Altamente dependente nas atividades de vida diária • Próximo do final de vida • Pode não se recuperar de doença menor
Fragilidade terminal	• Próximo do final de vida (expectativa de menos de seis meses de vida)

Adaptado de Rodrigues et al. 2020.[7]

Com relação à doença de base, existem algumas ferramentas que podem auxiliar na definição de prognóstico e consequente tomada de decisão, lembrando que essas ferramentas são validadas para grupos populacionais e podem sugerir de forma probabilística, e nunca determinística, no desfecho do paciente. Nunca é demais ressaltar que o foco do cuidado é o paciente, e não somente a doença que o acomete. Portanto, deve-se utilizar o bom-senso ao analisar cada caso de forma individualizada.

Entre as ferramentas pode-se citar o SPICT-BR® (versão brasileira do Supportive and Palliative Care Indicators Tool), que visa a identificação de pacientes que necessitam o CP, e o GSF (Gold Standards Framework), que envolve um trabalho multidisciplinar para a identificação e o cuidado de pessoas que precisam de cuidados especiais e de suas famílias.[14]

Fatores prognósticos relacionados à doença de base

Doença pulmonar obstrutiva crônica (DPOC)

A presença de dois ou mais dos indicadores prognósticos apontados a seguir é uma indicação para que haja a deflagração de discussões sobre o final de vida dos pacientes com DPOC: volume expiratório forçado no primeiro segundo (VEF1) menor que 30% do previsto; dependência de oxigênio; uma ou mais internações hospitalares no ano anterior por exacerbação aguda da DPOC; insuficiência cardíaca esquerda ou outras comorbidades; perda de peso ou caquexia; diminuição do *status* funcional; dependência crescente dos outros e idade acima de 70 anos. Relembrando que uma das barreiras para fornecer CP para esses pacientes é a história natural da doença, tipicamente prolongada e heterogênea.[15,16]

Insuficiência cardíaca (IC)

Classificada por duas escalas validadas: a da New York Heart Association (NYHA), que, apesar do grau de subjetividade, tem boa correlação com prognóstico e qualidade de vida; e a ACC/AHA, que define guias para a prevenção primária das doenças cardiovasculares. A classificação do NYHA varia de I a IV, sendo que a sobrevida em um ano para pacientes de classe funcional IV é de 30% a 40%. São indicadores de mau prognóstico na IC: redução da fração de ejeção (FE < 45%); arritmias ventriculares resistentes a tratamento; hiponatremia (Na < 135 mEq/L); IC classe funcional III e IV com a progressão dos sintomas, apesar da terapêutica otimizada; readmissões frequentes (três ou mais admissões em um ano); ou uma admissão em pacientes acima de 75 anos (50% mortalidade em um ano).[17,18]

O transplante cardíaco leva a uma melhora da funcionalidade e qualidade de vida dos pacientes; no entanto, é importante a manutenção de acompanhamento desses pacientes pela equipe de CP. Segundo alguns estudos, os pacientes apresentam diversos sintomas físicos após o transplante, principalmente a dor. Sintomas psicológicos são frequentes após duas semanas de transplante (20% a 30% de depressão), sendo que esses pacientes têm maiores taxa de admissão hospitalar e menor aderência ao tratamento.[18]

Doenças hepáticas crônicas (DHC)

Entre as patologias hepáticas, a cirrose responde por mais de 37% das reinternações um mês após alta. Vários modelos de prognósticos foram desenvolvidos na tentativa de predizer os desfechos, em curto e longo prazos, dos pacientes com DHC, com ou sem cirrose. Os dois mais importantes são a classificação de Child-Pugh e o escore MELD. São candidatos a CP: pacientes classificados como Child B ou C e/ou MELD maior ou igual a 14 e 15; saída da lista de transplante; complicações como ascite, varizes sangrantes, encefalopatia hepática, sarcopenia/caquexia; e síndrome hepatorrenal. A presença de ascite indica mortalidade de 50% em dois anos e, se refratária, em seis meses. Deve-se ressaltar que pacientes internados em UTI por varizes sangrantes têm melhor prognóstico com relação àqueles que apresentam quadro séptico ou falência de múltiplos órgãos, quando a taxa de mortalidade chega a atingir 90%.[1,19-21]

Doença renal crônica (DRC) e doença renal em estágio final avançada (ESRD)

Essas patologias geram uma carga de sintomas tão alta quanto pacientes com câncer avançado. Pacientes em hemodiálise têm alta probabilidade de morte.[23] Pacientes com

DRC nos estágios 4/5, apresentando dois ou mais dos seguintes indicadores, apresentam pior prognóstico: admissões não planejadas repetidas (mais de três em um ano); baixa tolerância a hemodiálise com necessidade de mudança de modalidade; opção por não dialisar ou suspensão da diálise; falência renal sintomática como náusea, vômito, anorexia, prurido, queda da funcionalidade e sobrecarga hídrica, em pacientes que optam por não dialisar.[22]

Doenças neurológicas

Certos fatores indicadores de CP nos pacientes com doença neurológica incluem quimioterapia de segunda linha em pacientes com tumores cerebrais malignos, sintomas que requerem consideração de nutrição artificial ou de ventilação mecânica naqueles com esclerose lateral amiotrófica (ELA), diminuições significativas na capacidade funcional ou aumento na tensão do cuidador em pacientes com doença de Parkinson ou demência. Trajetórias clínicas para doenças neurológicas fornecem uma estrutura para discussões sobre o prognóstico e a utilização de ferramentas prognósticas estabelecidas, como, por exemplo, a Escala de Coma de Glasgow, podem refinar ainda mais as estimativas de resultados em doenças agudas. Pacientes em estado vegetativo persistente ou estado de consciência mínima, com complicações médicas ou ausência de melhora três meses após a instalação do quadro, ou aqueles com deficiência cognitiva e demência após acidente vascular cerebral, têm pior prognóstico.[23]

Síndrome da imunodeficiência adquirida (Aids)

Evoluiu de uma doença fatal, nos anos 1980, para uma doença tratável com mudança do seu padrão de evolução ao longo do tempo. Com a introdução da terapia antirretroviral altamente ativa (HAART), em 1996, a Aids se tornou uma doença crônica, com os pacientes passando a viver mais. Merecem avaliação, preferencialmente paliativista, os pacientes com idade acima de 65 anos, uso incorreto de TARV (terapia antirretroviral), presença de doenças oportunistas graves e de difícil tratamento (sarcoma de Kaposi e leucoencefalopatia multifocal progressiva), uso de substâncias ilícitas endovenosas, dosagem de linfócitos CD4 e carga viral, seis meses após o início de TARV e/ou diarreia de duração de mais de um mês.[24]

Fatores prognósticos relacionados à doença aguda

A avaliação prognóstica da doença aguda torna-se importante na integração precoce dos CP em UTI e, principalmente, para que seja minimizado o estresse ao qual são submetidos o paciente e seus familiares. Independentemente do evento agudo, a admissão do ente querido em UTI é sempre acompanhada de grande sofrimento para todos aqueles envolvidos no processo. Em trabalho avaliando sintomas experimentados por familiares de pacientes internados em UTI sob risco de morte, 57% apresentavam, já no quarto dia de internação, sintomas de estresse traumático, como ansiedade, depressão, fadiga, tristeza, medo e alteração do apetite.[25] Esses dados corroboram o que foi proposto em trabalho publicado por Nelson e cols.[26] quanto à realização de conversas proativas com os familiares de pacientes sob risco, até o quinto dia de internação em UTI.

Existem diversos escores validados para avaliar de forma probabilística a sobrevida de pacientes admitidos em UTI, entre eles cita-se APACHE III, APACHE IV, SAPS III, MPM, SOFA.[1] Com relação ao SOFA (Sequential Organ Failure Assessment), alterações evolutivas na pontuação desse escore nos primeiros dias de internação em UTI (avaliação nas primeiras 24 horas e, posteriormente, a cada 48 horas) estão associadas à sobrevida do paciente.[27-29] Ressalta-se que esses escores são úteis para a padronização de pesquisa e comparação de qualidade de atendimento ao paciente crítico,[26] mas não apresentam especificidade suficiente para embasar, isoladamente, uma decisão clínica. Desse modo, torna-se importante que o médico intensivista, no momento da internação do paciente, tenha em mente todos os fatores que influirão na evolução da doença crítica. A predição probabilística não pode ser embasada em somente um critério, sendo importante a avaliação de instrumentos relacionados à doença de base, à complicação aguda dessa doença ou à evolução da doença aguda.

Evolução da doença crítica aguda

Na maioria das vezes, mesmo diante de vários preditores de uma evolução clínica desfavorável, não é explicado aos familiares do paciente crítico o risco desses desfechos, principalmente se tratando da possibilidade de a doença crítica aguda se cronificar e do possível óbito.[1-4]

Diante de um evento agudo, é importante que sempre seja levada em consideração a natureza da doença, os tratamentos propostos, o prognóstico da doença baseado nos critérios anteriormente citados, o impacto do tratamento e as potenciais complicações.[1]

Um dos primeiros relatos do termo doença crítica crônica (DCC) foi cunhado por Girard e Raffin, em 1985, para pacientes que sobreviveram a um episódio inicial de doença crítica aguda, mas permaneceram dependentes de terapia intensiva, nem morrendo, nem se recuperando. Nos Estados Unidos, esses pacientes correspondem a 5% a 10% daqueles que sobrevivem a uma doença catastrófica ou a um procedimento cirúrgico, mas ficam com uma necessidade prolongada (por definição inicial maior que 21 dias) de ventilação mecânica. A literatura vem mostrando que o tempo de ventilação mecânica de duas semanas é tão eficiente quanto três semanas para a identificação dessa população, embora também tenham sido propostos períodos mais curtos.[26-30] Nelson e cols.[27] propuseram um período de ventilação mecânica de dez dias como indicativo de momento apropriado para a traqueostomia e como marcador para DCC.

Além da dependência prolongada da ventilação mecânica, as evidências sugerem que a DCC é uma síndrome que compreende características adicionais, que incluem: profunda fraqueza atribuída a miopatia, neuropatia e alterações da composição corporal, incluindo perda de massa corporal magra, aumento da adiposidade e anasarca; alterações neuroendócrinas distintas; maior vulnerabilidade à infecção, muitas vezes com organismos microbianos multirresistentes; disfunção cerebral manifestando-se como coma ou *delirium* prolongado ou permanente; e ruptura da pele associada a deficiências nutricionais, edema, incontinência ou imobilidade prolongada.[26-29]

Considerando os resultados ruins, a alta mortalidade e os efeitos negativos na qualidade de vida após uma DCC, pode-se questionar qual é o momento certo para que as intervenções com visão curativa/restaurativa sejam desaconselhadas ou suspensas.[29] Um estudo sobre a transição para cuidados de final de vida para pacientes com DCC, mostrou que expectativas sociais moralmente ambíguas de tratamento tendiam a garantir que os profissionais de saúde se concentrassem no trabalho prescritivo de preservar a vida. Esse processo limitou o espaço para a reflexividade e a reavaliação das famílias do paciente com DCC como uma fase liminar para o morrer ativo, gerando expectativas irreais e utilização de medidas obstinadas na tentativa de preservação da vida a todo custo.[30]

Na Figura 5.2 estão resumidos os critérios a serem avaliados durante o estabelecimento prognóstico. No Quadro 5.4 estão apontados os gatilhos que indicam a necessidade da discussão sobre cuidados de final de vida em UTI.[5,31-34]

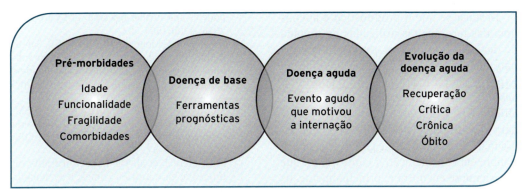

Figura 5.2. Critérios avaliados durante o estabelecimento prognóstico. (Figura de autoria própria.)

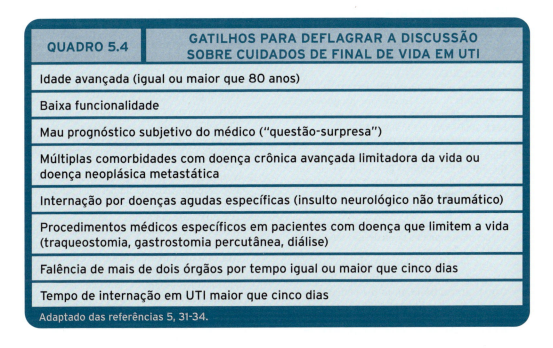

Conclusão

Este capítulo apresenta ferramentas úteis para a definição de prognóstico de pacientes admitidos em UTI. Essas ferramentas são importantes tanto na avaliação inicial do paciente, em que serão levados em consideração fatores relacionados à morbidade prévia (idade, funcionalidade, fragilidade), à doença de base, ao evento agudo que levou a descompensação do quadro e internação em UTI e à evolução em UTI. De acordo com essas variáveis iniciais, pode-se definir as probabilidades de desfecho do evento agudo, se para a recuperação, para a cronicidade (DCC) ou para óbito.

Sugere-se que o médico intensivista deve discutir o prognóstico do paciente com o seu médico-assistente, estabelecendo as probabilidades de óbito da doença crônica inseridas no contexto da doença crítica e avaliando quais terapias são disponíveis, assim como o padrão de resposta ao tratamento crítico.

Destaca-se que o prognóstico é apenas uma das ferramentas utilizadas na tomada de decisão; tem natureza probabilística e não determinística, e pode ser baseado na experiência clínica ou em indicadores de desfecho analisados antes, durante e após alta da UTI. É útil na tomada de decisão e para a avaliação de desfechos, mas deve ser usado de forma criteriosa e crítica, levando-se sempre em consideração o contexto em que o paciente se encontra e, principalmente, os seus valores.

Referências bibliográficas

1. Forte DN. Predições Probabilísticas em Cuidados Paliativos. In: Moritz RD. Manual de Cuidados Paliativos nas Unidades de Terapia Intensiva. Atheneu; 2012.
2. Christakis NA, Lamont EB. Extent and determinants of error in doctors' prognoses in terminally ill patients: prospective cohort study. BMJ. 2000; 320(7233):469-72.
3. LeBlanc TW, Temel JS, Helft PR. "How Much Time Do I Have?": Communicating Prognosis in the Era of Exceptional Responders. Am Soc Clin Oncol Educ Book. 2018; 23(38):787-94.
4. Downar J, Goldman R, Pinto R, Englesakis M, Adhikari NK. The "surprise question" for predicting death in seriously ill patients: a systematic review and meta-analysis. CMAJ. 2017; 189(13):E484-E493.
5. Gulini JEHMB, Nascimento ERPD, Moritz RD, et al. Predictors of death in an Intensive Care Unit: contribution to the palliative approach. Rev Esc Enferm USP. 2018; 25:52: e03342.
6. Bagshaw SM, Stelfox HT, Johnson JA, McDermid RC, Rolfson DB, et al. Long-term association between frailty and health-related quality of life among survivors of critical illness: a prospective multicenter cohort study. Crit Care Med. 2015 mai; 43(5):973-82.
7. Rodrigues MK, Rodrigues IN, Silva DJVG, Pinto JMS, Oliveira MF. Clinical Frailty Scale: Translation and Cultural Adaptation into the Brazilian Portuguese Language. J Frailty Aging; 2020. Disponível em: https://link.springer.com/article/10.14283/jfa.2020.7.
8. Nates JL, Nunnally M, Kleinpell R, Blosser S, Goldner J, et al. ICU admission, discharge and triage guidelines. A framework to enhance clinical operations. Development of Institutional policies and further research. Crit Care Med. 2016; 44(8):1553-602.
9. Lourenço RA, Moureira VG, Mello RGB, Santos IS, Lin SM, et al. Consenso Brasileiro de Fragilidade em Idosos: Conceitos, Epidemiologia e Instrumentos de Avaliação. Geriatr Gerontol Aging. 2018; 12(2):121-35.
10. Montgomery CL, Rolfson DB, Bagshaw SM. Frailty and the association between long term recovery after ICU admission. Crit Care Clin. 2018; 34:527-47.
11. Muscedere J, et al. The impact of frailty on intensive care unit outcomes: a systematic review and meta-analysis. Intensive Care Med. 2017; p. 1105-22.
12. Fried LP, Tangen CM, Walston J, Newman AB, Hirsch C, Gottdiener J, et al. Frailty in older adults: evidence for a phenotype. J Gerontol A Biol Sci Med Sci. 2001; 56(3):M146-56.
13. Murray SA, Kendall M, Boyd K, Sheikh A. Illness trajectories and palliative care. BMJ. 2005 abr; 330(7498):1007-11.
14. Supportive and Palliative Care Indicators Tool (SPICT-BR™) Brazilian Portuguese, PDF format; 2016. Disponível em: https://www.spict.org.uk/the-spict/spict-br.
15. Curtis JR. Palliative and end-of-life care for patients with severe COPD. Eur Respir J. 2008; 32:796-800.
16. Vermvlen J, Szmuilowicz E, Kalhan R. Palliative care in COPD: an unmet area for quality improvement. Int J Chron Obstruct Pulmon Dis. 2015; 10:1543-51.
17. Resfield GM, Wilson GR. Fast facts and concepts # 143. Prognostication in heart failure. Palliative care network of Wisconsin. https://www.mypcnow.org/wp-content/uploads/2019/02/FF-143-CHF-prognosis.-3rd-Ed.pdf
18. Gelfman LP, et al. Primary palliative care for heart failure: what is it? How do we implement it? Heart Fail Rev. 2017 set; 22(5):611-20.
19. Delgado JF, et al. Health-related quality of life, social support, and caregiver burden between six and 120 months after heart transplantation: a Spanish multicenter cross-sectional study. Clin Transplant. 2015; 29:771-80.
20. Larson AM. Palliative care Patients with end stage liver disease. Current Gastroenterol Reports. 2015; 17:18.
21. Potosek J, Curry M, et al. Integration of palliative care in end stage liver disease and liver transplantation. J Palliat Med; 2014.
22. Bansal AD, et al. Ten Tips Nephrologists wish The Palliative Care Team Knew About Caring for Patients with Kidney Disease. J Palliat Med. 2018; 21(4).
23. Robinson MT, Rolloway RG. Palliative Care in

neurology. Mayo Clinic Proc. 2017 out; 92(10): 1592-601.
24. Sousa PN, et al. Cuidados Paliativos no paciente com HIV/AIDS internado na UTI. Rev Bras Ter Intensiva. 2016; 28(3):301-9.
25. McAdam JL, et al. Symptom experiences of family members of intensive care unit patients at high risk for dying. Crit Care Med. 2010 abr; 38(4):1078-85.
26. Nelson JE, Mulkerin CM, Adams LL, Pronovost PJ. Improving comfort and communication in the ICU: a practical new tool for palliative care performance measurement and feedback. Qual Saf Health Care. 2006 ago; 15(4): 264-71.
27. Nelson JE, Cox CE, Hope AA, Carson SS. Chronic Critical Illness. All AJRCCM Issues. 2010; 182(4).
28. Keegan MT, Gajic O, Afessa B. Severity of illness scoring systems in the intensive care unit. Crit Care Med. 2011 jan; 39(1):163-9.
29. Loss SH, Nunes DSL, Franzosi OS, Salazar GS, Teixeira C, Vieira SRR. Chronic critical illness: are we saving patients or creating victims? Rev Bras Ter Intensiva. 2017; 29(1):87-95.
30. Leung D, Angus JE, Sinuff T, Bavly S, Rose L. Transitions to End-of-Life Care for Patients with Chronic Critical Illness: A Meta-Synthesis. Am J Hosp Palliat Care. 2017 set; 34(8): 729-36.
31. Aslakson R, Cheng J, Vollenweider D, Galusca D, Smith TJ, Pronovost PJ. Palliative Care Review Feature Evidence-Based Palliative Care in the Intensive Care Unit: A Systematic Review of Interventions. J Palliat Med. 2014; 17(2). Publicado em: 11 fev 2014. doi: https://doi.org/10.1089/jpm.2013.0409.
32. Ramos JG, Correa T, Carvalho RT, Jones D, Forte DN. Clinical significance of palliative care assessment in patients referred for urgent intensive care unit admission: A cohort study. J Crit Care. 2016; 21;37:24-9. doi: 10.1016/j.jcrc.2016.08.018.
33. Lobo SM, De Simoni FHB, Jakob SM, Estella A, Vadi S, et al. ICON investigators. Decision-Making on Withholding or Withdrawing Life Support in the ICU: A Worldwide Perspective. Chest. 2017; 152(2):321-9. doi: 10.1016/j.chest.2017.04.176. Epub 2017 mai 5.
34. Mun E. Use of Improving Palliative Care in the ICU (Intensive Care Unit) Guidelines for a Palliative Care Initiative in an ICU. Perm J. 2017; 21:16-37.

6

Cuidados de Final de Vida em UTI

6.1 Definições

Rachel Duarte Moritz

DESTAQUES

- Cuidados de final de vida são prestados quando a doença é refratária ao tratamento, ou quando a provisão de suporte de vida causará sofrimento insuportável e/ou não está de acordo com os valores e preferências do paciente.
- Quando os objetivos do cuidado passam da cura para o conforto, é eticamente aceito que sejam recusados/suspensos tratamentos (LET) que possam prolongar o sofrimento do paciente/família, como: dieta, assistência ventilatória, substâncias vasoativas, métodos dialíticos etc.
- Considerando os critérios de beneficência e não maleficência, qualquer tipo de conduta que não gere benefícios ao paciente pode ser recusada ou suspensa.
- Toda decisão de LET deve ser baseada na prevenção do sofrimento do paciente e nunca na abreviação da sua vida.
- Para a tomada de decisão, deve-se levar em consideração o prognóstico da doença, o contexto que envolve o tratamento e os valores do binômio paciente/família, devendo a decisão ser adequadamente descrita e justificada no prontuário do paciente.

Os objetivos dos cuidados na unidade de terapia intensiva (UTI) são reduzir a morbidade e a mortalidade associadas à doença crítica, manter a função do órgão e restaurar a saúde. Entretanto, apesar dos avanços tecnológicos, a morte na UTI é comum. Tem aceitação crescente no meio médico a definição que, quando a disfunção orgânica da doença crítica desafia o tratamento, quando os objetivos do cuidado não podem mais ser atendidos, ou quando o suporte de vida pode resultar em resultados incongruentes aos valores dos pacientes, os médicos de UTI devem garantir que esses morram com dignidade (fase 3 da assistência paliativa em UTI).[1,2]

Embora a maioria das pessoas prefira morrer em casa, ainda é comum que a morte, mesmo decorrente de doença terminal, ocorra nos hospitais, e que os pacientes sejam internados em UTI nos últimos 30 dias de sua vida.[1] Citam-se como exemplos de situações que possam levar à admissão desses pacientes em UTI, um evento agudo em pacientes com doença crônico-degenerativa grave, a necessidade de monitoramento específico para o controle de sintomas ou a indicação de medicações específicas que não possam ser administradas em uma unidade de internação regular (p. ex., sedação paliativa). Essa realidade torna primordial a discussão sobre os cuidados de final de vida em UTI, que frequentemente envolve decisões relativas à recusa ou suspensão de terapia (LET) considerada fútil ou inútil, ato amplamente influenciado por aspectos técnicos, culturais, éticos, legais e religiosos.[1-6]

A futilidade médica pode ser definida como intervenções médicas que não podem atingir os objetivos fisiológicos pretendidos. Existe a sugestão de que o termo "tratamento fútil" possa ser substituído por "tratamento potencialmente inapropriado ou inadequado", por ser mais fidedigno à maioria dos casos que surgem em UTI. Aqueles que defendem o uso desse termo reconhecem que uma possibilidade de morte ou sobrevivência não é absoluta, e que algum limiar de probabilidade deve ser estabelecido. A maioria dos conflitos quanto à suspensão de tratamentos surge de desacordos sobre quais metas de tratamento são razoáveis e quais chances de sucesso são altas o suficiente para justificar a conduta terapêutica. Decisões sobre intervenções potencialmente inapropriadas requerem julgamentos complexos, levando em conta as concepções diversas e pessoais de todos os envolvidos no processo.[5] Grande parte das decisões de final de vida em UTI está relacionada à avaliação de quais terapias são consideradas inadequadas ou fúteis e à recusa ou suspensão destas. Embora a recusa seja eticamente equivalente à retirada de uma terapia, existem fatores culturais, geográficos, religiosos, estatutários ou médicos que diferenciam essas condutas. Enquanto a retirada é um processo ativo que, geralmente, requer ordem e justificativa por escrito, a recusa é a ausência de uma ação, sendo frequentemente menos documentada.[5,7]

Um trabalho de revisão demonstrou que a prevalência média de retirada do tratamento de suporte de vida para pacientes que morreram foi de 0% a 84,1%, sendo que a recusa variou entre 5,3% e 67,3%. Nesse estudo, os autores apontaram variabilidade substancial entre as diferentes regiões do mundo, entre as UTI de um mesmo país e entre os intensivistas de uma mesma unidade.[3] Resultados semelhantes foram descritos por Lobo e cols.,[6] que, em uma análise com 9.524 pacientes, reportaram decisões de recusa/suspensão de terapia em 1.259 pacientes internados em UTI. Os autores apontaram diferença entre as regiões quanto às condutas de recusa/suspensão de terapia, que variaram de 10% no Sul da Ásia a 67% na Oceania. A maior gravidade da doença, a presença de falência de órgãos, de comorbidades graves e internações de pacientes provenientes da clínica ou do pronto-socorro, principalmente por trauma, foram preditores independentes para decisões de recusa/suspensão do tratamento de suporte à vida. Outro estudo avaliou 2.476 pacientes e demonstrou que pacientes com idade avançada, diagnóstico de câncer, depressão do nível de consciência, admitidos por causa não cirúrgica, com baixa performance, com mau prognóstico (subjetivo do médico) e com maior tempo de internação precedendo a admissão em UTI foram mais frequentemente avaliados pelos paliativistas.[8] Um estudo multicêntrico, que avaliou 3.042 pacientes (idade 62,5 ± 16,1 anos) de 39 UTI espanholas, no ano de 2011, identificou como fatores independentes associados ao LET na admissão em UTI: idade, razão para admissão, risco de morte e *status* funcional.[9] Um estudo brasileiro avaliou 3.487 pacientes internados em UTI, sendo que 342 foram inseridos no programa de cuidados paliativos. Após a avaliação paliativista, o óbito dos pacientes ocorreu entre 1 e 4 dias em UTI, e entre 2 e 11 dias no hospital, sendo que a reanimação cardiopulmonar (96,8%) e o suporte ventilatório (73,6%) foram as limitações mais adotadas.[10] Gulini e cols.[11] avaliaram 170 pacientes internados em uma UTI no Sul do Brasil e apontaram uma relação significativa entre o desfecho de morte e os seguintes itens: a resposta negativa à "questão-surpresa", idade maior que 60 anos, fragilidade e baixa funcionalidade precedendo a internação, presença de insuficiência cardíaca e/ou renal crônica, lesão neurológica aguda não traumática, falência de múltiplos órgãos por mais de cinco dias e internação em UTI por mais de cinco dias. Os autores sugeriram que pacientes com essas características deveriam receber CP de maneira preferencial (fase 3 da assistência paliativa em UTI).

Visando a integração dos CP nas UTI brasileiras, foi realizado o II Fórum do Grupo de Estudos do Fim da Vida do Cone Sul,[2] no qual foram definidas fases da assistência intensiva. Foram apontadas, pelos autores, três fases: fase 1, em que a morte é pouco provável; fase 2, em que é constatada a falta de respostas aos recursos utilizados, com crescente tendência ao desfecho de morte ou irreversibilidade; e fase 3, em que existe o reconhecimento da irreversibilidade da doença, sendo a morte iminente. Foi também apresentado um fluxograma para CP em UTI, sendo definido que nas fases 2 e 3 a prioridade dos cuidados passa a ser embasada na melhor qualidade de vida possível (Figura 6.1.1). Enquanto na fase 2 os cuidados que modificam a doença possam ser oferecidos quando julgados proporcionais pela equipe e paciente/família, na fase 3 o CP passa a ser exclusivo, sendo indicados os cuidados de final de vida em UTI.

Diversas estratégias são admitidas quando os objetivos do cuidado passam da cura para o conforto. Na maioria dos cenários opta-se pelo não escalonamento de intervenções atuais, pela retenção de intervenções futuras ou pela retirada de algumas ou todas as intervenções, exceto aquelas necessárias para o conforto. Existem evidências de que a descontinuação gradual das medidas de suporte gera menos conflitos. Com base na literatura, são sugeridos procedimentos práticos que visam garantir a dignidade do paciente nos cuidados de final de vida em UTI (Quadro 6.1.1).[1,2,14]

Fluxograma para cuidados nas fases II e III da assistência paliativa em UTI

Em todas as fases: Privilegiar

- Tomada individualizada de decisão
- Controle dos sintomas (dor, desconforto, dispneia, boca seca, respiração ruidosa etc.)

Fase II
Morte esperada em dias, semanas ou meses
Associada a condição fisiopatológica debilitante, com dependência tecnológica e/ou terapêutica crônica
- Estimular medidas de comunicação empática
- Estimular atitudes de solidariedade
- Facilitar a presença dos familiares
- Avaliar o melhor local para fornecer os cuidados paliativos
- Possibilitar a alta da UTI
- Estabelecer as prioridades entre os cuidados paliativos e/ou curativos
- Priorizar o conforto do paciente
- Evitar intervenções fúteis
- Adequar estratégias de sedoanalgesia, suporte ventilatório e nutrição
- Readequar as monitorizações e os cuidados multiprofissionais

Em todas as fases: Propiciar apoio psíquico e espiritual

- Respeitar a existência ou não de crenças
- Permitir cerimônias de despedida (adequadas ao ambiente)

Fase III
Morte esperada em horas ou dia
- Intensificar medidas de comunicação empática
- Intensificar atitudes de solidariedade
- Facilitar a presença dos familiares de uma maneira permanente
- Privilegiar o conforto do paciente
- Retirar terapia fútil (nutrição, substâncias vasoativas, métodos dialíticos etc.)
- Adequar estratégias de sedoanalgesia, suporte ventilatório etc.
- Readequar as monitorizações e os cuidados profissionais

Figura 6.1.1. Fluxograma para cuidados paliativos em UTI. (Adaptada de Moritz *et al.*, 2011.[2])

São descritos "gatilhos" que permitem deflagrar a discussão sobre os cuidados de final de vida em UTI. Em geral, seria aconselhável uma avaliação paliativista preferencial aos pacientes que atendessem a qualquer um dos seguintes itens: doença crônica crítica (internado há mais de 5-14 dias em UTI), uso de procedimentos médicos específicos em pacientes com doença que limitem a vida (p. ex., colocação de traqueostomia, tubo de gastrostomia percutânea, diálise), idade ≥ 80 anos, presença de comorbidades médicas significativas ou mau estado funcional inicial, histórico de doenças crônicas ou incuráveis que limitam a vida (p. ex., câncer metastático; doença respiratória, cardíaca ou renal avançada; esclerose lateral amiotrófica), doenças agudas específicas (p. ex., lesão cerebral anóxica após parada cardíaca, hemorragia intracerebral que requer ventilação mecânica) ou prognóstico geral ruim, conforme determinado por um médico-assistente.[4,12,13]

Cook e cols.[4] apontaram que o respeito ao paciente deve atender o "ABCD" de cuidado que preserve a dignidade (atitudes, comportamentos, compaixão e comunicação). Segundo os autores, as atitudes dos profissionais de saúde podem afetar sua prática e, portanto, esses profissionais devem refletir sobre a influência das suas próprias experiências de vida na maneira como o cuidado é prestado, priorizar os valores e a dignidade do paciente e demonstrar compaixão. A comunicação empática, a informação prognóstica e também a discussão com os familiares sobre os possíveis sinais e sintomas que surgem durante o morrer, são componentes fundamentais

QUADRO 6.1.1	CUIDADOS PALIATIVOS INTEGRADOS AOS CUIDADOS INTENSIVOS: CUIDADOS DE FINAL DE VIDA EM UTI (FASE 3 DA ASSISTÊNCIA PALIATIVA EM UTI)
Discutir com a equipe sobre o prognóstico e os planos de cuidado	
Preparar paciente/família, facilitando a presença dos familiares, reavaliando o local de internação e verificando a necessidade de apoio espiritual	
Intensificar medidas de comunicação empática e atitudes de compaixão e solidariedade	
Possibilitar atendimento ou supervisão por pessoal treinado em cuidados paliativos	
Facilitar a presença dos familiares de maneira permanente	
Embasar os cuidados no conforto ao paciente	
Interromper, preferencialmente de maneira gradual, medicação que não ofereça conforto (nutrição, substâncias vasoativas, métodos dialíticos, suporte ventilatório)	
Otimizar o controle farmacológico e não farmacológico dos sintomas (dor, agitação, *delirium*, dispneia etc.)	
Readequar as monitorizações e os cuidados multiprofissionais	
Levar em consideração na tomada de decisão: o prognóstico, os valores do paciente/família e o contexto no qual o tratamento está inserido.	

Adaptado das referências 1, 2 e 14.

nas discussões de final de vida. O reconhecimento das incertezas é útil para a tomada de decisão que reflita os valores do paciente. Deve-se entender e respeitar o sofrimento dos familiares, que apesar de estarem diante da morte, necessitam manter a esperança. O médico deve saber interpretar o quanto o paciente ou seus familiares desejam discutir sobre as decisões terapêuticas, especialmente de LET, e também identificar suas crenças espirituais e preferências.

O ambiente geral de UTI, com monitoramento contínuo de sinais vitais, instrumentação, ruído ambiental, luzes, privação de sono e acesso limitado da família, prejudica o conforto. Portanto, a decisão de continuar ou não os cuidados em UTI daquele que está no final de vida deve ser individualizada. Se possível, a transferência para fora dessa unidade é desejável, a menos que o paciente esteja instável ou que a morte possa ocorrer muito rapidamente.[1]

É consenso que deve ser garantido o alívio preventivo e oportuno da dor, da dispneia, da ansiedade, do *delirium* e de outros sintomas. Downar e cols.[14] publicaram diretrizes para a retirada de medidas de suporte de vida em UTI, recomendando a monitorização constante do desconforto do paciente e a prevenção ou tratamento precoce dos sintomas que possam estar associados às condutas de LET (Quadro 6.1.2).

QUADRO 6.1.2	CUIDADOS DE FINAL DE VIDA EM UTI	
Sintomas mais prevalentes	Avaliação dos sintomas (essencial o uso sistemático de escalas)	Tratamento farmacológico
Dor	Behavioural Pain Scale (BPS) Outros sinais que podem auxiliar na avaliação: taquipneia, taquicardia, diaforese, uso de musculatura acessória, rigidez, fechar os olhos, verbalizar e gemer	Para o controle da dor, do desconforto e da dispneia, entre os opioides, a morfina é o fármaco de primeira linha
Dispneia	Respiratory Distress Observation Scale (RDOS), para avaliar o desconforto respiratório Pode ser interpretado como desconforto respiratório: taquipneia, taquicardia, expressão facial, uso de musculatura acessória, respiração paradoxal, batimento nasal	Quando necessário, associar benzodiazepínicos para o controle da agitação (midazolam) Fentanil pode ser indicado, principalmente para pacientes que já tinham sua dor controlada com esse fármaco
Agitação	Escore de Sedação e Agitação (SAS) ou Escala de Sedação e Agitação de Richmond (RASS)	Para a agitação, o propofol ou barbitúricos são substâncias de segunda linha
Delirium	CAM-ICU	Para o *delirium* agitado, o haloperidol é o fármaco de primeira linha

Adaptado de Downar *et al.*, 2016.[14]

Para que não existam conflitos e para que haja a promoção do conforto do paciente, o médico intensivista deve estar ciente das particularidades clínicas que envolvem o LET, considerando os cuidados necessários quanto à retirada de um suporte de vida. Por exemplo, a descontinuação da terapia de substituição renal confere um baixo risco de sofrimento físico. Se for o único suporte avançado retirado, a morte poderá levar vários dias, o que torna necessária uma comunicação adequada entre equipe/paciente/família. Em contrapartida, a suspensão de inotrópicos ou vasopressores, embora não confira sofrimento físico, pode acarretar uma morte rápida, podendo ocorrer minutos após a retirada da medicação. A equipe deverá ser orientada para que não haja estresse nesse momento, principalmente quanto à má interpretação de que a suspensão de medicação fútil possa ter ocasionado a morte. Outros atos que podem gerar conflitos, e necessitam de grande maturidade da equipe, são a retirada da dieta ou a descontinuação da ventilação mecânica.[3]

É importante ressaltar que, para a tomada de decisão, deve-se levar em consideração o prognóstico da doença, o contexto que envolve o tratamento e os valores do binômio paciente/família, devendo a decisão ser adequadamente descrita e justificada no prontuário do paciente.

Referências bibliográficas

1. Teno JM, Gozalo P, Trivedi AN, Bunker J, Lima J, Ogarek J, et al. Site of Death, Place of Care, and Health Care Transitions Among US Medicare Beneficiaries, 2000-2015. JAMA. 2018; 320(3):264-71.
2. Moritz RD, Deicas A, Capalbo M, Forte DN, Kretzer LP, et al. II Fórum do "Grupo de Estudos do Fim da Vida do Cone Sul": definições, recomendações e ações integradas para cuidados paliativos na unidade de terapia intensiva de adultos e pediátrica. Rev Bras Ter Intensiva. 2011; 23(1):24-9.
3. Mark NM, Rayner SG, Lee NJ, Curtis JR. Global variability in withholding and withdrawal of life-sustaining treatment in the intensive care unit: a systematic review. Intensive Care Med. 2015; 41(9):1572-85. doi: 10.1007/s00134-015-3810-5. Epub 2015 abr 23.
4. Cook D, Rocker G. Dying with Dignity in the Intensive Care Unit. N Engl J Med. 2014; 370: 2506.
5. Curtis JR, Vincent JL. Ethics and end-of-life care for adults in the intensive care unit. Lancet. 2010; 376:1347.
6. Lobo SM, De Simoni FHB, Jakob SM, Estella A, Vadi S, et al. Decision-Making on Withholding or Withdrawing Life Support in the ICU A Worldwide Perspective. CHEST. 2017; 152(2):321-9.
7. Misak CJ, White DB, Truog RD. Medical futility: a new look at an old problem. Chest. 2014; 146(6):1667-72.
8. Ramos JGR, Correa MDT, de Carvalho RT, Jones D, Forte DN. Clinical significance of palliative care assessment in patients referred for urgent intensive care unit admission: A cohort study. J Crit Care. 2016 ago; 37:24-9.
9. Rubio O, Arnau A, Cano S, Subirá C, Balerdi B, et al. Limitation of life support techniques at admission to the intensive care unit: a multicenter prospective cohort study. J Intensive Care. 2018. 6:24. doi: 10.1186/s40560-018-0283-y.
10. Mazutti SR, Nascimento AF, Fumis RR. Limitação de Suporte Avançado de Vida em pacientes admitidos em unidade de terapia intensiva com cuidados paliativos integrados. Rev Bras Ter Intensiva. 2016; 28(3):294-300.
11. Gulini JEHMB, Nascimento ERPD, Moritz RD, Vargas MAO, Matte DL, Cabral RP. Predictors of death in an Intensive Care Unit: contribution to the palliative approach. Rev Esc Enferm USP. 2018; 52:e03342.
12. Mosenthal AC, Weissman DE, Curtis JR, Hays RM, Lustbader DR, et al. Integrating palliative care in the surgical and trauma intensive care unit: a report from the Improving Palliative Care in the Intensive Care Unit (IPAL-ICU) Project Advisory Board and the Center to Advance Palliative Care. Crit Care Med. 2012; 40:1199.
13. Nelson JE, Mathews KS, Weissman DE, Brasel KJ, Campbell M, et al. Integration of palliative care in the context of rapid response: a report from the Improving Palliative Care in the ICU advisory board. Chest. 2015 fev; 147(2):560-9.
14. Downar J, Delaney JW, Hawryluck L, Kenn L. Guidelines for the withdrawal of life-sustaining measures. Intensive Care Med. 2016; 42: 1003-17.

6.2 Extubação Paliativa

Eduardo Jardim Berbigier | Juliana El Hage Meyer de Barros Gulini

Introdução

A atitude profissional nas unidades de terapia intensiva (UTI) é baseada em uma cultura de sobrevivência, em que a equipe, histórica e naturalmente, age empenhada em oferecer suporte a quaisquer sistemas orgânicos que se encontrem comprometidos. Entre os suportes artificiais de vida disponíveis atualmente, destacam-se ventilação mecânica, infusão de aminas vasoativas, hemodiálise e reanimação cardiopulmonar-cerebral (RCP). Todos são definidos como medidas artificiais que não constituem primariamente um tratamento específico de uma doença, mas sim um suporte a órgãos e sistemas que não conseguem executar adequadamente as suas funções.[1]

A ventilação mecânica, especificamente, tem por objetivo auxiliar temporariamente o sistema respiratório, que se encontra disfuncional pelas mais diversas razões, até que haja cura ou controle da patologia instalada. Contudo, nem sempre o paciente responde da maneira desejada ao tratamento implementado. Isso se dá por uma série de fatores, entre os quais se destacam a gravidade do distúrbio agudo e sua interação com o organismo do paciente, a inexorável evolução de determinadas doenças crônicas e consequente esgotamento das reservas funcionais e, por fim, a falta de resiliência do organismo para lidar com as alterações inerentes a uma condição clínica crítica. Nesses casos, apesar dos melhores esforços da equipe, muitos pacientes evoluem para condições de terminalidade e, mesmo assim, permanecem conectados a múltiplos equipamentos que oferecem suporte orgânico, ainda que não mais interfiram no desfecho clínico iminente. Dessa maneira, instalam-se situações de prolongamento do processo de morrer, sem que a ventilação mecânica, a infusão de substâncias vasoativas, a hemodiálise, ou quaisquer outras medidas artificiais de suporte promovam, sequer, alívio dos sintomas. Diante dessa realidade, a decisão de limitar as terapias de suporte de vida antes da morte tornou-se uma prática complexa e, ao mesmo tempo, comum na UTI moderna. Entretanto, diante da inevitabilidade da morte, o entusiasmo ou mesmo a obstinação na manutenção de um recurso técnico potencialmente inapropriado devem ser confrontados com o benefício que oferecem ao paciente. Deve haver responsabilidade e maturidade na decisão da manutenção de terapias consideradas inapropriadas, especialmente em ambientes onde existe maior tecnologia disponível.[2]

É necessário reafirmar que qualquer suspensão de tratamento considerado inapropriado no contexto de terminalidade não é um fim, em si próprio, a ser atingido. O processo de tomada de decisão quanto à recusa ou à retirada de qualquer medida de suporte orgânico deve ser pautado não só pelo prognóstico, mas também pelos valores do paciente, família e equipe, bem como considerações acerca do contexto em que esse trinômio está inserido. Uma vez tomada a decisão pela transição do cuidado curativo/restaurativo para o cuidado centrado no conforto, toda e qualquer medida que não contribua para o alívio dos sintomas pode ser suspensa. Embora, filosoficamente, não haja diferença entre recusar o início de um tratamento ou suspender um tratamento já instituído, existe classicamente uma maior dificuldade na retirada de uma terapêutica já em andamento em comparação a não iniciar um novo tratamento.[3]

Atualmente, a recusa ou suspensão de terapias precedem 74-90% das mortes em UTI em comparação com 51% na década anterior.[4-5] Em regra, as terapias que são suspensas em maior porcentagem em UTI são as substâncias vasoativas e os métodos dialíticos.[6] Uma pesquisa avaliou a atitude dos médicos intensivistas brasileiros diante da recusa ou suspensão de tratamentos, registrando que os métodos dialíticos constituíram a terapêutica mais comumente recusada ou suspensa. No mesmo trabalho, o suporte ventilatório foi recusado em quase 25% das vezes e, ao ser instituído, foi retirado por 4% dos participantes, tendo sido a intervenção menos frequentemente suspensa.[7]

Ressalta-se que a discussão sobre os CP em UTI tem levado a uma aceitação crescente de que a retirada de medidas de suporte orgânico faz parte de ações paliativas nessas unidades.[8] Essas decisões são, muitas vezes, influenciadas por vários fatores, como a extensão e a gravidade da doença, experiências anteriores, disponibilidade de recursos, dinâmica familiar, aspectos culturais e socioeconômicos. Esses fatores podem prolongar as decisões de limitação de terapêuticas de suporte de vida ou indicar a busca por medidas paliativas.[4] Ainda assim, entre as terapias retiradas, a suspensão da ventilação mecânica, com ou sem extubação, do paciente, frequentemente gera muitos questionamentos e angústia na equipe multiprofissional de UTI.

DESTAQUES

- Extubação paliativa não é uma prática médica baseada exclusivamente em protocolos, com indicações precisas e definitivas em todos os casos. Mais que isso, é uma prática baseada em princípios éticos, legais e clínicos, cuja ação não é um fim em si mesmo, mas um meio pelo qual se pode oferecer a melhor qualidade no processo de morrer.

- Extubação paliativa não será a causadora da morte do paciente, mas poderá cessar ou abreviar o prolongamento do processo que levará, invariavelmente, o paciente ao óbito.

- Extubação paliativa não deve ser balizada como marcador de qualidade do cuidado paliativo de uma UTI. Existem UTI que prestam cuidados paliativos de alto nível, mas que estão inseridas em um contexto em que essa prática não é frequente.

- Extubação paliativa, como toda a limitação terapêutica, não é um desfecho a ser alcançado em todos os pacientes terminais em UTI.

- Para a decisão por extubação paliativa, além de se considerar o prognóstico do paciente, é fundamental avaliar os valores da família e da equipe, bem como o contexto em que estão inseridos, a fim de que essa decisão transcorra em um ambiente propício.

Extubação paliativa

Métodos para a retirada do suporte ventilatório

Quando a retirada da ventilação mecânica é indicada e possível, a abordagem para atingir esse ponto final é altamente variável e individualizada.[5] São citados dois métodos para a interrupção da assistência ventilatória invasiva: a extubação ou a diminuição dos parâmetros do ventilador. Embora seja mais aconselhada a extubação, a diminuição dos parâmetros também é aceitável.[9]

Redução dos parâmetros do ventilador mecânico

Consiste na redução dos parâmetros pressóricos/volumétricos e/ou da fração inspirada de oxigênio. Exemplificamos, a seguir, uma situação hipotética, com enfoque didático, em que essa modalidade de retirada do suporte poderia ser implementada.

Consideremos um paciente portador de neoplasia avançada de pulmão, fora de possibilidades curativas ou de controle da doença, com avaliação clínica que indique alta probabilidade de óbito em curto espaço de tempo. Inadvertidamente, no decorrer da evolução da doença e consequente insuficiência respiratória, esse paciente foi intubado e agora depende de altas pressões e fração inspirada de oxigênio para manter oxigenação minimamente adequada. Não há, nesse caso, expectativa de que a ventilação mecânica ou qualquer outro tratamento reverta a condição do paciente. Diante disso, a manutenção da ventilação prolongará o processo inevitável da morte do paciente sem qualquer benefício para o controle de sintomas. Uma vez tomada a decisão de implementar cuidados de conforto exclusivos, os parâmetros podem ser reduzidos. É fundamental entendermos que, nesse caso, se o paciente evoluir para falência respiratória, a causa da morte será a neoplasia avançada, e não a retirada do suporte orgânico.

Desmame terminal

O desmame terminal consiste na diminuição prévia da assistência ventilatória, com posterior retirada do tubo orotraqueal.

Consideremos uma segunda situação hipotética em que a redução dos parâmetros e posterior retirada do suporte ventilatório poderia ser indicada.

Um paciente apresenta um acidente vascular encefálico de tronco cerebral, evolui com rebaixamento do nível de consciência e é intubado. Após estabilização clínica, persiste comatoso, sem interação com o ambiente e é mantido em pressões mínimas, com *drive* ventilatório preservado.

Após análise prognóstica, constata-se que o paciente, muito provavelmente, não terá evolução significativa do quadro. Ainda que haja melhora discreta, esta com certeza não permitirá ao paciente desempenhar suas atividades de outrora. Supondo que esse prognóstico seja exposto à família e que os valores e contexto vigentes nos permitam deduzir que essa situação não é condizente com os interesses do paciente, podemos afirmar que a ventilação mecânica não alcançou o objetivo proposto e que não trará nenhum impacto positivo se for mantida. Se houver transição do cuidado para enfoque em conforto exclusivo, a ventilação poderá ser suspensa. O paciente poderá tanto evoluir com insuficiência respiratória, brevemente, quanto manter a respiração minimamente eficaz ou, inclusive, manter um bom padrão respiratório e receber alta da UTI.

Nesse método, deve haver adequada titulação de sedativos e analgésicos em cada passo, para minimizar o desconforto do paciente. Geralmente, é possível diminuir o suporte do ventilador durante um período de 10 a 30 minutos, de modo a permitir que o paciente transite confortavelmente para a modalidade de ventilação espontânea.

O prescritor deverá levar em consideração todas as possíveis situações secundárias à sua decisão terapêutica, tendo a responsabilidade de prevenir e tratar qualquer sintoma que possa advir dessa decisão, como, nesse caso específico, o desconforto e a dispneia.

Cabe ressaltar que, em todas as etapas desse processo, deve haver a participação integrada da equipe multiprofissional, e que devem ser seguidas normas para que este ocorra de maneira harmoniosa e tranquila, tanto para o paciente quanto para seus familiares, e para a equipe de UTI.

A seguir, serão apresentadas as etapas que devem ser seguidas para o desmame terminal do paciente em cuidados paliativos (Quadros 6.2.1 a 6.2.5).[9-13]

Em alguns serviços existe a preferência por haver a extubação sem a diminuição gradual do suporte ventilatório (extubação imediata). No entanto, essa abordagem exige uma dosagem antecipada muito cuidadosa dos opioides e um monitoramento rigoroso imediatamente após a extubação, devido ao

QUADRO 6.2.1	PREPARO PARA A EXTUBAÇÃO PALIATIVA
Preparar os membros da equipe	
Revisar detalhadamente os procedimentos planejados com os membros da equipe	
Avaliar se o paciente não está sob efeito de bloqueadores neuromusculares	
Garantir que o médico de referência esteja ciente e de acordo com o plano	
Garantir que o cuidado espiritual tenha sido oferecido	
Relembrar à equipe que todas as ações visam a garantir a dignidade do paciente	
Relembrar à equipe que o paciente e a família são o foco de cuidado	
Planejar a continuidade do cuidado (troca de equipe, visita de novos familiares) durante o processo de morte	
Garantir à família de que nem eles nem o paciente serão abandonados pela equipe	
Preparar o ambiente e controlar o barulho excessivo ou qualquer outro fator que comprometa a tranquilidade do espaço	
Flexibilizar as visitas	
Preparar e posicionar o paciente	
Remover equipamentos desnecessários (retirar oximetria e silenciar alarmes)	
Garantir que o paciente esteja tão calmo e confortável quanto possível antes da retirada do suporte vital	

Adaptado das referências 9-13.

risco de dificuldade respiratória temporária. A abordagem ideal é desconhecida. No entanto, um estudo prospectivo comparando desmame terminal com extubação imediata relatou que, embora a extubação imediata não estivesse associada a sofrimento psíquico nos familiares dos pacientes, estava associada a mais obstrução das vias aéreas, respiração ofegante e dor, em comparação com a rápida titulação do suporte ventilatório e administração de sedativos e analgésicos antes da extubação.[14] Diante disso, pode-se dizer que, aparentemente, o método mais adequado é o desmame terminal, já que prima pelo conforto e atende aos objetivos dos cuidados paliativos.

Após a extubação, os pacientes, geralmente, devem permanecer em um ambiente clínico que permita o monitoramento frequente e o tratamento precoce dos eventuais sintomas. Em caso de estabilidade no controle dos sintomas, previsão de sobrevivência de horas a dias e, sendo possível e desejada com relação aos valores e contexto, a transferência para enfermaria pode ser adequada.

Em conjunto com a extubação paliativa, podem ser também retiradas medicações que não interfiram no controle dos sintomas e possam causar desconforto ou prolongar o morrer. Torna-se importante ter o conhecimento de que a maioria dos pacientes submetidos

QUADRO 6.2.2	CUIDADOS SEIS HORAS ANTES DA RETIRADA DA VENTILAÇÃO MECÂNICA
	Suspensão de dieta
	Redução de hidratação e administração, quando indicada, de furosemida e de corticoide para a prevenção de estridor pós-extubação
	Avaliação da sedação e analgesia: se adequada, manter. Quando inadequada ou não prescrita: iniciar midazolam ou propofol e morfina ou fentanil
	Redução sequencial da FiO_2 para 21% e do PEEP para 5 cmH_2O
	Alteração da modalidade respiratória para pressão de suporte (PSV)
	Preparação do local com mínimos ruídos externos
	Retirada de equipamentos de monitorização (para evitar angústia)
	Remoção de dispositivos, como manguito de pressão arterial
	Adequação de todas as medicações, visando evitar a angústia e o sofrimento (opioides para dor e dispneia, sedativos e adjuvantes conforme necessidade)

Adaptado das referências 9-13.

à retirada da ventilação em UTI vai morrer nessa unidade, sendo que a suspensão concomitante de vasopressores está fortemente associada à morte dentro de uma hora após a extubação. Segundo uma série de casos, a média do tempo de morte foi de 0,9 hora, e a maioria dos óbitos ocorreu em até 10 horas, sendo que mais de 90% ocorreu em até 24 horas após o procedimento. Em particular, pacientes que estão morrendo ativamente com sintomas difíceis de tratar se beneficiam de cuidados contínuos em UTI que lhes possam garantir conforto.[15-16] Para pacientes nos quais os sintomas incontroláveis estão presentes após a extubação, a sedação paliativa pode ser necessária para proporcionar um nível adequado de conforto.

Existe a recomendação de que cada UTI desenvolva e utilize protocolos para a retirada de tratamentos de suporte de vida, que toda decisão deva ser efetuada de maneira individualizada, que as terapias sejam retiradas de modo gradual e que seja descontinuado qualquer procedimento que não gere conforto. No que concerne à retirada da assistência ventilatória, recomenda-se que o oxigênio suplementar só seja fornecido quando gerar conforto ao paciente e que não seja instituída ventilação não invasiva após o procedimento.[9]

Conclusão

A decisão frente à recusa ou retirada de qualquer medida de suporte orgânico deve ser baseada não só no prognóstico, mas também nos valores do paciente, família e equipe, bem como considerações acerca do contexto em que esse trinômio está inserido.

A retirada da ventilação mecânica é complexa e ao mesmo tempo comum na UTI moderna. É necessário, contudo, que o processo de tomada de decisão identifique quais pacientes vão se beneficiar dessa suspensão, planejá-la e executá-la sempre prezando pelo conforto e dignidade do paciente.

QUADRO 6.2.3	CUIDADOS 30 MINUTOS ANTES DA RETIRADA DA VENTILAÇÃO MECÂNICA
\multicolumn{2}{l	}{Checar sedação e analgesia}
\multicolumn{2}{l	}{Avaliar o uso de hioscina/escopolamina – para redução das secreções}
\multicolumn{2}{l	}{Avaliar a repetição do corticoide (metilprednisolona 100 mg)}
\multicolumn{2}{l	}{Ajustar a dosagem das medicações sedoanalgésicas, seja por meio de bólus e/ou aumento da vazão, antes e após a extubação • Caso seja optado pela administração do opioide em bólus, avaliar aumento da infusão do fármaco caso o paciente necessite de 2 bólus a cada 5 a 15 minutos • Morfina é o fármaco de primeira escolha; entretanto, caso o paciente já esteja sob infusão de fentanil, não há por que modificar a prescrição}
\multicolumn{2}{l	}{Iniciar o desmame aproximadamente 30 minutos após o ajuste da analgesia}
\multicolumn{2}{l	}{Manter preparada medicação analgésica (opioide – morfina, primeira linha) e sedativa (midazolam, primeira linha) para administrar em caso de ansiedade, taquipneia angustiante ou outros sintomas}
\multicolumn{2}{l	}{Colocar o paciente em teste de respiração espontânea (TRE) com PSV de 6 a 8}
\multicolumn{2}{l	}{Manter PEEP mínima (5 cmH$_2$O)}
\multicolumn{2}{l	}{Se em qualquer ponto, durante o processo de desmame, os sintomas de dor, desconforto respiratório, agitação ou ansiedade forem observados: administrar bólus endovenoso de opioide até que os sintomas sejam aliviados Se persistirem os sintomas após doses repetidas do opioide, aumentar os parâmetros do ventilador até que os sintomas sejam controlados}
\multicolumn{2}{l	}{Posicionamento do paciente e aspiração das secreções antes da retirada do tubo orotraqueal}

Adaptado das referências 9-13.

QUADRO 6.2.4	CUIDADOS NA HORA DA EXTUBAÇÃO E RETIRADA DA VENTILAÇÃO MECÂNICA
\multicolumn{2}{l	}{Observar se há sinais de desconforto respiratório}
\multicolumn{2}{l	}{Ajustar medicação necessária para aliviar o desconforto antes de prosseguir}
\multicolumn{2}{l	}{Remover o ventilador do paciente quando estiver com níveis mínimos de PEEP (5 cmH$_2$O) e PSV (6 cmH$_2$O)}
\multicolumn{2}{l	}{Extubar o paciente}
\multicolumn{2}{l	}{Não instituir oxigênio após a extubação, a menos que promova conforto respiratório}

Adaptado das referências 9-13.

QUADRO 6.2.5	CUIDADOS APÓS A EXTUBAÇÃO E RETIRADA DA VENTILAÇÃO MECÂNICA
Se ainda houver aflição do paciente, controlar os sintomas de forma imediata	
Ajustar as taxas de infusão dos fármacos analgésicos e sedativos objetivando que o paciente esteja tranquilo e com frequência respiratória menor que 30 rpm	
Associar sedativos no caso de sintomas refratários (haloperidol, propofol)	
Encorajar a presença de familiares e atitudes de afeto (segurar a mão do paciente)	
Assegurar que os familiares tenham conhecimento do método e estejam tranquilos	
Prestar apoio à dor dos familiares após a morte e providenciar acompanhamento de apoio ao luto	

Adaptado das referências 9-13.

Referências bibliográficas

1. de Carvalho RT; HAF (orgs.). Manual de Cuidados Paliativos ANCP - Ampliado e atualizado. 2 ed. Academia Nacional de Cuidados Paliativos; 2012.
2. Silva KCO, Quintana AM, Nietsche AE. Obstinação terapêutica em unidade de terapia intensiva: perspectiva de médicos e enfermeiros. Esc Anna Nery. 2012; 16(4):697-703.
3. Luce JM. Withholding and withdrawal of life support: ethical, legal, and clinical aspects. New Horiz. 1997; 5(1):30-7.
4. Morgan CK, Varas GM, Pedroza C, Almoosa KF. Defining the Practice of "No Escalation of Care" in the ICU. Crit Care Med. 2014 fev; 42(2):357-61.
5. Paruk F, Kissoon N, Hartog CS, Feldman C, Hodgson ER, Lipman J, et al. The Durban World Congress Ethics Round Table Conference Report: III. Withdrawing Mechanical ventilation—the approach should be individualized. J Crit Care. 2014 dez; 29(6):902-7.
6. Szalados JE. Discontinuation of mechanical ventilation at end-of-life: the ethical and legal boundaries of physician conduct in termination of life support. Crit Care Clin. 2007; 23(2):317-37.
7. Moritz RD, Dantas A, Matos JD, Machado FO. O comportamento do médico intensivista brasileiro diante da decisão de recusar suspender um tratamento. Rev Bras Ter Intensiva. 2001; 13(1):21-8.
8. Psirides AJ, Sturland S. Withdrawal of active treatment in intensive care: what is stopped-comparison between belief and practice. Crit Care Resusc. 2009 set; 11(3):210-4.
9. Downar J, Delaney JW, Hawryluck L, Kenny L. Guidelines for the withdrawal of life-sustaining measures. Intensive Care Med. 2016 jun; 42(6):1003-17. doi: 10.1007/s00134-016-4330-7. Epub 2016 abr 8.
10. Von Gunten C, Weissman DE. Ventilator Withdrawal Protocol (Part I). J Palliat Med. 2003 out; 6(5):773-4.
11. Saint Thomas Hospital. Terminal Weaning from Ventilator Protocol. Disponível em: http://www.aacn.org/WD/Palliative/Docs/terminal_weaning_st_thomas.pdf. Acessado em 10 dez 2015.
12. Epker JL, Bakker J, Kompanje EJ. The use of opioids and sedatives and time until death after withdrawing mechanical ventilation and vasoactive drugs in a Dutch intensive care unit. Anesth Analg. 2011 mar; 112(3):628-34.
13. Van Beinum A, Hornby L, Ward R, Ramsay T, Dhanani S. Variations in the Operational Process of Withdrawal of Life-Sustaining Therapy. Crit Care Med. 2015 out; 43(10):e450-7.
14. Robert R, Le Gouge A, Kentish-Barnes N, et al. Terminal weaning or immediate extubation for withdrawing mechanical ventilation in critically ill patients (the ARREVE observational study). Intensive Care Med. 2017; 43:1793.
15. Cook D, Rocker G, Marshall J, et al. Withdrawal of mechanical ventilation in anticipation of death in the intensive care unit. N Engl J Med. 2003; 349:1123.
16. Cooke CR, Hotchkin DL, Engelberg RA, et al. Predictors of time to death after terminal withdrawal of mechanical ventilation in the ICU. Chest. 2010; 138:289.

6.3 Sedação Paliativa

Rachel Duarte Moritz

DESTAQUES

- Sedação paliativa é a indução intencional da redução ou da falta de consciência em um paciente na fase final de sua vida, com o objetivo de aliviar um sintoma incontrolável, após todas as demais opções terapêuticas terem sido esgotadas.
- Sedação paliativa não objetiva a abreviação da vida e, sim, o controle dos sintomas; e por esse motivo, difere radicalmente da eutanásia.
- Sedação paliativa, geralmente, ocorre para o controle de *delirium*, dor, dispneia e, em alguns países, de sofrimento existencial.
- O fármaco de escolha para sedação paliativa é o midazolam.

Sedação paliativa (SP) é definida como a indução intencional da redução ou da falta de consciência (inconsciência) em um paciente na fase final de sua vida, com o objetivo de aliviar um sofrimento intolerável, causado por sintomas graves e refratários. Em alguns países, também é justificada a SP para pacientes com sofrimento existencial ou psíquico, o que é uma questão extremamente difícil e delicada de se lidar. De qualquer maneira, a SP é uma medida de último recurso, após ser esgotado todo o arsenal terapêutico disponível.[1-4]

Sintomas refratários podem ser considerados aqueles que não podem ser adequadamente controlados por terapias que não comprometem seriamente a consciência.[1]

Medicamentos ineficazes para o controle dos sintomas são aqueles incapazes de fornecer alívio adequado, causadores de efeitos adversos excessivos ou quando é improvável que forneçam alívio dentro de um prazo de tempo tolerável.[1]

De maneira inadequada, pode haver confusão entre SP e eutanásia. Entretanto, essas práticas diferem radicalmente por terem propostas completamente distintas. Na SP, a prescrição visa a administração de uma dose efetiva mínima após titulação progressiva, sendo o duplo efeito dos fármacos previsível, mas não desejável. É desaconselhável, tanto do ponto de vista ético quanto moral, que o médico deixe seu paciente morrer sob grande sofrimento, pelo medo do duplo efeito dos fármacos. Por outro lado, estudos demonstram que a sobrevida de pacientes sedados é igual ou parcialmente melhor que a de pacientes não sedados. No Quadro 6.3.1 são apontados os cuidados a serem tomados antes da opção por SP.[1-5]

Na maioria das vezes, a avaliação para a prescrição de SP ocorre devido a uma crise de sintomas intoleráveis ao paciente. Nesse momento, dificilmente será possível obter o consentimento pós-informado do mesmo. Por outro lado, os familiares também estão sendo submetidos a intenso sofrimento. Colocar-lhes o peso de uma decisão, certamente, lhes acarretará uma maior angústia e um luto mais prolongado. Cabe ao médico otimizar a comunicação e tomar a melhor decisão terapêutica baseada no critério da beneficência. Independentemente de o paciente ter capacidade de decisão ou não, os pacientes e suas famílias devem ter a certeza de que receberão o melhor atendimento possível. Além disso, os pacientes devem ser informados de que os tratamentos médicos e os cuidados de enfermagem serão fornecidos para garantir que o conforto do paciente seja mantido e que os seus desejos e os de sua família sejam respeitados. Durante os cuidados de final de vida, é importante que a presença dos familiares seja facilitada, que estes sejam acolhidos e

QUADRO 6.3.1	CUIDADOS A SEREM TOMADOS QUANDO OCORRE A OPÇÃO POR SEDAÇÃO PALIATIVA (SP)
1. Opta-se por SP para o controle dos sintomas e conforto do paciente, e nunca para que a morte seja acelerada	
2. Nunca utilizar de maneira abusiva os fármacos, que devem ser titulados gradualmente conforme a necessidade do paciente	
3. Antes do início da SP, solicitar, se possível, avaliação multiprofissional para a verificação de que todos os métodos disponíveis foram utilizados	
4. A decisão por SP é baseada nas necessidades do paciente, e nunca nas angústias da família ou dos profissionais de saúde	
5. Faz parte do processo para a SP que a comunicação seja otimizada, e que seja fornecida para o paciente e seus familiares	

Adaptado das referências 1-5.

tratados com compaixão, que lhes sejam explicados os procedimentos tomados e sobre a possível aproximação da morte, que lhes seja garantido que outras opções terapêuticas foram testadas, mostrando-se ineficazes, e que, no caso da SP, a finalidade é o alívio do sofrimento e não a diminuição do tempo de vida.[1-3]

Cerca de um terço de todos os pacientes em estado terminal é submetido a SP, sendo que um quarto deles necessita de sedação profunda contínua. Para alguns pacientes, um estado de "sedação consciente", no qual a capacidade de responder aos estímulos verbais é mantida, pode fornecer alívio adequado sem perda total da função interativa. A prevalência de SP varia de acordo com o cenário de atendimento, sendo mais comumente utilizada para o tratamento de dor refratária, dispneia, *delirium* agitado e convulsões. Em algumas situações de emergência, como em casos de hemorragia maciça, de asfixia, de dor avassaladora ou de dispneia terminal grave, a SP também pode ser necessária.[1,2,6]

Um estudo alemão, que avaliou 3.678 óbitos, demonstrou que a sedação profunda contínua foi prescrita, preferencialmente, para o alívio da dor e de outros sintomas de pacientes com idade inferior a 65 anos, e concluiu que existe diferença quanto às características dos pacientes que necessitam de SP, assim como entre os serviços que decidem por essa conduta.[6]

Shen e cols.[7] realizaram um trabalho em Taiwan, com 143 familiares de pacientes com doença terminal, sendo 81 internados em unidade de cuidados paliativos (UCP) e 62 em unidade de terapia intensiva (UTI). Foi avaliada a experiência dos familiares desses pacientes sobre a SP, sendo apontado que a maior preocupação das famílias com os pacientes sedados na UCP era que "poderia haver outras formas de aliviar os sintomas" (90,2%), enquanto as famílias de pacientes sedados em UTI relataram mais frequentemente "sentimento de que ainda tinham algo a fazer" (93,55%), e que "o estado de sono do paciente não era digno" (93,55%). Os membros da família em UTI apresentaram mais sofrimento que os da UCP.

Outro estudo austríaco, que avaliou os dados de 2.414 pacientes de 23 unidades de cuidados paliativos, demonstrou que 502 (21%) pacientes receberam sedação nas últimas duas semanas anteriores à morte, 356 (71%) receberam sedação contínua até a morte e 119 (24%) receberam sedação intermitente, sendo a duração mediana da sedação de 48 horas. As indicações para sedação foram *delirium* (51%), sofrimento existencial (32%), dispneia (30%) e dor (20%).[8]

Nos cuidados de final de vida, e principalmente após a decisão por SP, a finalidade dos cuidados torna-se a de aliviar os sintomas. Portanto, é indicado que haja reavaliação da monitorização do paciente, que deve ser adaptada ao seu quadro clínico. Quando a morte é esperada em curto prazo de tempo, os únicos parâmetros clínicos indicados para observação contínua são aqueles relacionados ao conforto, sendo desaconselhado o monitoramento de rotina dos sinais vitais (p. ex., pulso, pressão arterial e temperatura), de saturação de oxigênio etc. Por outro lado, se a SP é possivelmente transitória e indicada para pacientes que não estão morrendo ativamente, o monitoramento é razoável, incluindo a avaliação repetida do nível de sedação e dos parâmetros fisiológicos de rotina. É de extrema importância que toda a equipe de cuidado entenda as razões para a sedação e as metas de cuidado.[1,3,9]

A decisão sobre outras medidas, como a hidratação artificial e/ou terapia nutricional, é tomada independentemente da decisão sobre a SP propriamente dita. Quanto às medicações a serem prescritas, os medicamentos para o controle dos sintomas devem ser mantidos, enquanto aqueles considerados inconsistentes ou irrelevantes para o objetivo do conforto do paciente podem ser descontinuados.[1,5]

Não podem ser subestimadas as necessidades dos familiares do paciente sob SP, principalmente no que concerne ao suporte emocional e à comunicação frequente. Essas pessoas, submetidas a um grande estresse, geralmente precisam de uma confirmação repetida de que outros métodos foram sufi-

QUADRO 6.3.2 — SINTOMAS QUE MAIS COMUMENTE GERAM A NECESSIDADE DE SEDAÇÃO PALIATIVA E OS FÁRMACOS MAIS UTILIZADOS PARA ESSE FIM

Sintomas refratários ao tratamento usual	Fármacos indicados
Dor	Opioides + benzodiazepínicos (morfina + midazolam) *Obs.:* inicialmente, reavaliar a dose dos opioides (morfina ou fentanil – segunda opção) e, caso não haja controle dos sintomas, associar midazolam (primeira opção)
Agitação	Midazolam *Casos especiais:* • Barbitúricos (fenobarbital) – para agitação não controlada • Propofol – para sedação temporária • Clorpromazina – como substância alternativa
Dispneia	Morfina + midazolam
Delirium	Midazolam (primeira opção) + antipsicótico (haloperidol ou clorpromazina)
Sempre reavaliar a necessidade do reajuste dos opioides para a otimização da analgesia	

Adaptado das referências 1-3 e 8.

QUADRO 6.3.3	FÁRMACOS UTILIZADOS PARA SEDAÇÃO PALIATIVA	
Substância	Características farmacológicas	Dose indicada
Midazolam	Rápido início de ação Potente sedativo e ansiolítico Útil para o controle de convulsões, espasmos musculares, náuseas, vômitos e prurido central intratável	Dose de ataque: 1-5 mg cada 5-15 minutos Dose de manutenção: 0,5-5 mg/hora Dose reajustada conforme necessidade clínica
Clorpromazina	Efeitos sedativos e ansiolíticos com rápido início de ação Útil para o controle de náuseas, vômitos, *delirium* e *ictus* intratável No Brasil, o uso endovenoso da clorpromazina é *off-label*	Uso intermitente: 12,5-25 mg IV/IM cada 4-12 horas Infusão contínua: 3-5 mg/h Dose efetiva usual: 37,5-150 mg/dia (parenteral)
Propofol	Rápidos início e término de ação. Permite um despertar tranquilo no caso de SP temporária Adequado para o controle de agitação e *delirium* refratários e para a tolerância aos benzodiazepínicos. Auxílio no controle de náuseas, vômitos e convulsões Sua administração exige monitorização em ambientes específicos (UTI) e, por suas características farmacológicas, deve ser administrado sob infusão contínua, com acesso venoso profundo	Iniciar 0,3-0,5 mg/kg/h Reavaliação a cada 10 minutos, com aumento de 0,5 mg/kg, se necessário Dose de 0,3 a 3 mg/kg/h
Fenobarbital	Indicado em casos de agitação refratária ao uso de benzodiazepínicos e clorpromazina	Dose de ataque: 1-3 mg/kg IV ou IM (100 a 200 mg); repetir a cada 30 minutos, se necessário Infusão contínua: 0,5 mg/kg/h IV, podendo ser aumentado até 1.600/mg/dia

cientemente testados, mas foram ineficazes para aliviar o sofrimento, e que a SP provavelmente não encurtará a vida do paciente.[7] Embora a via de administração dos fármacos possa ser variada, as vias preferenciais para SP são a subcutânea ou a intravenosa, sendo esta a de escolha para pacientes internados em UTI. No Quadro 6.3.2 são apontados os sintomas que mais comumente geram a necessidade de SP e os fármacos mais utilizados para esse fim em UTI.[1-3,8]

No Quadro 6.3.3 são apontadas as principais características dessas medicações e a dose indicada.[1,3,9]

Referências bibliográficas

1. Nogueira FL, Sakata RK. Sedação paliativa do paciente terminal. Rev Bras Anestesiol. 2012; 62(4):586-92.
2. Garetto F, Cancelli F, Rossi R, Maltoni M. Palliative Sedation for the Terminally Ill Patient. CNS Drugs. 2018; 32(10):951-61.
3. De Graeff A, Dean M. Palliative sedation therapy in the last weeks of life: A literature review and recommendations for standards. J Pall Med. 2007; 10:67.
4. Cherny NI, Radbruch L; Board of the European Association for Palliative Care. European Association for Palliative Care (EAPC) recommended framework for the use of sedation in palliative care. Palliat Med. 2009; 23:581-93.
5. Abarshi E, Rietjens J, Robijn L, Abarshi E, Rietjens J, Robijn L, et al.; EURO IMPACT. International variations in clinical practice guidelines for palliative sedation: a systematic review. BMJ Support Palliat Care. 2017; 7(3):223-9.
6. Ziegler S, Schmid M, Bopp M, Bosshard G, Puhan MA. Using sedative substances until death: A mortality follow-back study on the role of healthcare settings. Palliat Med. 2019; 33(2):213-20. doi: 10.1177/0269216318815799. Epub ahead of print.
7. Shen HS, Chen SY, Cheung DST, Wang SY, Lee JJ, Lin CC. Differential Family Experience of Palliative Sedation Therapy in Specialized Palliative or Critical Care Units. J Pain Symptom Manage. 2018; 55(6):1531-9.
8. Schur S, Weixler D, Gabl C, Kreye G, Likar R, et al. Sedation at the end of life - a nation-wide study in palliative care units in Austria. BMC Palliat Care. 2016; 14:15-50.
9. Bodnar J. A Review of Agents for Palliative Sedation/Continuous Deep Sedation: Pharmacology and Practical Applications. J Pain Palliat Care Pharmacother. 2017 mar; 31(1):16-37.

6.4 Alta em UTI e Custo-Benefício para o Paciente/Família/Equipe

Raquel Pusch

DESTAQUES

- A relação custo-benefício é medida de acordo com o olhar de quem vê. A avaliação se baseia no padrão de funcionamento de cada indivíduo, tendo como base de decisão as informações recebidas pelo meio e o próprio esquema mental.
- Importante lembrar que: independentemente de em que ponto estiver um determinado paciente em sua trajetória da doença, o cuidado paliativo visa proporcionar aos pacientes que enfrentam doenças graves e seus familiares a melhor qualidade de vida possível.

Entender a relação custo-benefício da alta em uma unidade de terapia intensiva (UTI) é como saber antecipadamente quais as melhores opções ao fazermos nossas escolhas.

No mercado financeiro, a relação custo-benefício realiza-se a partir das escolhas que os indivíduos fazem para suas aplicações financeiras. O termo conhecido como *trade-off* significa escolher um item e se desfazer de outro, isto é, cada escolha incide em uma renúncia. A própria compra de um objeto possui esse *trade-off*, pois envolve obter um bem e se desfazer de outro, o dinheiro.

Segundo o canadense Kyeremanteng[1], a sustentabilidade do nosso atual sistema de saúde tem sido questionada por muitos anos. A população está envelhecendo e os custos dos cuidados de saúde estão aumentando. Uma das maiores áreas de consumo de recursos é a unidade de terapia intensiva. Estima-se que a UTI consome 20% dos gastos hospitalares. Porém, nessa mesma pesquisa, o autor apresenta outros estudos que afirmam que uma intervenção de cuidados paliativos em UTI parece diminuir os custos comparados aos do hospital. De acordo com os cálculos de custo, a simulação de possíveis economias na instituição representa uma pequena porcentagem dos orçamentos de UTI, e essa quantia de dinheiro, embora pequena, pode ser realocada para apoiar uma equipe de enfermagem adicional, profissionais de saúde ou iniciativas de qualidade.

Na pesquisa realizada por Smith[2], demonstra-se que há uma significativa redução de custos quando empregados os cuidados paliativos em UTI.

Qualidade do cuidado em UTI

As vantagens dos cuidados paliativos têm sido demonstradas na qualidade do serviço e do cuidado, e no menor custo quando comparados ao tratamento convencional. Ferreira[3] demonstrou que os cuidados paliativos, quando oferecidos precoce e corretamente aos pacientes, melhoram a qualidade de vida, o humor e a sobrevida dos pacientes.

Kamal[4], em seu artigo, comenta que o Fórum Nacional de Qualidade endossou o primeiro conjunto de medidas de qualidade de cuidados paliativos, dizendo que esse foi um grande passo para incorporar medidas de qualidade nos programas de reembolso com base no pagador privado e público. Diz ainda que, para acompanhar o aumento do uso de medidas de qualidade em todos os aspectos dos cuidados de saúde, deve-se olhar para o futuro, desenvolvendo, testando e implementando a próxima geração de medidas de cuidado que gerem confiabilidade e sejam valiosas aos serviços prestados.

Cabe aos profissionais de cuidados paliativos liderar esses esforços, aprimorando e desenvolvendo continuamente. Para isso, deve-se coletar dados sem adicionar mais carga, além de comparar e compartilhar as experiências para promover iniciativas de avaliação e melhoria da qualidade, tudo isso para ter dados robustos sobre a qualidade do cuidado. Com isso, pode-se dizer "aqui está o que fazemos", e aumentar o foco em "isto é como nós o fazemos" e "vamos ver como podemos fazer melhor".

As atividades relacionadas à qualidade devem ser eficientes e úteis, não onerosas. Os defensores da qualidade devem ser encorajados a relatar processos que são facilmente implementados. Devem impactar o cuidado diário do paciente e integrar-se às atividades clínicas usuais. Para se alcançar a excelência no cuidado, abordagens históricas, como abstrações de gráficos retrospectivos e revisões de registros para avaliar a qualidade, estão desatualizadas. Já coleta prospectiva de dados, bancos de dados eletrônicos e de faturamento devem ser a norma, e estão em alta.

Importância da UTI nos cuidados paliativos

Em 2008, o American College of Critical Care Medicine[5] emitiu uma declaração de consenso descrevendo a importância do cuidado paliativo e dos cuidados de final de vida em UTI – cuidados estes variando entre gerenciamento de sintomas, apoio ao cuidador e acompanhamento do luto.

Zachary[6] comenta que os cuidados de final de vida são frequentemente oferecidos em UTI porque os pacientes que recebem tratamentos de manutenção da vida são, muitas vezes, inadequados para transferência para casa ou hospitais comunitários. Esse estudo foi desenhado para demonstrar a viabilidade da UTI para internação de pacientes em final de vida e/ou gravemente doentes.

Para Isaac,[7] a morte em UTI, geralmente, ocorre após uma doença aguda com risco para a vida ou uma exacerbação de uma doença crônica que limita a vida e que leva ao tratamento intensivo. Na maioria dos casos, os pacientes de UTI morrem depois que os tratamentos de manutenção da vida são retirados ou suspensos. Sabe-se que a mortalidade em UTI tem diminuído nos últimos anos, e que essa redução está diretamente ligada ao novo modelo de cuidado, às novas descobertas científicas e farmacológicas, ao manejo das equipes multiprofissionais, à melhoria da comunicação associada às implantações das acreditações pelas instituições hospitalares. Assim, quando a cultura de segurança é instalada nas instituições, a segurança dos pacientes é melhor garantida, assegurando melhores resultados nos desfechos e satisfação das equipes e familiares.

Cuidados paliativos em UTI, ou fora dela, envolvem a tríade paciente/família/profissionais de saúde. É sabido que cuidar gera desgaste físico e emocional, e em função disso, é preciso um olhar atento para as famílias e suas necessidades diante de um novo e angustiante contexto. É preciso atender as demandas identificadas durante o processo da internação à alta, a fim de oferecer às famílias e aos pacientes não só suporte emocional e reforço motivacional, mas também um espaço para reflexão, esclarecimento de possíveis dúvidas e demais orientações.

DeCato[8] fala em sua pesquisa que a maioria dos pacientes, quando perguntada sobre sua preferência por onde morrer, prefere morrer em casa; mas, muitas vezes, as questões médicas e logísticas impedem que isso aconteça. Com isso, tem havido uma atenção crescente ao cuidado e atendimento ao final de vida em ambiente de UTI.

No trabalho de Aslakson[9], as UTI são, criticamente, locais importantes para fornecer resultados eficazes e de alta qualidade de vida e cuidados paliativos.

Para os familiares que optam pela permanência do paciente em cuidados paliativos em

UTI, é importante que a equipe faça avaliações sistemáticas junto ao paciente e familiares, tanto das rotinas, do ambiente, quanto do estado emocional de ambos. Devem também levantar as demandas mais emergentes e lidar com elas, criando um ambiente estruturado, previsto e ajustado, facilitando a autonomia e as interações sociais das pessoas com o ambiente.

O estudo de Vanbutsele[10] mostra que há melhora da qualidade de vida dos pacientes quando ocorre a integração sistemática de cuidados paliativos e da equipe multidisciplinar. Profissionais de oncologia e intervenções psicossociais focam, principalmente, no sintoma da sobrecarga, a qual é causada pela doença e pelo tratamento, enquanto profissionais de cuidados paliativos focam, principalmente, em qualidade de vida.

Os achados de Lautrette[11] sugerem a grande satisfação dos familiares com a permanência junto ao paciente em UTI, e apontam melhora da qualidade do cuidado ao ente querido e diminuição dos sintomas de angústia nos membros da família; porém, o desgaste fica por conta da baixa qualidade de comunicação por parte da equipe multidisciplinar.

Entendendo a equipe multiprofissional em UTI

Isaac[12] aponta que cuidar de pacientes em estado crítico e terminal, geralmente, leva ao luto e ao esgotamento entre os médicos e a equipe multiprofissional. Os gestores devem apoiar intervenções para ajudar a mitigar o esgotamento, promover conferências interdisciplinares e oportunidades para discutir e melhorar as tomadas de decisão. Esses momentos auxiliam a processar situações difíceis e favorecem a construção do respeito e colaboração entre as disciplinas. São oportunos também ao aprendizado sobre cuidados no final de vida e fornecem o fechamento para as perdas experimentadas no curso dos atendimentos clínicos.

Para Wilson[12], a UTI é um ambiente onde o cuidado holístico deve existir continuamente. É também um local onde os pacientes e familiares devem aproveitar ao máximo os recursos disponíveis oferecidos pela equipe multiprofissional. O envolvimento precoce da equipe pode diminuir equívocos por parte dos familiares e ser capaz de prover atenção contínua, promovendo "medidas de conforto" relacionadas aos sintomas que, possivelmente, em casa seriam mais restritas.

Aguiar[13] cita, em seu trabalho, diretrizes comportamentais aos profissionais de saúde: as condutas que podem trazer previsibilidade e segurança ao paciente e seus familiares em UTI. Cabe à equipe multiprofissional:

- Organizar o ambiente, buscando torná-lo tranquilo para minimizar interferências de outros estímulos que criem ansiedade e angústia ao paciente e sua família.
- Contextualizar sempre as situações, dando previsibilidade ao paciente e seu familiar.
- Disponibilizar visitas de acordo com as preferências do paciente.

As sugestões de Aguiar demonstram que esses comportamentos tendem a diminuir o estresse relacionado ao trabalho e melhoram a capacidade da equipe de lidar com os aspectos emocionais e psicossociais do cuidado com o paciente. Nesse contexto, os profissionais que atuam com pacientes em cuidados paliativos em UTI devem avaliar a natureza e a gravidade dos déficits físico-funcionais, cognitivos, linguísticos e comportamentais, e seu impacto sobre a limitação, identificando as intervenções mais apropriadas.

Gandhi[14] diz que devemos ser a mudança que queremos ver no mundo. Essa mudança pode se dar a partir do raciocínio de Morin,[15] que argumenta que todo ser vivo é um sistema que se auto-organiza por meio de confronto das informações que recebe nos seus âmbitos: seu meio ambiente e o seu meio interno. A informação interna está programada no sistema genético. A informação do ambiente é captada pelas funções que compõem a vida de relação. Todas essas funções incluem a possibilidade de ajuste, logo, de adaptação. Para que se processe o ajuste, é preciso mudar o modo de pensar; é necessário que o ambiente seja acolhedor e que exista a perspectiva de esperança, requisitos fundamentais para adaptação e mudança.

Considerações finais

O artigo de Aslakson[9] aponta que 20% das pessoas, nos Estados Unidos, morrem em UTI logo após a sua admissão. Embora as internações em hospital geral tenham aumentado muito no momento da morte, aumentaram também, na última década, as internações em UTI no último mês de vida. Conclui-se, portanto, que as UTI são locais criticamente importantes para fornecer resultados eficazes e de alta qualidade de vida e cuidados paliativos.

Para Arif,[4] o cuidado paliativo ocupa uma posição única, pois continua a aperfeiçoar sua missão e expandir seu acesso, para servir de modelo para outras disciplinas na área da qualidade. Ele diz: "Nós não crescemos demais para mudar. Continuamos flexíveis e ágeis para influenciar melhorias na prestação de cuidados. Assim, reconhecemos que as melhores práticas ainda não são completamente compreendidas, mas serão ajustadas ao longo do caminho à medida que uma nova sabedoria é adquirida."

Sabe-se que a decisão de permanecer em UTI para o tratamento em cuidados paliativos será sempre multifatorial. Sabe-se, ainda, que o ambiente de UTI é proativo, que se utiliza de intervenções integrativas com o objetivo de diminuir o tempo de internação e melhorar a qualidade de vida dentro do possível.

Referências bibliográficas

1. Kyeremanteng K, Gagnon LP, Thavorn K, Heyland D, D'Egidio G. The Impact of Palliative Care Consultation in the ICU on Length of Stay: A Systematic Review and Cost Evaluation. J Intensive Care Med. 2018 jun; 33(6):346-53. doi: 10.1177/0885066616664329. Epub 2016 ago 31.
2. Smith G. Palliative care and end-of-life decisions. New York: Palgrave Macmillan; 2013.
3. Ferreira GD, Mendonça GN. Cuidados Paliativos: Guia de Bolso. São Paulo: ANCP. 2017; p. 5-62.
4. Kamal AH, Hanson LC, Casarett DJ, Dy SM, Pantilat SZ, Lupu D, et al. The Quality Imperative for Palliative Care. J Pain Symptom Manage. 2015; 49(2):243-53. doi:10.1016/j.jpainsymman.2014.06.008.
5. American Academy of Critical Care Medicine: Recommendations for end-of-life care in the intensive care unit: A consensus statement by the American College of Critical Care Medicine. Crit Care Med. 2008; 36:953-63.
6. Zachary O. Feasibility and Economic Impact of Dedicated Hospice Inpatient Units for Terminally Ill ICU Patients. Crit Care Med. 2014; 42:1074-80.
7. Isaac M, Curtis JR. Palliative care: Issues in the Intensive care unit in adults. UpToDate; 2018 abr.
8. DeCato TW, Engelberg RA, Downey L, et al. Hospital variation and temporal trends in palliative and end-of-life care in the ICU. Crit Care Med. 2013; 41:1405.
9. Aslakson R, Cheng J, Vollenweider D, Galusca D, Smith TJ, Pronovost PJ. Evidence-Based Palliative Care in the Intensive Care Unit: A Systematic Review of Interventions. J Palliat Med. 2014 fev; 17(2):219-35. doi: 10.1089/jpm.2013.0409.
10. Vanbutsele G, Pardon K, Van Belle S, Surmont V, De Laat M, et al. Effect of early and systematic integration of palliative care in patients with advanced cancer: a randomised controlled trial. Lancet Oncol. 2018 mar; 19(3):394-404. doi: 10.1016/S1470-2045(18)30060-3. Epub 2018 fev 3.
11. Lautrette A, Darmon M, Megarbane B, Joly LM, Chevret S, et al. A communication strategy and brochure for relatives of patients dying in the ICU. N Engl J Med. 2007; 356:469-78.
12. Michael E, Wilson ME, Beestey S, Grow A, Rubin E, et al. Humanizing the intensive care. Critical Care. 2019; 23:32. doi: 10.1186/s13054-019-2327-7.
13. Aguiar RW. Intervenções em crise. In: Cordioli AV (ed.). Psicoterapias: abordagens atuais. 4 ed. Porto Alegre: Artes Médicas. 2010; p. 153-8.
14. Gandhi MK. Minha vida e minhas experiências com a verdade. São Paulo: Palas Atlena; 1999.
15. Morin E. Pour entrer dans le XXIe siècle. Paris: Seuil. 2004; p. 280.

Cuidados Paliativos em UTI Neonatal

Jussara de Lima e Souza

DESTAQUES

Os princípios norteadores do tratamento paliativo na unidade de terapia intensiva (UTI) neonatal visam:

- O controle adequado dos sintomas.
- Os cuidados da equipe multiprofissional.
- O aquecimento pela via que possibilite a alta hospitalar.
- A introdução de alimentação enteral pela via mais acessível para os cuidadores.
- A hidratação endovenosa quando a alimentação não for possível.
- A manutenção do suporte respiratório.
- Cuidados com a família.

No que concerne aos cuidados de final de vida na UTI neonatal:

- São complexas as decisões que envolvem algum tipo de limitação terapêutica.
- São inúmeros os conflitos relacionados a problemas culturais, éticos e legais.
- Muitas discussões de limitação de tratamento consideram o critério de qualidade de vida, sendo descritas na literatura diretrizes que auxiliam na tomada de decisão quanto à limitação terapêutica.

Introdução

Os avanços tecnológicos têm permitido o aumento nas taxas de sobrevivência de recém-nascidos criticamente doentes. As unidades de terapia intensiva são ambientes onde os profissionais trabalham para evitar a morte desses recém-nascidos, mas esse objetivo nem sempre será alcançado. No entanto, se por um lado os cuidados intensivos a esses pacientes têm aumentado a sobrevida, por outro lado não têm diminuído a incidência de sequelas graves, bem como as deficiências físicas e mentais, além de dificultar o morrer.[1,2]

É necessário que a equipe esteja vigilante para que o tratamento respeite os princípios bioéticos da beneficência, justiça e autonomia, de maneira a proporcionar o melhor tratamento em "benefício do paciente". Nesse sentido, têm sido cada vez mais prementes discussões éticas sobre tratamentos de pacientes com doenças ameaçadoras da vida, cuidados em final de vida e limitação de tratamento.

Definição de cuidados paliativos pediátricos

Segundo a OMS, *cuidados paliativos para crianças* é o cuidado ativo total do corpo, mente e espírito da criança, envolvendo também dar apoio à família. Ele começa quando a doença é diagnosticada, e continua independentemente de haver ou não tratamento dirigido à doença. Os profissionais de saúde devem avaliar e aliviar o sofrimento físico, psicológico e social da criança.[3] Segundo esse conceito, os cuidados, curativo e paliativo, não são excludentes e incompatíveis, mas complementares[2] (Figura 7.1).

Princípios norteadores do tratamento paliativo em UTI neonatal (UTIN)[4]

- Cuidados da equipe multiprofissional.
- Aquecimento da maneira que melhor proporcionar a possibilidade de alta hospitalar.
- Alimentação enteral, quando possível. Se a condição clínica da criança permitir, por via oral. Porém, em alguns casos pode estar indicada a alimentação por sonda gástrica ou gastrostomia.
- Hidratação endovenosa – soro de manutenção (via umbilical ou venóclise periférica), quando não for possível a alimentação enteral.
- Nos casos com prognóstico de sobrevida limitado, manter suporte respiratório já iniciado.
- Tratamento sintomático diante de desconforto aparente, de acordo com a necessidade:
  - Analgesia.
  - Sedação: para controle de sintomas que não respondem a outros tratamentos sintomáticos, como dispneia em pacientes com hipoplasia pulmonar.
  - Antibioticoterapia.
  - Anticonvulsivantes.

Analgesia

É essencial para os recém-nascidos internados em unidades de terapia intensiva neonatal (UTIN) que estão expostos diariamente a numerosos procedimentos invasivos e dolorosos.[5,6] Além disso, essas crianças também podem desenvolver patologias com componentes dolorosos, como enterocolite necrosante ou pneumotórax.

Escalas

Para a avaliação da necessidade de tratamento da dor e eficácia do tratamento instituído, é necessária a utilização sistemática de escalas de avaliação de dor, como, por exemplo, a N-PASS[7,8] (Quadro 7.1 e Figura 7.2).

Existem controvérsias quanto às complicações relacionadas ao efeito que os opioides têm no desenvolvimento neurológico, mas também existem evidências do quanto o estresse pode comprometer o desenvolvimento dos pacientes.

A combinação de vários tratamentos pode torná-lo mais efetivo, diminuindo assim a necessidade de aumento de dose das medicações e, consequentemente, diminuindo também os efeitos colaterais e toxicidade.[5]

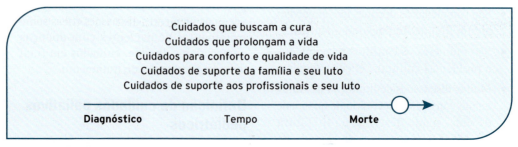

Figura 7.1. Modelo conceitual de cuidados – componentes complementares e concomitantes de cuidados. (Fonte: Modificada de Feudtner C, 2007.[2])

QUADRO 7.1 — ESCALA NEONATAL PAIN, AGITATION AND SEDATION SCALE (N-PASS)

Critérios de avaliação	Sedação -2	Sedação -1	Sedação/dor 0	Dor/agitação 1	Dor/agitação 2
Irritabilidade/choro	Ausência de choro com estímulo doloroso	Gemidos ou choro mínimo com estímulo doloroso	Ausência de sedação/ausência de sinais de dor	Irritabilidade ou choro intermitente; consolável	Choro alto ou silencioso contínuo; inconsolável
Estado comportamental	Ausência de resposta a qualquer estímulo; ausência de movimentos espontâneos	Reação mínima aos estímulos; poucos movimentos espontâneos	Ausência de sedação/ausência de sinais de dor	Inquieto, se contorce; desperta com frequência	Chuta ou se hiperextende; sempre acordado; dificuldade em despertar/ausência de movimentos (sem sedação)
Expressão facial	Boca está relaxada; ausência de expressão	Mínima expressão com estímulos	Ausência de sedação/ausência de sinais de dor	Qualquer expressão de dor intermitente	Qualquer expressão de dor contínua
Tônus dos membros	Ausência de reflexo de preensão; tônus flácido	Reflexo de preensão mínimo; tônus muscular diminuído	Ausência de sedação/ausência de sinais de dor	Mãos cerradas ou espalmadas de forma intermitente; tensão corporal ausente	Mãos cerradas ou espalmadas de forma contínua; tensão corporal presente
Sinais vitais (FC, FR, PA, $SatO_2$)	Ausência de variação com estímulos; hipoventilação ou apneia	Variação < 10% dos sinais vitais basais com o estímulo	Ausência de sedação/ausência de sinais de dor	Aumento 10-20% dos sinais vitais iniciais; $SatO_2$ 76-85% com estímulo – aumento rápido	Aumento > 20% dos sinais vitais iniciais; $SatO_2$ ≤ 75% com estímulo – aumento lento; ventilação assincrônica "briga" com o ventilador

Para prematuros: +3 se idade corrigida < 28 semanas; +2 se idade corrigida entre 28 e 31 semanas; +1 se idade corrigida entre 32 e 35 semanas.
Fonte: Modificado de Oliveira TM, 2011.[7]

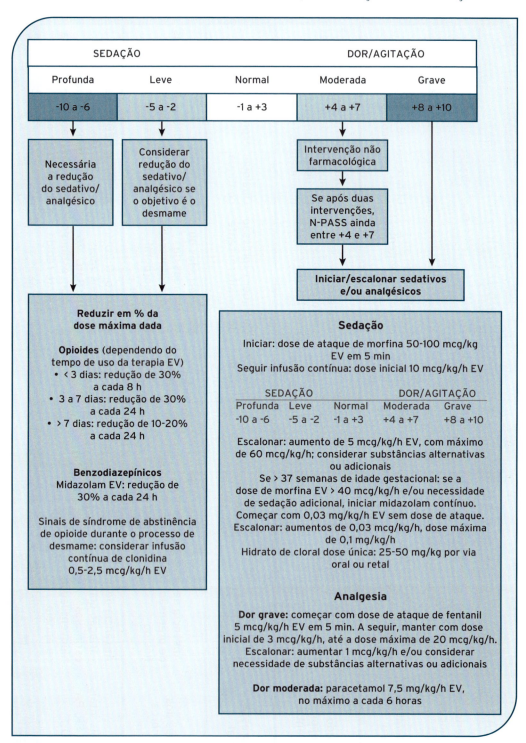

Figura 7.2. Fluxograma para adequação da sedação e analgesia segundo a Escala N-PASS. (Fonte: Modificada de Deindl P, *et al.*, 2013.[8])

Tratamento não medicamentoso

Sacarose

É eficaz para reduzir a dor de eventos únicos, como punção de calcanhar, punção venosa e injeção intramuscular em recém-nascidos prematuros e a termo. A dose sugerida é de: 0,2 a 0,5 mL/kg de sacarose a 25%, dois minutos antes do procedimento doloroso.[6,9]

Contato pele a pele

O contato pele a pele também parece ser seguro e eficaz na melhora dos indicadores fisiológicos e comportamentais relacionados à dor, mas ainda não existem critérios que avaliem qual a melhor duração do contato para obtenção do resultado, avaliação por grupos de diferentes idades gestacionais e consequência do uso repetitivo e efeitos em longo prazo.[9,10]

Sucção ao seio

Em estudo sistemático que analisou pesquisas randomizadas sobre o tema no período de 1966 a 2011, observou-se que a sucção ao seio foi tão efetiva no controle da dor em procedimentos únicos em neonatos quanto o uso de sacarose.[11]

Tratamento medicamentoso[12]

Dipirona

É sugerida a dose de 10 a 15 mg/kg a cada 6 horas. A apresentação disponível no comércio é de ampola 500 mg/mL; gotas 500 mg/mL (20 gotas) = 25 mg/gota.

EMLA

Na dose de uma aplicação 30 a 60 minutos antes do procedimento, uma vez ao dia.

Fentanil

Pode ser administrado em doses intermitentes de 1 a 4 mcg/kg EV a cada 2-4 horas, sob infusão lenta (30 minutos) ou em infusão contínua, com a seguinte posologia: recém-nascido (RN) a termo – 0,5 a 1,0 mcg/kg por hora; e prematuros – 0,5 mg/kg por hora. A apresentação farmacêutica é de ampola com 50 mcg/mL.

Lidocaína

Sob infiltração local na dose de 5 mg/kg. Nesse caso, o tempo de ação é de 30 a 60 minutos. A apresentação aconselhada é a de lidocaína a 0,5% sem vasoconstritor.

Morfina

Prescrita por via endovenosa, de forma intermitente na dose de 0,05 a 0,20 mg/kg a cada 4-6 horas, em infusão lenta (30 minutos). Pode também ser administrada em infusão contínua, com a seguinte posologia: RN a termo – 0,005 a 0,010 mg/kg por hora; e prematuros – 0,002 a 0,005 mg/kg por hora. Por via oral, a dose recomendada é de 0,30 a 0,60 mg/kg. A apresentação no comércio é de ampola de 2 mg/2 mL e de 10 mg/mL, ou comprimido de 10 mg.

Paracetamol

Na dose de 10 a 15 mg/kg a cada 6 horas para o RN a termo e de 10 mg/kg a cada 6 horas para os prematuros. A apresentação é de solução oral (gotas) 200 mg/mL (15 gotas) = 13,3 mg/gota.

Tramadol

Dose de 0,1 a 1 mg/kg por via endovenosa ou oral, a cada 4 a 6 horas, em infusão lenta. As apresentações disponíveis são: solução oral (gotas) 50 mg/mL (30 gotas); solução oral (gotas) 100 mg/mL (40 gotas); cápsula 50 mg; e ampola 50 mg/mL.

Sedação

Indicada para o controle de sintomas que não respondem a outros tratamentos sintomáticos, como dispneia em pacientes com hipoplasia pulmonar. O fármaco de escolha é o midazolam, na dose de 0,03 a 0,1 mg/kg/h, sob infusão endovenosa contínua. A apresentação é de ampola de 15 mg/3 mL.

Limitação de tratamento

Muito se tem discutido sobre a futilidade de alguns procedimentos e a necessidade de criação de parâmetros adequados para a limitação dos tratamentos de sustentação de vida.

Com o aumento das taxas de prematuridade e dos diagnósticos pré-natais de condições que limitam a vida, é preciso que haja atenção às discussões de limitação de tratamento intensivo e a adoção dos cuidados paliativos plenos.[1]

Destaca-se que as discussões de final de vida devem ser éticas e compassivas.[13]

Tomada de decisão

A tomada de decisão nos processos de final de vida é complexa. Sugere-se que o processo seja dividido em três estágios:[14]

Decisão médica

Deliberações que precedem uma possível decisão para limitar o tratamento devem envolver os profissionais de saúde.

Recomenda-se que essa abordagem colegiada seja organizada em dois níveis:[1]

- O médico responsável pelo paciente deve iniciar e formalizar o diálogo com a equipe, em uma reunião em que cada membro possa expressar seus pontos de vista. No caso de discordância, devem ser reconsiderados os pontos de divergência.
- O médico responsável deve também discutir sua opinião com pelo menos outro médico consultor, com quem ele não tenha vínculo hierárquico.

Deliberação

É fundamental o respeito ao direito de autonomia do paciente que, no caso de neonatos, é delegado aos pais, embora alguns levantamentos considerem que permanece obscuro se a decisão dos pais é baseada em seus próprios desejos ou no melhor interesse da criança.[15]

Na abordagem com os pais, a informação deve ser coerente entre todos os envolvidos.

Implementação da decisão

Também com envolvimento dos pais.

Algumas condições podem oferecer barreiras para um processo adequado: as expectativas e esperanças dos pais, o reconhecimento e/ou aceitação da morte por parte dos profissionais, falta de educação em cuidados paliativos (CP) entre profissionais e familiares, falta de consistência nas práticas da UTIN, crenças dos profissionais e "esperança em milagres". A partir dessas constatações, algumas atitudes podem ser tomadas no sentido de melhorar a tomada de decisão: maior educação de profissionais e familiares sobre o processo do CP, melhoria no suporte aos profissionais, melhora na comunicação na UTIN, adoção de um protocolo de CP e envolvimento do Comitê de Ética. Quanto à esperança dos pais, a equipe pode trabalhar na sua reformulação, passando da esperança de cura para a esperança de que a criança e família tenham seu sofrimento aliviado.[16]

O Comitê do Feto e Recém-Nascido da Academia Americana de Pediatria recomenda que o tratamento de suporte de vida seja considerado inapropriado quando a condição da criança é incompatível com a vida ou quando o tratamento é julgado ser prejudicial ou fútil.[17]

Os elementos da deliberação (opinião dos pais, resultado de diálogos com equipe e consultoria médica externa), os termos da decisão e as razões nas quais foram baseadas devem ser documentados no prontuário médico.[14]

Papel dos pais no processo

Os profissionais têm a obrigação moral de respeitar a autonomia dos pais e permitir que eles exerçam seu papel.

Para que os pais sejam capazes de contribuir para a tomada de decisão, é necessário que os profissionais estejam atentos às suas expectativas e desejos, e que forneçam informações baseadas em estudos de morbimortalidade e estatísticas de seguimento.[1]

Os pais devem ser envolvidos na deliberação e, junto com a equipe, devem determinar o melhor interesse de sua criança, construindo um projeto de vida e de final de vida para ela.

As visões dos pais podem variar amplamente a partir de experiências gestacionais anteriores: mães com filhos anteriores saudáveis podem considerar o risco de deficiência após a reanimação de uma criança de 24 semanas, diferentemente de uma mãe com múltiplas perdas.[1]

Etnia e religião também influenciam a aceitação de retirada do tratamento intensivo. No Reino Unido, a aceitação é mais provável quando os pais são brancos, afro-caribenhos ou indianos, mais que entre os africanos e os judeus.

Assim como os judeus, os muçulmanos também consideram a retirada de tratamento inaceitável.[1]

Em situações de conflito, quando os pais insistem em intervenções que os profissionais consideram inadequadas, a equipe deve:[18]

- Identificar para a família os danos corporais e sofrimento infligidos ao paciente.
- Promover suporte emocional intenso.
- Manter um bom relacionamento com a família, a despeito da discordância de opiniões.

Critérios para a limitação de tratamento

Foram feitos alguns levantamentos para avaliar a limitação de suporte de vida em recém-nascidos. O EPICure mostrou que o cuidado intensivo foi ativamente retirado em 55% dos prematuros que morreram no Reino Unido; já no EPIPAGE, na França, foram 45%; e em avaliação feita na Holanda, foram 55%.[1]

Nos EUA, uma análise constatou que profissionais da área da saúde são mais propensos a aceitar a limitação de tratamento frente a alguns diagnósticos como trissomias, anencefalia, prematuridade extrema (23 a 24 semanas), hipoplasia de ventrículo, hipoplasia pulmonar, hemorragia de sistema nervoso central grau IV, desordens genéticas e falência múltipla de órgãos. Ou seja, quando crianças criticamente doentes têm condições de limite de vida ou os esforços curativos não são mais eficazes, esses profissionais têm a compreensão de que é mais adequado proporcionar apenas tratamentos para conforto e alívio de sintomas.[16]

Um levantamento realizado na Suíça mostrou que os neonatos foram considerados em processo de morte irreversível, principalmente, nos casos de falência múltipla de órgãos ou quando apresentavam lesões cerebrais graves (principalmente hemorragia parenquimatosa), com prognóstico sombrio do desenvolvimento neurológico e futuras capacidades relacionais. Nesse estudo, observou-se que a suspensão do tratamento de suporte de vida foi mais frequente que não o iniciar (com exceção dos pacientes malformados).[19]

Na Espanha, observou-se que os óbitos neonatais eram precedidos de decisão de limitação de tratamento em 51,8% dos casos, e os critérios predominantes foram: mau prognóstico do ponto de vista de sobrevivência e qualidade de vida (atual e futura), malformações congênitas, patologias neurológicas secundárias a asfixia perinatal e hemorragia intracraniana e/ou leucomalácia periventricular. Não se iniciou o tratamento em 24,2% dos casos, e retirou-se o suporte vital em 27,6%; sendo a ventilação mecânica o suporte mais frequentemente retirado.[20]

Em levantamento realizado no Canadá, observou-se que a maioria dos médicos oferecia a retirada dos tratamentos de sustentação da vida com a finalidade de evitar a dor e o sofrimento em casos de morte iminente ou sobrevivência com previsão de qualidade de vida ruim. Foram levantadas como principais causa de morte em recém-nascidos prematuros: prematuridade extrema, hemorragia intraventricular e causas pulmonares; em recém-nascidos a termo: asfixia, anomalias cromossômicas e malformações sindrômicas.[21]

Qualidade de vida

Muitas discussões de limitação de tratamento consideram o critério de qualidade de vida (QV). A maioria dos levantamentos concorda que a QV futura desempenha um papel na decisão de tratar.

É importante salientar que a qualidade de vida do neonato é significativamente afetada pela habilidade dos pais em prover um ambiente dentro do qual ele possa desenvolver seu potencial.

O Comitê de Ética da Academia Americana de Pediatria tentou esclarecer o significado da expressão QV, definindo duas regras para a sua avaliação:[22]

- Deve ser baseada na experiência do ponto de vista do paciente e não dos outros.
- Não deve levar em conta o valor social dessa vida.

O Conselho de Bioética de Nuffield (Londres) também sugeriu critérios úteis para julgar a QV previsível:[1]

- Será a criança capaz de sobreviver fora do hospital?
- Será a criança capaz de estabelecer relações com outros?
- Será capaz de ter prazer?

Também se considerou pobre a QV em condições de sofrimento e perspectiva de incapacidade de comunicação verbal e não verbal,[23] em complicações neurológicas em longo prazo, ou na impossibilidade de autoconsciência, capacidade de relacionamento e de obter algum prazer da existência.[15]

Pacientes elegíveis

Algumas diretrizes consideram adequada a limitação do tratamento, seja por não iniciar ou por retirar o suporte de vida, nas seguintes situações:[1,14]

- Estado vegetativo permanente – quando existe lesão cerebral profunda. Ex.: asfixia neonatal grave.
- Situações "sem chance" – quando a criança apresenta uma doença tão grave que o tratamento não promove alívio do sofrimento, mas apenas retarda a morte. Ex.: anencefalia.
- Situações "sem propósito" – quando a sobrevida da criança implica em deficiência física ou mental tão grave que seria irracional fazê-la suportar essa situação. Ex.: prematuridade extrema (≤ 23 semanas).
- Situações "insuportáveis" – quando a família sente que, em face da doença progressiva e irreversível, tratamentos adicionais não são mais suportados. Ex.: síndrome de Zelwegger.

Malformação

Quando consideramos os pacientes malformados, podemos dividi-los em seis grupos, e a tomada de decisão deve ser adaptada a cada um desses grupos.[24] São eles:

- Aqueles que têm o potencial de recuperação total.
- Aqueles com anomalias que permitiriam uma vida quase normal.
- Aqueles com malformações que exigem supervisão permanente e/ou cuidados médicos.
- Aqueles com defeitos físicos e desenvolvimento mental subnormal.
- Aqueles com graves defeitos físicos e retardo no desenvolvimento mental grave.

- Aqueles com anomalias que são incompatíveis com a vida.

Prematuridade extrema

A tecnologia tem aumentado a sobrevida de recém-nascidos cada vez mais prematuros, mas, em algumas condições, essa sobrevida ocorre com um aumento das sequelas.

A Associação Mundial de Medicina Perinatal considera que, no caso de nascimentos no limite da viabilidade, tratamentos de suporte de vida não devem ser iniciados ou continuados se o médico não pode esperar a prevenção da morte iminente ou minimização de morbidade e maximização do estado funcional.[14]

A Associação Britânica de Medicina Perinatal criou um guia para orientação das decisões médicas no manejo de crianças com menos de 26 semanas:[1,25]

- < 23 sem. – normalmente não reanimar.
- 23 a 24 sem. – avaliar o desejo dos pais.
- 24 a 25 sem. – reanimar e reavaliar.
- > 25 sem. – reanimar e encaminhar para cuidado intensivo.

Apesar do desenvolvimento tecnológico, os limites de viabilidade, entre 22 e 23 semanas, têm se mantido estáveis entre os países desenvolvidos.[26]

Por outro lado, discute-se que os recursos limitados nos países em desenvolvimento possam indicar um ponto de corte diferente, que pode variar de 26 até 28 semanas. Os dados reforçam a necessidade de que tanto países desenvolvidos quanto aqueles em desenvolvimento precisam desenvolver políticas adequadas para iniciar e retirar terapia intensiva, de acordo com seus fatores culturais, sociais e econômicos.[27]

Cuidados com os familiares após a perda

Os pais continuam necessitando de cuidados após o óbito, seja quanto às orientações (p. ex., funeral, registro) ou quanto às recordações (fotos e caixas de memórias).[4]

Levantamentos da opinião dos pais têm enfatizado a importância de um encontro para discutir a morte com o neonatologista. Isso, usualmente, ocorre algumas semanas ou meses mais tarde.[4] No caso de realização de necrópsias, os resultados podem ser informados nesse momento. Nessas reuniões, os pais podem querer abordar as implicações para futuras gestações.[1]

Referências bibliográficas

1. Warrick C, Perera L, Murdoch E, Nicholl RM. Guidance for withdrawal and withholding of intensive care as part of neonatal end-of-life care. Br Med Bull. 2011; 98:99-113.
2. Feudtner C. Collaborative communication in pediatric palliative care: A foundation for problem-solving and decision-making. Pediatr Clin North Am. 2007 out; 54(5):583-607.
3. WHO Definition of Palliative Care for Children. Disponível em: http://www.who.int/cancer/palliative/definition/en. Acessado em 26 mar 2019.
4. Marba STM, Costa SMM, Souza JL, Bianchi MO. Cuidado Paliativo em Neonatologia. In: Marba STM, Mezzacappa Filho F (eds.). Manual de Neonatologia Unicamp. 2 ed. Rio de Janeiro: Revinter; 2009. p. 425-9.
5. Anand KJ, Aranda JV, Berde CB, Buckman S, Capparelli EV, Carlo W, et al. Summary proceedings from the neonatal pain-control group. Pediatrics. 2006 mar; 117(3 Pt 2):S9-S22.
6. Carbajal R, Rousset A, Danan C, Coquery S, Nolent P, Ducrocq S, et al. Epidemiology and treatment of painful procedures in neonates in intensive care units. JAMA. 2008 jul; 300(1): 60-70.
7. Oliveira TM. Análise psicofísica da escala multidimensional de dor Neonatal Pain, Agitation and Sedation Scale (N-PASS) em recém-nascidos. Monografia [Residência em Pediatria]. Brasília: Hospital Regional da Asa Sul; 2011.
8. Deindl P, Unterasinger L, Kappler G, Werther T, Czaba C, Giordano V, et al. Successful implementation of a neonatal pain and sedation protocol at 2 NICUs. Pediatrics. 2013 jul; 132(1):e211-8.
9. AAP Committee on Fetus and Newborn and Section on Anesthesiology and Pain Medicine. Prevention and Management of Procedural Pain in the Neonate: An Update. Pediatrics. 2016 fev; 137(2):e20154271.

10. Harrison D, Beggs S, Stevens B. Sucrose for procedural pain management in infants. Pediatrics. 2012 nov; 130(5):918-25.
11. Olsson E, Ahlsén G, Eriksson M. Skin-to-skin contact reduces near-infrared spectroscopy pain responses in premature infants during blood sampling. Acta Paediatr. 2016 abr; 105(4): 376-80.
12. Souza JL. Cuidado Paliativo em Neonatologia. In: Rubio AV, Souza JL. Cuidado Paliativo Pediátrico e Perinatal. Rio de Janeiro: Atheneu. 2018; p. 301-10.
13. Carter BS. End of life decisions for newborns: an ethical and compassionate process? Arch Dis Child Fetal Neonatal Ed. 2016 mar; 101(2):F92-3.
14. Dageville C, Bétrémieux P, Gold F, Simeoni U. The French Society of Neonatology's proposals for neonatal end-of-life decision-making. Neonatology. 2011; 100(2):206-14.
15. Bellieni CV, Buonocore G. Flaws in the assessment of the best interest of the newborn. Acta Paediatr. 2009 abr; 98(4):613-7.
16. Catlin A. Transition from curative efforts to purely palliative care for neonates. Adv Neonatal Care. 2011 jun; 11(3):216-22.
17. Bell EF; American Academy of Pediatrics Committee on Fetus and Newborn. Noninitation or withdrawal of intensive care for high-risk newborns. Pediatrics. 2007 fev; 119(2):401-3.
18. Workman S, McKeever P, Harvey W, Singer PA. Intensive care nurses' and physicians' experiences with demands for treatment: some implications for clinical practice. J Crit Care. 2003 mar; 18(1):17-21.
19. Berner ME, Rimensberger PC, Hüppi PS, Pfister RE. National ethical directives and practical aspects of forgoing life-sustaining treatment in newborn infants in a Swiss intensive care unit. Swiss Med Wkly. 2006 set; 136(37-38):597-602.
20. Grupo de Trabajo de la Sociedad Española de Neonatología sobre Limitación del Esfuerzo Terapéutico y Cuidados Paliativos en recién nacidos. Decisions on limiting treatment in critically-ill neonates: a multicenter study. An Esp Pediatr. 2002 dez; 57(6):547-53.
21. Hellmann J, Knighton R, Lee SK, Shah PS; Canadian Neonatal Network End of Life Study Group. Neonatal deaths- prospective exploration of the causes and process of end-of-life decisions. Arch Dis Child Fetal Neonatal Ed. 2016 mar; 101(2):F102-7.
22. American Academy of Pediatrics Committee on Bioethics: Guidelines on forgoing life-sustaining medical treatment. Pediatrics. 1994 mar; 93(3):532-6.
23. Verhagen AAE, Mark JD, van der Hoeven AH, van Meerveld RC, Sauer PJJ. Physician Medical Decision-making at the End of Life in Newborns: Insight into Implementation at 2 Dutch Centers. Pediatrics. 2007 jul; 120(1): e20-8.
24. Pinter AB. End-of-life decision before and after birth: changing ethical considerations. J Pediatr Surg. 2008 mar; 43(3):430-6.
25. Kaempf JW, Tomlinson MW, Campbell B, Ferguson L, Stewart VT. Counseling pregnant women who may deliver extremely premature infants: medical care guidelines, family choices, and neonatal outcomes. Pediatrics. 2009 jun; 123(6):1509-15.
26. Berger TM. Guidelines for the management of extremely preterm deliveries in the grey zone of viability between 23 and 24 weeks' gestation vary widely in developed countries. Evid Based Med. 2015 dez; 20(6):227.
27. Yu VY. Is neonatal intensive care justified in all preterm infants? Croat Med J. 2005 out; 46(5):744-50.

8

Cuidados Paliativos em UTI Pediátrica

Patricia M. Lago
Lizana Arend Henrique

DESTAQUES

- Cuidados paliativos para crianças são os cuidados totais ativos do corpo, mente e espírito da criança, envolvendo também dar apoio à família.
- Começam quando a doença é diagnosticada e continuam independentemente de a criança receber ou não tratamento direcionado para a doença. Sendo assim, o cuidado paliativo é oferecido por um período mais prolongado, muitas vezes por toda a vida.
- Os profissionais de saúde devem avaliar e aliviar os sofrimentos físico, psicológico e social da criança.
- Cuidados paliativos eficazes requerem uma abordagem multidisciplinar ampla, que inclui a assistência à família e faz uso dos recursos comunitários disponíveis, podendo ser implementados com sucesso mesmo que os recursos sejam limitados.
- Podem ser prestados em centros de cuidados terciários, mas também em centros de saúde e mesmo em nível domiciliar.

Introdução

Os avanços tecnológicos associados à qualificação médica, ao progresso científico da Medicina e à proliferação das unidades de tratamento intensivo pediátrico (UTIP) e neonatal (UTIN), levaram a uma significativa redução na mortalidade infantil nas últimas décadas, permitindo a sobrevivência de crianças que até há pouco tempo eram consideradas incuráveis e que morriam precocemente.[1-3] Consequentemente, o número de crianças com internação prolongada nas UTIP também aumentou, consideravelmente, nesse mesmo período.

Em contrapartida, observou-se que, na presença de internação prolongada (tempo de internação maior ou igual a 28 dias), mais de 70% dessas crianças apresentaram um desfecho desfavorável, evoluindo para morte ou disfunção grave com implicações importantes no futuro, tanto pra si quanto para suas famílias.[4,5] Com exceção da mortalidade inesperada resultante de trauma ou doença aguda, uma proporção significativa dessas crianças morre em decorrência de condições crônicas complexas que exigem cuidados médicos prolongados e internações hospitalares repetidas. A morbidade associada e a potencial dependência de tecnologias que substituem funções vitais que encurtam a expectativa de vida dessas crianças, porém sem expectativa de morte em curto prazo, muitas vezes ocorre às custas de sofrimento para o paciente e seus familiares.[6] O final de vida desses pacientes, quando internados em UTI, deixou de ser um momento compartilhado apenas com a família e amigos para se tornar um evento solitário cercado de tecnologia e, muitas vezes, de dor.[1,2,7]

Crianças gravemente doentes são internadas em UTIP para receber terapias potencialmente curativas. No entanto, para algumas crianças, essas terapias desproporcionais acabam sendo ineficazes na obtenção do resultado desejado e de uma qualidade de vida aceitável. A partir desse momento, muitas vezes, inicia-se um processo de transição de intervenções invasivas e fúteis para aquelas de cuidados de conforto, adequando as intervenções às necessidades existentes, na busca por uma morte digna. Como essa transição ocorre frequentemente em UTIP, os intensivistas pediátricos têm um papel importante na discussão sobre os cuidados de final de vida com essas famílias, facilitando a tomada de decisões, tratando os sintomas da criança e gerenciando a morte e suas consequências imediatas.[8,9]

Ao longo das últimas décadas, o modelo de cuidado durante a doença terminal tem se afastado da abordagem médica tradicional de tratamento agressivo com intenção curativa para o cuidado dos sintomas com intenção paliativa.[1] Apesar de uma mudança gradual no foco da atenção médica entre pacientes com doença terminal para um modelo paliativo, estudos sugerem que muitas crianças com doenças crônicas limitantes ou complexas continuam morrendo em UTIP após serem submetidas a prolongados períodos de internação e ventilação mecânica antes da morte. Atualmente, apenas um em cada dez óbitos ocorre fora do ambiente de UTIP.[7] Incertezas entre equipe médica sobre o momento de limitação terapêutica de suporte e entre os pais quanto à natureza dos melhores cuidados de final de vida para seu filho, podem levar à decisão de iniciar e/ou manter cuidados intensivos curativos face à deterioração da doença.[2]

Definição e cuidados paliativos na criança

Os cuidados paliativos para crianças representam um campo especial, embora estreitamente relacionado aos cuidados paliativos para adultos. Segundo a Organização Mundial da Saúde, os cuidados paliativos oferecidos ao paciente pediátrico têm características próprias.[10-12]

Um aspecto determinante na concepção dos cuidados paliativos pediátricos é que a criança tem inúmeras diferenças com relação ao adulto, como:[7]

- Apresentar doenças diferentes, em diferentes estágios de evolução, peculiares de cada faixa etária e que, consequentemente, trazem consigo necessidades específicas (Quadro 8.1).[13]
- A grande dependência afetiva aliada a uma personalidade ainda imatura para enfrentar as consequências de uma doença grave, limitante e fatal.
- Os mecanismos fisiológicos de compensação ainda em fase de desenvolvimento.
- A maneira diversa de reagir à dor e à ansiedade.
- As necessidades metabólicas e farmacocinéticas específicas de cada estágio de desenvolvimento.
- Questões éticas envolvendo autonomia e consentimento.
- Questões envolvendo a dinâmica familiar.

Portanto, a utilização das mesmas diretrizes de cuidados paliativos para adultos é inaplicável, pois tampouco atendem as necessidades pediátricas. Até pouco tempo, entendia-se que o emprego de medidas paliativas somente era considerado nos momentos iminentes que antecediam a morte.[10] Desse modo, o tratamento curativo e os cuidados paliativos situavam-se em polos opostos e excludentes. À medida que ganhamos conhecimento e familiaridade com o atendimento de crianças com dependência tecnológica,

QUADRO 8.1	CONDIÇÕES ELEGÍVEIS PARA CUIDADOS PALIATIVOS EM CRIANÇAS
1. Condições para as quais a cura é possível, mas pode falhar	• Câncer avançado, progressivo ou de mau prognóstico • Cardiopatias congênitas ou adquiridas complexas • Anormalidades complexas e graves das vias aéreas • Falência de órgãos com potencial indicação para transplante
2. Condições que requerem tratamento complexo e prolongado	• HIV/Aids • Fibrose cística • Anemia falciforme • Malformações graves do trato digestivo (p. ex., gastrosquise) • Epidermólise bolhosa grave • Imunodeficiências congênitas graves • Insuficiência renal crônica • Insuficiência respiratória crônica ou grave • Doenças neuromusculares • Transplante de órgãos sólidos ou de medula óssea
3. Condições em que o tratamento é apenas paliativo desde o diagnóstico	• Doenças metabólicas progressivas • Algumas anormalidades cromossômicas, como trissomias do 13 e do 18 • Formas graves de osteogênese imperfeita
4. Condições incapacitantes graves e não progressivas	• Paralisia cerebral grave • Prematuridade extrema • Sequelas neurológicas graves de infecções • Anóxia grave • Trauma grave de sistema nervoso central • Malformações cerebroespinhais graves

Adaptado de Sociedade Brasileira de Pediatria, 2017.[13]

portadoras de doenças debilitantes e progressivas, assim como nos casos agudos, mas refratários à terapêutica, aprendemos que esses tratamentos são complementares e integrados.[7]

Cuidados paliativos em UTIP

Os objetivos dos cuidados paliativos pediátricos deveriam melhor se cruzar com os objetivos da cura, e essa abordagem deve ser instituída quando o diagnóstico, a intervenção e o tratamento não se limitam a um processo de doença, mas antes, tornam-se instrumentos para melhorar a qualidade de vida, a dignidade e o sofrimento de crianças gravemente doentes ou em final de vida, de maneira adequada à sua educação, cultura e espiritualidade.[10,12]

Pacientes e famílias que enfrentam doenças graves têm necessidades de cuidados paliativos, independentemente do diagnóstico ou prognóstico do paciente. A diminuição da mortalidade hospitalar por doenças críticas, como a sepse, a síndrome do desconforto respiratório agudo (SDRA) e os principais eventos cardíacos e neurológicos, não diminuíram a relevância dos cuidados paliativos em UTIP, mas ressaltaram a importância de antecipar, identificar e atender as necessidades não somente nos pacientes que sobrevivem, mas também naqueles que morrem.[14] Cuidados paliativos beneficiam as crianças e suas famílias, proporcionando manejo adequado e especializado dos sintomas, gerenciamento e planejamento de cuidados avançados. A integração precoce dos cuidados paliativos pediátricos é recomendada por várias organizações internacionais para uma variedade de doenças pediátricas, e tem se mostrado viável e aceitável.[15]

A abordagem deve ser instituída quando o diagnóstico, a intervenção e o tratamento não se limitam a um processo de doença mas, sim, se tornam instrumentos para melhorar a qualidade de vida, manter a dignidade e aliviar o sofrimento de crianças gravemente doentes ou em final de vida, de maneira adequada à sua educação, cultura, religião e comunidade. A atenção deve ser centrada no paciente e focar no alívio de sintomas e do sofrimento. Além disso, os cuidados paliativos consideram o paciente e a família como uma entidade única, cujos membros necessitam de cuidados antes e depois da morte; e reconhecem o papel do médico como um membro-chave de uma equipe interdisciplinar que auxilia os pacientes e as famílias com as inúmeras necessidades físicas, sociais, psicológicas e espirituais que entram em jogo quando uma criança tem uma gravidade extrema.[10] Além disso, e não menos importante, por envolver muitas vezes situações associadas a questões éticas desafiadoras, deve-se manter uma compreensão sólida e funcional da temática.[16]

A assistência com planejamento de cuidados avançados é desejada pelos pacientes com doença crônica com risco à vida e suas famílias, ainda que muitos especialistas pediátricos estejam desconfortáveis em iniciar conversas sobre cuidados paliativos ou discutir diretrizes antecipadas. Quanto mais precoce for essa abordagem, melhor a comunicação entre a equipe assistente, o paciente e sua família, permitindo que tenham uma relação de confiança, que tenham tempo para considerar os planos do cuidado e que tomem decisões para melhorar a qualidade de vida do paciente.[15]

A excelência nos cuidados paliativos pediátricos é essencial para hospitais e outras instituições que cuidam de crianças. O desenvolvimento de programas em cuidados paliativos pediátricos deve ser uma prioridade dos centros terciários que atendem crianças. A equipe assistente deve estar apta a reconhecer a necessidade de cuidados paliativos da criança; avaliar suas necessidades emocionais e espirituais, assim como de sua família; facilitar o planejamento prévio dos cuidados; avaliar e tratar a dor e os sintomas; e proporcionar acompanhamento a familiares enlutados. Uma vez identificada a necessidade de cuidados paliativos, a equipe assistente, juntamente com a equipe de cuidados paliativos, tem um papel central no desencadeamento de discussões sobre o prognóstico da doença e sobre o plano de atenção avançado.[10]

Crianças com doenças crônicas ou ameaçadoras que são encaminhadas aos programas de cuidados paliativos experimentam menos sintomas e menos sofrimento que aquelas não referidas, assim como poderão ser submetidas a menos intervenções invasivas e a menor tempo de hospitalização. No entanto, apenas uma minoria que se beneficiará desses serviços será referenciada.[18] A identificação precoce de crianças que terão benefícios de cuidados paliativos pediátricos especializados, em tempo oportuno, pode representar um desafio significativo.[19] Independentemente da condição e prognóstico da criança, a inclusão dos princípios dos cuidados paliativos, a partir do momento do diagnóstico, pode otimizar o manejo desses pacientes sem depender do local onde essa criança está: na UTIP, enfermaria pediátrica geral ou mesmo no domicílio.

Comunicação nos CP pediátricos em UTIP

A comunicação é uma das habilidades mais importantes dos médicos, especialmente nas situações envolvendo crianças em situações críticas. Quando desempenhada com alta qualidade, a comunicação possibilita o estabelecimento de um desejado vínculo de confiança entre familiares e equipe; fluidez no compartilhamento de informações, expectativas e condutas; e, não menos importante, processos de morte e luto não complicados.

Estudos recentes mostram que, independentemente do país de origem, de maneira geral, os pais preferem uma abordagem compartilhada a uma abordagem paternalista ou informada acerca das decisões que envolvem situações de final de vida da criança em UTIP.[20-22] Além disso, na presença de uma criança morrendo, as interações dos pais com membros das equipes mostraram um impacto positivo sobre a experiência dos pais junto ao ambiente hospitalar, na memória dos pais sobre a morte do filho e no luto parental.[23,24]

Entre as diversas ferramentas existentes em comunicação, a mais utilizada em UTIP é a conferência familiar, pois permite: reunir vários membros da equipe à família; atualizar e organizar as informações relevantes, principalmente na criança em condição grave, complexa e/ou limitante; discutir tratamentos realizados, esclarecendo dúvidas ou mal-entendidos que possam surgir no decorrer do processo; e construir um plano de cuidado, incluindo a discussão de metas terapêuticas, respeitando os preceitos éticos e bioéticos, bem como valores da criança e sua família, sem transferir responsabilidades.[22,25-27]

Limitação terapêutica em UTIP

Na tomada de decisão em condições graves e complexas, em que o tratamento curativo não é mais possível e que certas intervenções podem prolongar a dor e o sofrimento sem alterar o curso natural da doença, é comum ocorrer confusão quanto à indicação de limitação de terapias e retirada de terapias de suporte, gerando conflitos éticos e angústia nas equipes médicas que assistem a criança em cuidados intensivos.

O entendimento, por toda a equipe, da evolução, das complicações e da irreversibilidade do quadro clínico que se apresenta, o conhecimento acerca dos princípios éticos e bioéticos envolvidos no cuidado (beneficência, não maleficência, autonomia e justiça) e, como anteriormente citado, a comunicação clara e eficaz entre equipe e familiares da criança assistida, permitem que decisões sejam tomadas de forma clara, objetiva e em consenso.[16,28,29] Importante ressaltar que, não havendo um uníssono na tomada de decisão, e se presente na instituição, o aconselhamento sobre ética clínica e a opinião de outros profissionais, como especialistas em cuidados paliativos, são aconselháveis.[32]

Ainda que a implementação precoce de cuidados paliativos tenha o potencial de melhorar os resultados para muitas crianças e adolescentes, com condições médicas complexas e doenças ameaçadoras da vida, o fornecimento desses cuidados visando qualidade de vida em UTIP é um pilar essencial de qualquer programa de cuidados críticos pediátricos de sucesso, sendo considerado um indicador de qualidade na assistência e de segurança para o paciente e família.[16]

Nesse ínterim, em 2014, a partir da Declaração Mumbai, a International Children's Palliative Care Network (ICPCN), sumarizou que: "toda criança (do nascimento a juventude) tem o direito à melhor qualidade de vida possível, e quando portadores de condições limitantes a vida, tem o direito de receber cuidados paliativos para atender suas necessidades (...) para que possam ser capazes de viver a vida da melhor forma possível e pelo maior tempo possível". Esse é um desafio em que os pediatras devem estar preparados, bem como os gestores de saúde, quando se propõem a oferecer uma medicina de excelência.[30,31,33]

Referências bibliográficas

1. Lago PM, Piva J, Garcia PC, et al. Brazilian Pediatric Center of Studies on Ethics. End-of-life practices in seven Brazilian pediatric intensive care units. Pediatr Crit Care Med. 2008; 9:26-31.
2. Ramnarayan P, Craig F, Petros A, Pierce C. Characteristics of deaths occurring in hospitalised children: changing trends. J Med Ethics. 2007; 33(5):255-60.
3. Visser IH, Hazelzet JA, Albers MJ, et al. Mortality prediction models for pediatric intensive care: comparison of overall and subgroup specific performance. Intensive Care Med. 2013; 39:942-50.
4. Namachivayam P, Taylor A, Montague T, Moran K, Barrie J, Delzoppo C, et al. Long-stay children in intensive care: long-term functional outcome and quality of life from a 20-yr institutional study. Pediatr Crit Care Med. 2012; 13(5):520-8.
5. Aspesberro F, Mangione-Smith R, Zimmerman JJ. Health-related quality of life following pediatric critical illness. Intensive Care Med. 2015; 41:1235-46.
6. Garcia-Salido A, Santos-Herranz P, et al. Retrospective study of children referred from paediatric intensive care to palliative care: Why and for what. An Pediatr (Barc). 2018; 88(1):3-11.
7. Piva JP, Ramos GPC, Lago PM. Dilemas e dificuldades envolvendo decisões de final de vida e oferta de cuidados paliativos em pediatria. Rev Bras Ter Intensiva. 2011; 23(1):78-86.
8. Meert KL, Keele L, Morrison W, Berg RA, Dalton H, Newth CJ, et al. End-of-Life Practices Among Tertiary Care PICUs in the United States: A Multicenter Study. Pediatr Crit Care Med. 2015; 16(7):e231-8.
9. Himelstein BP, Hilden JM, Boldt AM, Weissman D. Pediatric palliative care. N Engl J Med. 2004; 350(17):1752-62.
10. World Health Organization. Definition of palliative care/WHO Definition of palliative care for children. Geneva: World Health Organization; 2002. Disponível em: http://www.who.int/cancer/palliative/definition/en.
11. WHO Integrating palliative care and symptom relief into paediatrics: a WHO guide for healthcare planners, implementers and managers. Geneva: World Health Organization; 2018.
12. World Health Organization. National cancer control programmes: policies and managerial guidelines. 2 ed. Geneva: World Health Organization; 2002.
13. Sociedade Brasileira de Pediatria – SBP. Cuidados Paliativos Pediátricos: O que são e qual sua importância? Cuidando da criança em todos os momentos. Departamento Científico de Medicina da Dor e CP. SBP; 2017.
14. Aslakson RA, Curtis JR, Nelson JE. The changing role of palliative care in the ICU. Crit Care Med. 2014; 42(11):2418-28.
15. Liberman DB, Song E, Radbill LM, Pham PK, Derrington SF. Early introduction of palliative care and advanced care planning for children with complex chronic medical conditions: a pilot study. Child Care Health Dev. 2016; 42(3):439-49.
16. Suttle ML, Jenkins TL, Tamburro RF. End-of-Life and Bereavement Care in Pediatric Intensive Care Units. Pediatr Clin N Am. 2017; 64:1167-83.
17. American Academy of Pediatrics. Committee on Bioethics and Committee on Hospital Care. Palliative care for children. Pediatrics. 2000; 106(2 Pt 1):351-7.
18. Keele L, Keenan HT, Sheetz J, Bratton SL. Differences in characteristics of dying children who receive and do not receive palliative care. Pediatrics. 2013; 132(1):72-8.
19. Twamley K, Craig F, Kelly P, Hollowell DR, Mendoza P, Bluebond-Langner M. Underlying barriers to referral to paediatric palliative care services: knowledge and attitudes of health care professionals in a paediatric tertiary care centre in the United Kingdom. J Child Health Care. 2014; 18(1):19-30.
20. Sullivan J, Monagle P, Gillam L. What parents want from doctors in end-of-life decision-making for children. Arch Dis Child. 2014; 99(3):216-20.
21. Madrigal VN, Carroll KW, et al. Parental decision-making preferences in the pediatric intensive care unit. Crit Care Med. 2012; 40(10):2876-82.
22. Voz MA, Bos AP, et al. Talking With Parents About End-of-Life Decisions for Their Children. Pediatrics. 2015; 135(2):e465-e476.
23. Butler AE, Hall H, et al. Family experience and PICU death: a meta-synthesis. Pediatrics. 2015; 136:e961-973.
24. Butler AE, Hall H, et al. "Some were certainly better than others" – Bereaved parents' judgements of healthcare providers in the paediatric intensive care unit: A grounded theory study. Intensive Crit Care Nursing. 2018; 45:18-24.
25. Ciriello AG, Dizon ZP, et al. Speaking a Different Language: A Qualitative Analysis Comparing Language of Palliative Care and Pediatric Intensive Care Unit Physicians. Am J Hosp Palliat Care. 2018; 35(3):384-9.
26. Michelson KN, Clayman ML, Haber-Barker, et al. The use of family conferences in the pe-

diatric intensive care unit. J Palliat Med. 2013; 16(12):1595-601.
27. Kodali S, Stametz RA, Bengier AC, Clarke DN, Layon AJ, Darer JD. Family experience with intensive care unit care: association of self-reported family conferences and family satisfaction. J Crit Care. 2014; 29(4): 641-4.
28. Garros D, Austin W, Carnevale FA. Moral distress in pediatric intensive care. JAMA Pediatr. 2015; 169:885-6.
29. Michelson KN, Patel R, Haber-Barker N, et al. End-of-life care decisions in the pediatric intensive care unit: roles professionals play. Pediatr Crit Care Med. 2013; 14:e34-44.
30. Top standards compliance issues for first half of 2013. Jt Comm Perspect. 2013; 33:6-11.
31. Zambrano SCF, Monica C, Eychmüller S. The impact of early palliative care on the quality of care during the last days of life: what does the evidence say? Curr Opin Support Palliat Care. 2016; 10(4):310-5.
32. Johson LM, Snaman JM, et al. End-of-Life Care for Hospitalized Children. Pediatr Clin N Am. 2014; 61:835-54.
33. ICPCN. International Children's Palliative Care Network Mumbai Declaration 2014. Disponível em: http://www.icpcn.org/wp-content/uploads/2014/02/ICPCN-Declaration-of-Mumbai-2014.pdf.

9

Equipe Multiprofissional nos Cuidados Paliativos em UTI

9.1 Papel da Psicologia na Identificação e Abordagem do Sofrimento

Raquel Pusch

DESTAQUES

- O papel do psicólogo é promover a melhora da qualidade de vida emocional de pacientes e familiares que se encontram em tratamento de uma doença grave.
- Tendo em conta que os cuidados paliativos só são exequíveis com uma equipe multidisciplinar, a psicologia tem um papel imprescindível na prevenção e alívio do sofrimento psicológico, sendo o psicólogo um agente ativo na atuação multiprofissional.
- Segundo Oliveira,[1] trata-se de oferecer ao paciente qualidade de vida emocional, enquanto houver vida.

É de primordial importância a integração do psicólogo à equipe de cuidados paliativos (CP). Os psicólogos que atuam em hospitais devem estar capacitados para identificar as necessidades do paciente, suas prioridades e se este possui recursos disponíveis para lidar com a situação, dando também suporte à família e mantendo uma boa comunicação. Para Guimarães,[2] os profissionais devem estar pautados na atenção e no respeito aos princípios bioéticos e na adequada e racional utilização dos recursos para a definição dos cuidados prestados.

O diagnóstico de uma doença grave ou incurável coloca o homem diante de sua maior impotência, a morte. É comum que sentimentos de medo, incertezas e vulnerabilidade estejam presentes nas emoções de pacientes, seus familiares e na própria equipe de saúde. Nesse sentido, o apoio psicológico para pacientes em CP e em final de vida, o acompanhamento aos familiares e a capacitação da equipe são manejos fundamentais do psicólogo intensivista, que podem possibilitar reflexões e tomadas de decisões na medida de suas possibilidades.

A psicologia compreende que uma pessoa não pode ser reduzida a nenhuma de suas características, por mais evidentes que elas sejam. Bem sabemos que, reduzir qualquer ser vivo a uma, ou algumas, de suas facetas é tentar negar a sua complexidade, e com ela sua capacidade de adaptar-se, de transformar-se e de participar da transformação de outros sistemas do meio em que vive.

Melo[3] comenta que a intervenção psicológica para os pacientes que se aproximam da fase terminal, tem o potencial de melhorar a sua qualidade de vida. A psicologia em CP tem vindo a comprovar a sua importância no bem-estar espiritual, no encontro de sentido/significado (de vida ou outros), e na necessidade da abordagem das questões da terminalidade da pessoa.

Para Mannix,[4] as técnicas em terapia cognitivo-comportamental (TCC) produzem uma melhoria significativa na capacidade dos profissionais da psicologia em reconhecer problemas emocionais e pensamentos distorcidos dos pacientes e familiares. Quando bem selecionada a técnica e estratégias apropriadas em TCC, será possível proporcionar aos pacientes uma "nova" visão, ajustada à sua realidade, mudando o seu comportamento e recuperando o controle da sua própria vida.

Reuniões de família, atendimento psicológico e aconselhamento podem preparar as famílias para o que vem pela frente. O planejamento da permanência do paciente na unidade de terapia intensiva (UTI) deve tornar-se um componente-padrão de reuniões de família, especialmente quando os pacientes estão em CP. Informações e a tomada de consciência dos sinais sutis de disfunção (p. ex., mudança de humor ou atitude, fadiga, pesadelos, delírios) devem ser destacadas para ajudar a família a antecipar, gerenciar e lidar com períodos de desestabilização até seu desfecho.

Habilidades comunicativas como instrumento na abordagem do sofrimento

Os psicólogos intensivistas devem utilizar-se dos recursos da comunicação para a educação e a discussão com o paciente e sua família durante a internação. Deve-se buscar condutas para ajudar a identificar potenciais problemas por meio de uma comunicação aberta e adequada.

Uma parte muito importante dos CP é falar sobre questões difíceis com os pacientes e familiares. Mas, como tudo tem dois lados, a boa notícia é que a comunicação entre as partes pode ser feita com qualidade. Para isso, precisamos desenvolver algumas habilidades básicas de comunicação. Comunicar é uma competência que todos podem aprender e praticar.

Ouvir é também uma habilidade básica da comunicação. Escutar é tão importante quanto falar. Ouvir auxilia a obter informações e faz com que as pessoas se sintam valorizadas. O papel de quem ouve contribui no alívio de sentimentos como o medo, isolamento e preocupações.

É importante, no momento de acolhimento do paciente e/ou familiar, que se busque um espaço calmo onde a possibilidade de interrupção seja pequena. Outro fator importante na habilidade de se comunicar é estabelecer a conversa ao nível dos olhos do interlocutor. Manter contato visual causa confiança e gera vínculo entre as partes.

Um mecanismo frequente nas comunicações difíceis é o silêncio. O silêncio pode ser útil, pois nos ensina a ser paciente e a não interromper o processo de reflexão da outra parte. Ao finalizar uma conversa é interessante resumir o que foi dito, para ajudar a corrigir alguma deficiência/distorção da conversação.

A maioria dos estudos (Hebert, Schulz, Copeland, Arnold)[5] revela que o principal instrumento para gerir a incerteza é a comunicação, que inclui informação confiável centrada em uma boa relação. A comunicação eficaz com o paciente, cuidador e familiares deve ser uma das competências do profissional psicólogo. Nela, desde o primeiro contato, a relação deverá ser empática, baseada em modelos de confiança.

O papel do psicólogo junto ao paciente em cuidados paliativos

Segundo Reverte,[6] o maior objetivo da atuação do psicólogo é aliviar o sofrimento causado pelas alterações emocionais e favorecer o objetivo principal, que são os CP. A principal função é o apoio aos pacientes e familiares, com avaliação, estabelecimento de objetivos, de um plano de atuação, in-

QUADRO 9.1.1 — PAPEL DO PSICÓLOGO NOS CUIDADOS PALIATIVOS[7,8]

Papel do psicólogo	Manejo
Guiar o processo de facilitação da tomada de decisão (principalmente as mais complexas)	Promover oportunidade para que o paciente e os familiares possam falar abertamente sobre as questões relacionadas à tomada de decisão. O psicólogo deverá ser o mediador
Identificar as fontes de estresse e intervir nesse sentido, nomeadamente face à sintomatologia	Utilizar estratégias e técnicas psicológicas que permitam reduzir os sintomas
Intervir na crise e mudanças de humor	Promover a expressão e a elaboração de sentimentos e pensamentos expressos pelos pacientes e familiares
Favorecer a adaptação à doença	Aplicar estratégias de *coping* adaptativas e de treino de contingências
Identificar barreiras de comunicação e conflitos	Potencializar a comunicação paciente-família
Desenvolver reestruturação cognitiva (pensamentos distorcidos e crenças errôneas)	Convocar demais profissionais para esclarecer/explicar distorções de comunicação dos pacientes e/ou familiares
Estabelecer objetivos reais, ajustáveis e realizáveis	Mediar a comunicação dos objetivos do tratamento entre paciente, familiares e equipe
Permitir a antecipação de possíveis situações para uma melhor decisão	Disponibilizar um canal de comunicação aos familiares, a qualquer tempo
Promover o sentido de vida e significado para cada situação nova	Permitir a expressão das angústias e ansiedades para que haja espaço cognitivo para a esperança
Trabalhar os medos e fobias	Convidar paciente e familiares para expressar suas fragilidades
Planificar atividades de gratificação e de compensação	Proporcionar um momento para compartilhar momentos de gratificação
Proporcionar o processo de elaboração das diversas perdas inerentes ao processo de doença vivenciado	Permitir ao paciente e familiares um momento de reflexão e expressão dos sentimentos de perda

tervenção psicológica e articulação com os outros profissionais da equipe.

A intervenção psicológica para os pacientes em CP tem, entre outras funções, que melhorar a qualidade de vida emocional do paciente e dos seus familiares. O mecanismo é simples, utilizando as técnicas em TCC: o sujeito fala sobre ele mesmo para poder se escutar e, quando se escuta, passa a organizar o próprio pensamento. Falar do sofrimento é evocar possibilidades reais e imaginárias, como: separação dos entes queridos, medos, insegurança etc. Identificar as próprias crenças facilita a criação de rotas neurais diferentes, gerando organização e novos significados pessoais, e abrindo espaço para tratar de questões como final de vida.

Demiris[7] e Roleto[8] sugerem algumas condutas para os psicólogos intensivistas com relação à abordagem ao sofrimento dos pacientes e familiares, e estão descritas no Quadro 9.1.1.

Para Golijani,[9] o papel da psicologia junto ao paciente se resume em:

- Promover a segurança, autoestima e autoimagem mais positivas.
- Reforçar o controle da dor.
- Intervir na ansiedade decorrente de uma consciencialização da finitude da vida.
- Trabalhar a angústia existencial, para alívio do sofrimento psicológico.
- Satisfazer as necessidades do paciente nos quesitos de informação, comunicação e apoio psicológico.

No Quadro 9.1.2, é descrita a sugestão de categorização para identificação e abordagem do sofrimento emocional dos pacientes em CP. A categorização faz menção à atuação imediata do profissional psicólogo no acolhimento emocional e na promoção da segurança ao paciente.

Intervenções com familiares

Segundo a visão de Vedel,[10] o acompanhamento psicológico é fundamental ao sistema familiar. Para ele, o psicólogo deve trabalhar no sistema familiar a aceitação da morte, auxiliar na gestão do final de vida da pessoa, no processo do luto, na gestão de conflitos e resolução de problemas/dúvidas/anseios.

Os autores Kissane,[11] Reverte[6] e Roleto[8] compactuam com as seguintes competências do profissional psicólogo:

- Ajustar expectativas à realidade.
- Facilitar a aceitação da situação pelos familiares.
- Identificar e intervir nos medos.
- Aconselhar sobre a gestão emocional com menores e/ou pessoas com alguma dificuldade de compreensão.

QUADRO 9.1.2	CATEGORIAS PARA INTERVENÇÃO AO PACIENTE EM CUIDADOS PALIATIVOS	
Categoria	Código de cor	Descrição
1. Imediata	Vermelho	Paciente em sofrimento psicológico
2. Intermediária	Amarelo	A abordagem ao paciente é necessária, porém não imediata
3. Mínima	Verde	Paciente com recursos emocionais evidentes

Fonte: Adaptado de Hayward-Karlsson, et al., 2005; e WHO/ICRC, 2017. (http://interactive.unocha.org/publication/2016_datatrends/WHDT2016.pdf).

QUADRO 9.1.3	SÍNTESE DAS ÁREAS DE INTERVENÇÃO E COMPETÊNCIAS DO PSICÓLOGO EM CUIDADOS PALIATIVOS[3,8,12-14]
O paciente	**Atribuições do psicólogo**
	• Guiar o processo de facilitação da tomada de decisão, de resolução de problemas, assuntos pendentes e promover as despedidas • Potenciar a comunicação paciente-família • Identificar as fontes de estresse e intervir nesse sentido • Intervir na crise e mudanças de humor • Promover a expressão e elaboração de sentimentos e pensamentos • Favorecer a adaptação à doença, com promoção de estratégias de *coping* adaptativas e treino de contingências • Estabelecer objetivos reais, ajustáveis e realizáveis • Trabalhar os medos e fobias • Promover o sentido da vida e significado para cada situação nova • Proporcionar o processo de elaboração das diversas perdas inerentes ao processo de doença vivenciado • Potenciar o controle da sintomatologia, nomeadamente da dor • Alívio do sofrimento psicológico
A família	**Atribuições do psicólogo**
	• Prevenir as barreiras da comunicação família-paciente • Permitir a expressão e a diferenciação de emoções, sentimentos e pensamentos • Reconhecer as causas de estresse e intervir de modo a reduzir as mesmas, assim como na alteração de humor e sintomatologia ansiosa • Facilitar o processo adaptativo, promovendo estratégias de *coping* e recursos internos adequados • Reforçar e validar o papel desempenhado pelos cuidadores como coterapeutas ao nível emocional • Ajustar expectativas à realidade (facilitar a aceitação da situação pelos familiares) • Identificar e intervir nos medos • Aconselhar sobre a gestão emocional com menores e/ou pessoas com alguma dificuldade de compreensão
A equipe	**Atribuições do psicólogo**
	• Trabalhar em conjunto com outros profissionais de saúde para cuidar dos pacientes (abordagem multidisciplinar) • Recolher informações e efetuar avaliações, consultar os membros adequados da equipe, assistir discussões de casos clínicos • Formação/educação específica ou a partilha de conhecimento • Apoio emocional à equipe • Promover a aceitação popular dos cuidados paliativos, dando palestras ou por meio de publicações • Pesquisa/investigação na área dos cuidados paliativos

- Questionar a qualidade do sono do familiar e realizar orientações.
- Auxiliar na satisfação de necessidades.
- Identificar as fontes de estresse e intervir nesse sentido, nomeadamente face à sintomatologia.
- Preservar a esperança.
- Prevenir as barreiras da comunicação família-paciente ou intervir junto destas, quando surgem (conspiração do silêncio ou dificuldades na comunicação).
- Permitir a expressão e diferenciação de emoções, sentimentos e pensamentos, com base em estratégias que permitam a sua validação, normalização e elaboração (reestruturação cognitiva).
- Prevenir e intervir nas questões emocionais.
- Reforçar e validar o papel desempenhado pelos cuidadores ao nível emocional.

A Academia Nacional de Cuidados Paliativos de 2007 indica norteadores da prática do psicólogo, que envolvem as seguintes condutas:

- Controlar os sinais de sintomas estressantes.
- Trabalhar as questões da morte como um processo natural.
- Oferecer um sistema de suporte à família (que possibilite a exata compreensão do processo da doença em todas as fases).
- Oferecer um sistema emocional de suporte que permita ao paciente viver tão ativamente quanto possível, na busca constante para manter sua autonomia.
- Integrar o aspecto clínico com os aspectos psicológicos, familiar, social, espiritual e trabalho.
- Unir esforços de uma equipe multidisciplinar para oferecer o cuidado mais abrangente possível (ter sempre em foco que a melhora da qualidade de vida pode influenciar positivamente no tempo que resta ao paciente e que o cuidado deve ser iniciado precocemente).

No Quadro 9.1.3, é demonstrada uma síntese das intervenções e competências do psicólogo intensivista, segundo os autores Melo e cols.,[3] Roleto,[8] Chochinov e cols.,[12] Trancas e cols.[13] e Fan.[14]

Considerações finais

O profissional psicólogo deve carregar a bandeira de que a autonomia individual é um dos valores centrais na fundamentação dos cuidados paliativos na busca de um modelo bioético. Por conseguinte, o psicólogo deve promover, junto à equipe e aos familiares, o respeito aos direitos do paciente de fazer suas próprias escolhas, oferecendo informações claras sobre a doença, sua evolução, respeitando seus limites de compreensão e tolerância emocional; o que favorece a competência do mesmo para o exercício de sua autonomia para fazer as escolhas necessárias à sua vida e ao seu tratamento, mantendo assim sua dignidade.

Segundo Araújo e Linch,[15] as decisões fundamentais devem ser discutidas com o paciente ou seu representante legal, sendo respeitada sempre a sua vontade.

Adaptado de Kovács:[16] "A verdade é um dos medicamentos mais potentes disponíveis para nós, mas nós ainda precisamos desenvolver uma compreensão adequada do tempo certo e da dosagem correta para cada paciente."

Um dos principais objetivos do atendimento psicológico é mostrar ao paciente que o momento vivido por ele pode ser compartilhado (que a dor compartilhada é menos pior), estimulando e buscando seus recursos internos, para assim atenuar sentimentos como solidão, derrota e desesperança. Acessar o sofrimento psíquico do outro é processo de cumplicidade e respeito que favorece a ressignificação da experiência que é o adoecer.

Referências bibliográficas

1. de Oliveira AC, Silva MJP. Autonomia em cuidados paliativos: conceitos e percepções de uma equipe de saúde. Acta Paul Enferm. 2010; 23(2):212-7.
2. Guimarães CA. Um olhar sobre o cuidador de pacientes oncológicos em cuidados paliativos. Dissertação de Mestrado. Campinas: PUC; 2010.
3. Melo ACD, Valero FF, Menezes M. A intervenção psicológica em cuidados paliativos. Psicol Saúde Doenças. 2013; 14(3):452-69.
4. Mannix K, Blackburn I, Garland A, Gracie J, Moorey S, Reid B, et al. Effectiveness of brief training in cognitive behavior therapy techniques for palliative care practitioners. Palliat Med. 2006; 20:579-84.
5. Hebert R, Schulz R, Copeland V, Arnold R. Preparing family caregivers for death and bereavement - Insights from caregivers of terminally ill patients. J Pain Symptom Management. 2009; 37(1):3-12.
6. Reverte M, Gil J, Toro L, García J, Batiste X. Intervención psicológica en cuidados paliativos - Análisis de los servicios prestados en Espanha. Med Paliat. 2008; 15(1):39-44.
7. Demiris G, Parker Oliver D, Washington K, Fruehling LT, Haggarty-Robbins D, Doorenbos A, et al. A problem-solving intervention for hospice caregivers: A pilot study. J Palliat Med. 2010; 13(8):1005-11.
8. Roleto ASPDS. Que papel para o psicólogo numa equipe de cuidados paliativos; 2013. Disponível em: http://hdl.handle.net/10451/11272. Acessado em 6 out 2018.
9. Golijani-Moghaddam N. Practitioner psychologists in palliative care: Past, present, and future directions. Counselling Psychol Rev. 2014; 29(1):29-40.
10. Vedel I, Ghadi V, Lapointe L, Routelous C, Aegerter P, Guirimand F. Patients', family caregivers', and professionals' perspectives on quality of palliative care: a qualitative study. Palliat Med. 2014; 28(9):1128-38.
11. Kissane D, McKenzie M, Bloch S, Moskowitz C, McKenzie D, O'Neill I. Family focused grief therapy: a randomized, controlled trial in palliative care and bereavement. Am J Psychiatr. 2006; 163(7):1208-18.
12. Chochinov H, Kristjanson L, Breitbart W, McClement S, Hack T, Hassard T, et al. The effect of dignity therapy on distress and end-of-life experience in terminally ill patients: a randomised controlled trial. Lancet Oncol. 2011; 12(8):753-62.
13. Trancas B, Cardoso G, Luengo A, Vieira C, Reis D. Depressão no doente oncológico: considerações diagnósticas e terapêuticas. Acta Médica Portuguesa. 2010; 23(6):1101-12.
14. Fan SY, Lin WC, Lin IM. Psychosocial Care and the Role of Clinical Psychologists in Palliative Care. Am J Hospice Palliat Med. 2014; p. 1-8.
15. Araújo D, Linch GFC. Cuidados paliativos oncológicos: tendências da produção científica. Rev Enferm UFSM. 2011; 1(2):238-45.
16. Kovács MJ. Educação para a morte: temas e reflexões. 2 ed. São Paulo: Casa do Psicólogo; 2008a.

9.2 O Papel do Enfermeiro no Controle de Sintomas

Nára Selaimen Gaertner de Azeredo | Vanúzia Sari

DESTAQUES

- É importante o papel da enfermagem na identificação, avaliação, notificação e controle dos sintomas de sofrimento físico e de outros problemas psicológicos, sociais e espirituais associados a doenças ameaçadoras da vida, esteja o paciente em final de vida ou não.
- A dor pode ser considerada o quinto sinal vital e deve ser avaliada e registrada ao mesmo tempo em que também são avaliados os demais parâmetros vitais (temperatura, pulso, respiração e pressão arterial).
- O controle dos sintomas exige uma abordagem multidisciplinar, incluindo medidas farmacológicas e não farmacológicas.

> "O sofrimento só é intolerável quando ninguém cuida."
> *Cicely Saunders*

Atualmente, muitos dos leitos brasileiros das unidades de terapia intensiva (UTI) são ocupados por pacientes em fase final de vida, ou que, ao longo de sua internação nessa unidade, evoluem para a condição de irreversibilidade e incurabilidade (embora não necessariamente em final de vida) e, ainda assim, continuam tratados como "elegíveis para a cura", por questões diversas.[1]

A filosofia de cuidados paliativos (CP) pretende, justamente, uma abordagem diferenciada no cuidado aos pacientes e familiares que enfrentam problemas associados a doenças ameaçadoras da vida; buscando a prevenção e identificação precoce, a avaliação correta e o tratamento adequado para o alívio da dor e de outros problemas físicos, psicológicos, sociais e espirituais associados à vivência dessas doenças.[2] Isso demanda a atuação de uma equipe multiprofissional, desde o diagnóstico de uma doença ameaçadora da vida até a vivência da morte e do luto.

Globalmente, em 2011, mais de 29 milhões de pessoas morreram de enfermidades que, por suas características, exigiriam a adoção de CP. No mundo, o número estimado de pessoas que necessitam de CP, ao menos no final de vida, é de 20,4 milhões/ano, sendo que, desses, 94% correspondem a adultos, dos quais 69% têm mais de 60 anos de idade e 25% têm entre 15 e 59 anos; enquanto apenas 6% são crianças. Apesar desses números, o acesso a CP de qualidade é ainda muito raro, especialmente nos países em desenvolvimento, onde ele é mais necessário.[2]

Em nosso país, há uma disponibilidade relativamente limitada de serviços de CP, se comparada ao tamanho da população; centralizados, sobretudo, no ativismo de algumas instituições e profissionais.[2] Acredita-se que existem cerca de 40 unidades que prestem esse tipo de assistência, distribuídas por todo o território nacional, a maioria ao nível de ambulatórios e domicílios. A disponibilidade de leitos especializados para os CP é mínima, e restrita a grandes centros urbanos.[3,4]

É nesse cenário que a enfermagem tem atuado, enquanto parte de uma equipe multiprofissional, e sendo a categoria que, pelas características de sua atuação, mantém-se mais próxima dos pacientes internados e de seus familiares. No contexto da terapia intensiva, o papel da enfermagem é de extrema relevância, sobretudo, na identificação e controle dos sintomas de sofrimento físico e de outros problemas psicológicos, sociais e espirituais associados a doenças ameaçadoras da vida, esteja o paciente ou não em final de vida.

É bem documentado na literatura que pacientes com condições ameaçadoras da vida, especialmente quando em uma fase avançada da patologia (oncológica ou não), apresentam vários sintomas causadores de intenso sofrimento. Esses sintomas podem ser físicos (dor, dispneia, constipação), psicoemocionais (agonia, *delirium*) ou espiritual (desesperança); e quando não tratados adequadamente geram angústia e maior sofrimento ao paciente e aos seus familiares.[5] Nesse sentido, é necessário discutir a complexidade do cuidado no alívio desses sintomas.

Cuidando do paciente com dor

A dor é tão antiga quanto a própria humanidade, e há muito o homem deseja compreendê-la, assim como as suas causas e formas de evitá-la. Para a Associação Internacional para o Estudo da Dor (IASP), a dor é definida como uma experiência sensorial e emocional desagradável, associada a lesões reais ou potenciais. Semelhante definição assume a dor como multidimensional e, portanto, não é limitada ao seu aspecto físico.[6] Sendo assim, para entendê-la, é necessário avaliar e observar suas múltiplas dimensões: neurofisiológica, psicossocial, cognitivo-cultural, comportamental e sensorial.[7]

No ano de 2002, a Joint Commission on Accreditation on Heathcare Organizations (JCAHO) normatizou a dor como o quinto sinal, defendendo que ela deve ser avaliada e registrada ao mesmo tempo em que também são avaliados os demais parâmetros vitais (temperatura, pulso, respiração e pressão arterial). Há, pois, a recomendação de que os pacientes sejam questionados sobre dor no momento da admissão e, também, durante a evolução clínica de sua enfermidade.[8]

Essa avaliação é justificável na medida em que se visualiza a dor como um dos principais determinantes do sofrimento humano e, como tal, capaz de gerar incapacidades, comprometimento da qualidade de vida e imensuráveis repercussões psicossociais e econômicas. Ela constitui um grave problema de saúde pública, já que, segundo estudos nacionais e internacionais, em cerca de 80% dos casos, representa o motivo fundamental para a procura dos serviços de saúde. No caso do Brasil, estima-se que entre 30% e 40% da população seja acometida por dor crônica, sendo essa umas das principais causas de absenteísmo, licenças médicas, aposentadorias por doença, indenizações trabalhistas e baixa produtividade no trabalho.[9]

Em pacientes com doenças fora de possibilidade terapêutica de cura, especialmente em situações avançadas, a prevalência de sintomas dolorosos é alta. No câncer, esses índices atingem até 90% dos pacientes, e na Aids, em fase final de vida, está presente em cerca de 50% dos indivíduos. Por outro lado, no caso de pacientes portadores de cardiopatias ou doenças pulmonares avançadas, a presença da dor é muitas vezes negligenciada. Ainda, em se tratando de pacientes com doenças neurológicas, como demência e acidente vascular cerebral, a dor de causa musculoesquelética é muito comum, embora raramente seja paliada satisfatoriamente.[10]

É preciso acrescer ainda que, na Medicina Paliativa, utiliza-se o conceito de "dor total", proposto por Cicely Saunders, que admite que uma pessoa sofre não apenas pelos danos físicos existentes, mas também pelas consequências emocionais, sociais e espirituais decorrentes da proximidade com a ideia de morte; por isso, sua abordagem deve ser multidisciplinar, e não apenas medicamentosa.[10,11] Acrescenta-se também a essa dor a dimensão interpessoal, familiar e financeira.[11]

Com isso, a diferença no tratamento da dor nos pacientes em CP com relação a outras enfermidades não ameaçadoras da vida se dá, particularmente, no referente ao enfoque e planejamento terapêutico a serem adotados, de modo que o núcleo de cuidados desses pacientes e seus familiares deixa de ser exclusivamente a dimensão biológica para centrar-se em uma dimensão cuidadora ampliada, na qual se pretende acima de tudo o bem-estar e o conforto.

Entretanto, quando não há uma sistematização na avaliação da dor, o seu tratamento, frequentemente, é inadequado. Afinal, quando essa sistematização não acontece, a elucidação das possíveis causas e dos efeitos da dor na vida do paciente, a investigação de fatores desencadeantes e atenuantes, além dos fatores psicossociais que influenciam o seu impacto, são muitas vezes negligenciados. Certamente, quando se deseja proceder a essa avaliação da dor, a possibilidade de o paciente discorrer sobre ela deve ser sempre o ponto de partida para o diagnóstico, implementação terapêutica e avaliação de sua eficácia.[7] Quando o paciente não tem condições de descrevê-la, a observação de seu comportamento e/ou a impressão de seu cuidador direto são ferramentas úteis.[10]

Nesse sentido, a utilização de instrumentos para mensurar a intensidade da dor pode ter caráter uni- ou multidimensional. No primeiro caso, as escalas mais usadas compreendem: a Escala Visual Numérica (EVN), graduada de zero a dez, em que zero é ausência de dor e dez é a pior dor imaginável; e a Escala Visual Analógica (EVA), que consiste em uma linha reta, não numérica, na qual uma extremidade demonstra a ausência de dor e a outra a pior dor imaginável para o paciente, sendo avaliada a escolha feita medindo-se os milímetros. No caso de mensuração da dor sob o aspecto multidimensional, pode-se utilizar, por exemplo: o Inventário para Dor McGill, em que o paciente escolhe para cada um dos 20 subgrupos de palavras (respostas sensitivas, afetivas, da experiência global com a dor) aquela que melhor descreve sua dor, além de avaliar sua intensidade, localização e duração; e o Wisconsin Brief Pain Questionnaire, capaz de avaliar o impacto da dor em atividades da vida diária e o nível de ansiedade e depressão dos indivíduos.[12] Em CP, a avaliação de atividades diárias é um elemento importante na tomada de decisões, na previsão de prognóstico e no diagnóstico de terminalidade.[7]

Em UTI, assim como em outros setores, também existe a recomendação de que todos os pacientes, incluindo aqueles em CP, sejam monitorizados rotineiramente para dor. Sabe-se, entretanto, que em certas circunstâncias a capacidade de autorrelatar dor, por parte do indivíduo, encontra-se comprometida, estando ele consciente ou não. Nesse caso, o ideal é que sejam utilizados instrumentos validados e confiáveis para o seu monitoramento, como a Escala Comportamental de Dor (Behavioral Pain Scale – BPS) e a ferramenta de observação de dor em pacientes em estado crítico (Critical Care Pain Observation Tool – CPOT).[13-15] Destaca-se, ainda, que a adoção de postura de proteção, com resistência a certos movimentos durante os cuidados; movimento de retirada ao estímulo; agitação persistente, mesmo após adoção de medidas não farmacológicas de conforto; assim como a diminuição do nível de atividade; vocalização de gemidos ou choro; alteração do padrão de sono; e diminuição do apetite; ou, ainda, a presença de reações neurovegetativas, como alterações de pulso, pressão arterial e frequência respiratória,[10] embora não sejam, por si só, parâmetros confiáveis na avaliação/mensuração da dor, são indicativos da necessidade de se (re)aplicar escalas como as descritas anteriormente, e de se reavaliar terapêuticas adotadas.

Então, uma vez mensurada a dor, deve-se estabelecer um plano de cuidados para a sua prevenção e controle precoce, o que, de acordo com a Organização Mundial da Saúde, engloba: o uso preferencial da via oral para terapias farmacológicas, seguida da subcutânea quando essa não estiver mais disponível; a prescrição de doses horárias de analgésicos, e não somente se necessário; o uso da Escada Analgésica para a escolha correta do analgésico; a individualização de doses medicamentosas; o uso de adjuvantes para potencializar o efeito analgésico e tratar os efeitos colaterais; e a atenção a detalhes como profilaxia de efeitos colaterais previsíveis e reavaliação sistemática do controle analgésico.[10]

Em UTI é necessário, igualmente, que se tenha atenção especial à verdadeira necessidade de procedimentos invasivos e dolorosos. Não existe justificativa, por exemplo, para uma punção ou intervenções, em razão de coleta de exames que sejam apenas para fins documentais, e que não alterem terapêuticas e abordagens adotadas, ou que não sejam feitas em prol da promoção do conforto e alívio do sofrimento. Claro que, nessa circunstância, é preciso que se diferenciem as abordagens requeridas por um paciente em CP em condição aguda, mas que não está (a princípio) em fase final de vida, daquelas demandadas por um indivíduo em final de vida em função de doença incurável; lembrando sempre que ambos representam, na atualidade, o escopo de pacientes atendidos em UTI. Nessa mesma linha de pensamento, em circunstâncias de terminalidade, é útil também retirar monitorização contínua e evitar a verificação de sinais vitais de modo rigoroso, já que esses processos podem ser desconfortáveis e mesmo dolorosos.

De qualquer modo, em cada uma das etapas citadas anteriormente a enfermagem exerce papel essencial; seja na avaliação e/ou reavaliação da dor, seja na implementação e acompanhamento dos efeitos das terapias prescritas. De modo geral, pode-se dizer que a equipe de enfermagem, pela maior proximidade com o paciente, é quem identifica, avalia e notifica a dor, participa ativamente da programação da terapêutica farmacológica prescrita, e reavalia a analgesia e/ou necessidades de reintervenções; além de também prescrever algumas medidas não farmacológicas individualizadas. Entre essas medidas, pode-se citar: as técnicas de relaxamento, distração e imaginação dirigidas; a avaliação da possibilidade da mudança de decúbito, da adequação do posicionamento e do uso de coxins; o incentivo e a promoção de massagens terapêuticas; a otimização de fatores para conforto ambiental (luz, ruídos etc.); a promoção da escuta ativa, o incentivo a musicoterapia, o estímulo à presença da família e vínculos afetivos em tempo integral junto ao leito etc.

Sem dúvida, na prática, a enfermagem é quem organiza o gerenciamento da dor do indivíduo em UTI. Diante dessa responsabilidade, o conhecimento de estratégias para o exercício da assistência qualificada é indispensável.

O paciente espera do profissional que dele cuida um engajamento humano, o estabelecimento de um vínculo, uma disponibilidade pessoal para estar com; e, nesse sentido, o investimento na relação requer estratégias que humanizem a assistência. Isso só é possível quando a singularização do cuidado se faz presente; do contrário, o cuidado se transforma em técnicas e normas a serem seguidas.[8]

Cuidando do paciente com náuseas e vômitos

A presença de náuseas e vômitos é um sintoma bastante comum nos pacientes em cuidados paliativos, ocorrendo em cerca de 60% a 70% dos casos; o que constitui um fator de relevante estresse para o paciente e seus familiares. Sua ocorrência contribui para o desenvolvimento da síndrome da anorexia-caquexia, desequilíbrios eletrolíticos e outros sintomas associados que comprometem a qualidade de vida.[17]

A sua causa, na maioria das vezes, é multifatorial, podendo estar associada ao uso de medicações, ao aumento da pressão intracraniana, a alterações vestibulares, a obstrução intestinal, a distúrbios gástricos, a hipercalcemia, a uremia, à própria patologia de base ou a outras associadas a ela, e ao estresse emocional.[3,17] Esses sintomas colaboram para o agravamento da qualidade de vida desses pacientes e do seu estado clínico geral, gerando dificuldades para a alimentação que precipitam, por sua vez, o emagrecimento e a fraqueza. Também contribuem no desenvolvimento de alterações metabólicas e na possibilidade de sangramento gastroesofágico, sem contar os inúmeros impactos psicológicos e sociais bastante negativos.

Diante de semelhantes sintomas é importante avaliar e documentar as circunstâncias de início, a intensidade do sintoma, os fatores desencadeantes, e as características do vômito, quando presente (fecaloide, biliar, alimentar, característica de líquido de estase); bem como proceder à investigação de patologias associadas.[17]

Além das medidas farmacológicas prescritas, alguns cuidados podem auxiliar no alívio desses sintomas:

- Fracionar as dietas, respeitando a vontade, os desejos alimentares e os horários nos quais o paciente quer se alimentar.
- Oferecer, preferencialmente, alimentos frios ou em temperatura ambiente, e pouco temperados (gelatinas, sorvetes, pedaços de gelo, mousses).
- Orientar quanto à importância da higiene oral regular, principalmente a cada episódio de vômito e também pré- e pós--prandial, pois esse simples cuidado pode melhorar o bem-estar do paciente.
- Oferecer e orientar que as refeições sejam em pequenas quantidades e, se necessário, aumentar o intervalo entre elas.
- Manter sempre e, em qualquer momento ou local, ambiente acolhedor e agradável durante as refeições.
- Ajustar as medicações para que sejam administradas depois das refeições. Somente os antieméticos deverão ser administrados previamente.
- Oferecer alimentos com consistência adequada a cada situação e, se possível, enriquecidos, permitindo ingestão de quantidades menores.[18]
- Evitar oferecer os pratos preferidos durante o período de quimio- ou radioterapia para que, se houver desenvolvimento de aversão alimentar, esta não ocorra justamente com um alimento do qual o paciente possa sentir falta futuramente.[18]
- Mudar o processo de preparação. Usar cozimento e forno de micro-ondas para minimizar a eliminação de odores que possam ser aversivos.[18]
- O paciente, nas fases finais, não deve ficar com um sentimento de culpa por não comer. Oferecer pequenas quantidades de maneira regular, e conforme sua vontade, é mais apropriado que a adoção de terapia nutricional invasiva e agressiva.[18]

No caso de pacientes internados em UTI, que se encontram em CP de final de vida, é possível que os sintomas de náuseas e vômitos estejam associados à redução natural do metabolismo ao se aproximar da possibilidade de morte. Convém destacar que pacientes terminais necessitam, para adequada nutrição e hidratação, ingestas muito menores se comparados a indivíduos saudáveis; sendo, por vezes, necessária uma suspensão de terapias nutricionais em razão de estase gástrica. Em geral, esses pacientes não apresentam sensação de fome ou sede, e se sentem satisfeitos com pequenas quantidades de alimento e fluidos, ou até mesmo apenas com os cuidados de higienização e umidificação da cavidade oral. É possível, inclusive, que ingestas forçadas por via enteral, nessas condições, sejam desconfortáveis ao paciente.[16]

Cuidando do paciente com constipação

A constipação é um problema bastante comum em pacientes sob CP, sendo frequentemente associada ao uso de opioides, à doença de base ou aos efeitos da própria evolução da doença, a ingesta alimentar e hídrica inadequada. Pode-se dizer que, quando o uso de opioides é inevitável, a associação de um laxante também o será.[19] Portanto, a prevenção torna-se primordial, sendo necessário o questionamento acerca dos hábitos intestinais do paciente e o registro adequado de aspecto e volume das evacuações, especialmente em UTI.

Entre as medidas recomendadas estão:[19]
- Uso de laxantes profiláticos em concomitância ao início do uso de opioides, com preferência aos orais. Os laxantes retais devem ser indicados para situações específicas como a impactação fecal.
- Considerar, sempre que possível, as medidas não farmacológicas como: aumento da ingestão de líquidos e de fibras na dieta, aumento da atividade física, e respeito à privacidade e preferências do paciente no uso do toilette, evitando, por exemplo, o uso de fraldas.

Cuidando da higiene oral dos pacientes

Caso o paciente mantenha a autonomia, o autocuidado deverá sempre ser estimulado; assim, ele mesmo poderá realizar a limpeza da sua boca, regularmente, após as refeições. Mesmo aqueles com restrição de movimento, quando conscientes, devem ter ao seu alcance o material indispensável para sua higiene oral (HO). Recomenda-se a utilização de escova de dentes pequena e macia, e creme dental com flúor. No momento em que o paciente estiver confuso ou inconsciente, outra pessoa deverá realizar esse cuidado, utilizando escova de mesmas características e solução para HO.

Outro cuidado simples, mas extremamente importante, é a manutenção dos lábios do paciente umidificados e hidratados, garantindo conforto e bem-estar, e reduzindo a sensação de sede.

Mesmo diante da fase de terminalidade da doença, deve-se manter uma boa qualidade da HO, respeitando a vontade do paciente e adaptando, se necessário, a frequência, os horários de execução e os instrumentos utilizados, com o objetivo de evitar outros sintomas desconfortáveis como xerostomia, candidíase, úlceras etc. Deve-se ainda, lembrar da hidratação oral, seja pelo estímulo da ingesta frequente de pequenas porções de água ou pela umidificação com auxílio de gaze. Essa tarefa pode, e deve, sempre que possível, ser realizada pelo familiar e/ou cuidador após orientação da equipe, desde que seja de sua vontade.[20]

Cuidando do paciente com dispneia

A dispneia é um sintoma muito frequente em CP, atingindo cerca de 20% a 90% dos pacientes com ou sem patologias pulmonares. Representa um importante causador de estresse, tanto para o paciente como para a família e a equipe.[3,21,22] Na maioria das vezes, sua etiologia é multifatorial, incluindo: infecções, distúrbios metabólicos, insuficiência cardíaca, ansiedade, obstruções, hipoxemia, metástases, componentes emotivos etc.[3] Pode ser referida como uma sensação de falta de ar ou de sufocamento, aperto torácico, desconforto respiratório ou respiração difícil, que nem sempre se associa ao esforço físico; mas que produz considerável desconforto, ansiedade e medo da morte.

Por sua subjetividade, o grau da dispneia nem sempre se relaciona, diretamente, à gravidade do quadro clínico, e não há testes que mensurem com exatidão a sua gravidade. Dessa maneira, o elemento mais importante é aquele referido pelo paciente. Quando se faz uma avaliação dos sintomas respiratórios, é fundamental que se avalie não só a intensidade (pequena, média ou grande), mas também as suas características, fatores desencadeantes, ritmo de evolução, fatores de melhora e piora, além de investigação de doenças associadas. Da mesma maneira, atenção especial deve ser dada aos impactos do sintoma na funcionalidade de vida e a resposta à terapêutica adotada. Com isso, a abordagem do paciente deve sempre ser individualizada, tentando corrigir o que é passível de ser corrigido.[21]

Em UTI, a avaliação da dispneia pode ser tornar ainda mais difícil, pelas particularidades do paciente crítico, como a presença do tubo orotraqueal ou de traqueostomia, associados ou não à assistência ventilatória. Nesses casos, o desconforto, ocasionado por dispneia, dor ou outros sintomas, pode se manifestar por meio de sinais indiretos, como o aumento da frequência cardíaca e respiratória ou da pressão arterial, que devem ser identificados pelos profissionais de enfermagem, para que as medidas terapêuticas possam ser tomadas o mais precocemente possível.

Algumas medidas não farmacológicas podem ser benéficas, como: oferta de apoio psíquico, familiar, social e espiritual; uso de técnicas de relaxamento ou acupuntura para alívio da ansiedade e da dor; posicionamento adequado do paciente no leito, com decúbito elevado; e, em casos específicos, a realização de aspirações, exercícios respiratórios e administração de oxigênio.[21]

Por outro lado, quando existe uma aproximação da terminalidade da vida, é possível que, para alguns pacientes, existam poucas melhoras em resposta a medidas que venham a ser estabelecidas para o alívio da dispneia; de modo que medidas para o tratamento de sintomatologia refratária precisem ser adotadas. A sedação paliativa, em casos específicos, representa uma alternativa adequada para o alívio do desconforto tanto de pacientes quanto de seus familiares e, muitas vezes, é uma escolha viável em contraposição a procedimentos invasivos como a intubação endotraqueal. Entretanto, em circunstâncias como essa, deve-se sempre respeitar os desejos do paciente e da família nesse sentido, dando especial atenção ao tempo requerido para despedidas (quando elas são possíveis) e ao incentivo à presença de entes queridos à beira do leito.

Cuidando da autonomia

Cada vez mais, a valorização da autonomia do paciente e o peso moral do seu consentimento na decisão do melhor tratamento precisam ser ponderados, de modo que o equilíbrio entre esses dois princípios deva ser uma pretensão constante. Em UTI, muitas vezes, é difícil estabelecer uma comunicação efetiva com o paciente, razão pela qual é primordial a interpretação da sua vontade prévia, se possível, a partir de diretivas antecipadas, ou o conhecimento da mesma por meio dos familiares.

Os pacientes em cuidados paliativos devem ter assegurada a qualidade de vida, em detrimento da preservação de sua quantidade. Nesse sentido, durante o cuidado, toda pessoa dever ser entendida como um sujeito, dentro de um contexto único de vida e de morte. Não se cuida da dor ou da dispneia isoladamente; a dimensão cuidadora só existe quando se cuida de "alguém com dor, com dispneia". Um alguém com vontades, esperanças, medos, angústias, desejos, sofrimentos, dúvidas, quereres. Um alguém que é pai, filho, mãe, avô, amigo. Um alguém que está vivenciando um momento de extrema vulnerabilidade e diversas formas de sofrimento, que precisa ser ouvido, cuidado, acarinhado, paliado.

Cuidando dos familiares

Um dos princípios dos CP é que a conduta, os cuidados e o tratamento adotados visem uma melhora da qualidade de vida para o paciente e seus familiares. De modo geral, a internação em razão de doença ameaçadora da vida é um evento angustiante, que suscita sofrimentos, desarticulações e mudanças de papéis ao paciente, mas também à sua família e rede de apoio. A UTI, em especial, motiva profundas demandas aos familiares e àqueles próximos ao enfermo, consumindo-lhes energia física, mental e emocional. Ante a perspectiva da morte e, ainda mais, no estabelecimento/entendimento da certeza da finitude, dá-se a potencialização desses aspectos, sobretudo quando se sabe que o "seu familiar", que o "seu ente querido", está distante, sozinho. Sobressai, aí, a ideia de "perda e abandono".

Nesse ponto, entende-se por que o cuidado deve também englobar a família/vínculos afetivos do paciente crítico, o que pode, nos casos de terminalidade da vida, auxiliar na vivência e enfrentamento do luto que se aproxima. Mas como fazer isso? E como incluir essa família no cuidado ao internado? O caminho pode estar no estabelecimento de comunicação efetiva, afetiva e verdadeira; na escuta ativa e no acolhimento; na ajuda solidária; na disponibilidade para estar junto, para criar vínculos; nas palavras de incentivo, na permissão para permanência à beira do leito dentro da UTI e/ou para visitas livres e estendidas; na demonstração de competência no assistir; no incentivo daquele familiar para práticas de cuidados ao internado; no estabelecimento de grupos de apoio; no suporte especializado ou não para a vivência e elaboração adequada do luto antecipatório etc. Além da atenção e do cuidado, a enfermagem deverá proporcionar condições de segurança, otimismo e esperança.

Cuidando do cuidador

A enfermagem desempenha papel fundamental como integrante da equipe multidisciplinar. O cuidar, o educar, o acolher, o amparar, o aliviar de desconfortos, o controlar de sintomas e o minimizar do sofrimento do outro são ações cotidianas desses profissionais. Por isso mesmo, é fundamental que esses indivíduos tenham acesso a conhecimentos e discussões que favoreçam sua prática.[23] Ao mesmo tempo, e pelas características de sua atuação, esses profissionais precisam também ser cuidados pelas instituições em que trabalham e pelos colegas com os quais convivem.

É preciso lembrar que todos os membros da equipe de saúde estão suscetíveis ao sofrimento, especialmente quando acompanham pacientes e familiares em vivência do processo de morte e morrer. Ver a morte do próximo é, de certa maneira, estar também perto da sua própria morte. Aprender a não negar a existência da morte, mas aceitá-la com naturalidade, é algo essencial ao cuidado. Buscar viver de acordo com essa sólida realidade, admitindo a própria morte e aceitando-a quando vier, é um princípio básico para melhor assistir pacientes e familiares em CP.

Entretanto, em muitas situações, a equipe de enfermagem (e de saúde) tem dificuldade em assistir pacientes em CP e em final de vida em UTI, o que, por vezes, leva a um isolamento de tais profissionais, evitando o compartilhamento das próprias angústias, temores e sofrimentos.[24] Essa atitude repercute, de outro lado, em seu afastamento com relação ao paciente e família, como modo de autoproteção. Nesse sentido, alguns movimentos podem auxiliar os profissionais a melhor vivenciar esse processo, a citar: estímulo às discussões em equipe e em grupos de estudos; a tomada de decisões partilhadas na equipe multiprofissional; os *rounds* entre profissionais, pacientes e familiares; serviços e grupos de apoio profissional; encontros institucionais para discussão da morte, do morrer, e dos CP e seus princípios etc.

Somente quando o espaço de atuação (a UTI) se transformar em um espaço de trocas, de vivências partilhadas e de experiências divididas – para pacientes, familiares e profissionais de saúde – é que a experiência em situação de morte e morrer será acompanhada de boas recordações para todos os envolvidos; ainda que dolorida e triste.

Considerações finais

Em hospitais que prestam cuidados complexos em saúde, a preocupação com os princípios propostos pela filosofia dos cuidados paliativos deve fazer parte das discussões e das propostas institucionais, em uma perspectiva de cuidado multidisciplinar e multiprofissional.

A necessária adoção de uma perspectiva singular de cuidado em situações de doenças ameaçadoras da vida perpassa por um olhar em sintonia com os limites institucionais, com a autonomia decisiva e informada de pacientes e seus familiares, e com a participação conjunta de diferentes atores das equipes de saúde, que atuam cotidianamente nos bastidores das UTI.

Essa singularidade se traduz em um cuidar para além do aspecto técnico, e se expressa na palavra e no silêncio, na escuta e na fala, no contato que vai ao encontro e também naquele que para e espera, no olhar e no acolhimento, na expectativa e no abraço, na lágrima e no sorriso, no colo ofertado e no choro; enfim, no estar presente, no acolher e no vincular-se com o outro (o colega, o paciente, a família). Todos esses aspectos são parte dos CP de qualidade, e estão lado a lado com a dimensão da intervenção farmacológica e a necessária presença familiar, no controle de sintomas comuns durante a vivência de doenças ameaçadoras da vida.

Os enfermeiros intensivistas devem instituir CP de qualidade o mais precocemente possível quando diante do diagnóstico de uma doença ameaçadora da vida, envolvendo paciente e família em um contexto de atenção humanizada e singularizada, o qual garanta cuidados técnicos, mas também a atenção para além de máquinas, rotinas e equipamentos, ou seja, para o humano. Cuidar é estar sempre pronto a desenvolver a solidariedade e o compromisso com o outro, seu conforto e bem-estar; permitindo, a cada ser, a manutenção da especificidade da sua história de vida e de morte, por ocasião de seus tratamentos, procedimentos, diagnósticos e do próprio curso da doença para um fim.

Referências bibliográficas

1. Proença MO, Agnolo CMD. Internação em unidade de terapia intensiva: percepção de pacientes. Rev Gaucha Enferm. 2011 jun; 32(2):279-86. Disponível em: http://www.scielo.br/scielo.php?script=sci_arttext&pid=S1983-14472011000200010&lng=en. Acessado em 10 set 2016.
2. Connor SR, Bermedo MCS (eds.). WPCA. Worldwide Palliative Care Alliance. Global Atlas of Palliative Care at the End of Life; 2014. p. 103.
3. Maciel MGS, et al. Critérios de qualidade para os cuidados paliativos no Brasil. Documento elaborado pela Academia Nacional de Cuidados Paliativos. Rio de Janeiro: Diagraphic; 2006. p. 60.
4. Sociedade Brasileira de Geriatria e Gerontologia (SBGG). Vamos falar de Cuidados Paliativos. Brasil: Sociedade Brasileira de Geriatria e Gerontologia; 2015. p. 45.
5. Kira CM. Sedação paliativa. In: de Carvalho RT, Parsons HA (eds.). Manual de Cuidados Paliativos ANCP. 2 ed. Academia Nacional de Cuidados Paliativos; 2012. p. 517-30.
6. Merskey H, Bogduk N (eds.). Classification of chronic pain: descriptions of chronic pain syndromes and definitions of pain terms. 2 ed. Seattle: Pain Suppl; 2002.
7. Cardoso MGM. Classificação, fisiopatologia e avaliação da dor. In: de Carvalho RT, Parsons HA (eds.). Manual de Cuidados Paliativos ANCP. 2 ed. Academia Nacional de Cuidados Paliativos; 2012. p. 113-22.
8. Sousa FAEF. Dor: o quinto sinal vital. Rev Latino-Am Enfermagem. 2002 mai-jun; 15(2):270-6.
9. Ministério da Saúde. Portaria GM/MS n. 19 de 03 de janeiro de 2002. Disponível em: http://bvsms.saude.gov.br/bvs/saudelegis/gm/2002/prt0019_03_01_2002.html. Acessado em 10 ago 2016.
10. Arantes ACLQ, Maciel MGS. Avaliação e Tratamento da Dor. In: Conselho Regional de Medicina do Estado de São Paulo. Cuidado Paliativo. São Paulo: Conselho Regional de Medicina do Estado de São Paulo; 2008. p. 370-91.

11. Schisler EL. O conceito da dor total no câncer. In: Nascimento-Schulze CM, (org.). Dimensão da dor no câncer. São Paulo: Robe Editorial; 1997.
12. Mendonça SHF, Leão ER. Implantação e monitoramento da dor como 5º sinal vital: o desenvolvimento de um processo assistencial. São Paulo: Martinari; 2007.
13. Baar J, et al. Diretrizes para Prática Clínica da Gestão da Dor, Agitação e Delirium em Pacientes Adultos na Unidade de Terapia Intensiva. Crit Care Med. 2013 jan; 41(1):263-306.
14. Gonçalves AAS, Schmitz RK, Roehrs H. Avaliação da dor em paciente adulto sedado sob ventilação mecânica. Rev Inspirar Movimento Saúde. 2013 nov-dez; 5(6):23-7.
15. Stites M. Observational pain scales in critically ill adults. Crit Care Nurse. 2013 jun; 33(3):68-78.
16. Boemer MR. Sobre cuidados paliativos. Rev Esc Enferm USP. 2009 set; 43(3):500-1.
17. Maciel MGS, Bettega R. Náusea e vômito. In: de Carvalho RT, Parsons HA (eds.). Manual de Cuidados Paliativos ANCP. 2 ed. Academia Nacional de Cuidados Paliativos; 2012. p. 168-75.
18. de Carvalho RT, Taquemori LY. Nutrição e hidratação. In: Conselho Regional de Medicina do Estado de São Paulo. Cuidado Paliativo. São Paulo: Conselho Regional de Medicina do Estado de São Paulo; 2008. p. 221-57.
19. Menegatti V, Hatanaka A. Obstipação e diarreia. In: de Carvalho RT, Parsons HA (eds.). Manual de Cuidados Paliativos ANCP. 2 ed. Academia Nacional de Cuidados Paliativos; 2012. p. 176-83.
20. Franck EM. Cuidados com a cavidade oral em Cuidados Paliativos. In: de Carvalho RT, Parsons HA (eds.). Manual de Cuidados Paliativos ANCP. 2 ed. Academia Nacional de Cuidados Paliativos; 2012. p. 293-305.
21. de Carvalho RT. Dispneia, tosse e hipersecreção de vias aéreas. In: de Carvalho RT, Parsons HA (eds.). Manual de Cuidados Paliativos ANCP. 2 ed. Academia Nacional de Cuidados Paliativos; 2012. p. 151-66.
22. Thomas JR, Von GCF. Clinical management of dyspnoea. Lancet Oncol. 2002 abr; 3(4):223-8.
23. Pimenta CAM. Dor oncológica: bases para avaliação e tratamento. In: Pessini L, Bertachini L (eds.). Humanização e cuidados paliativos. 3 ed. São Paulo: Loyola; 2006.
24. Freitas TLLB, et al. O olhar da enfermagem diante do processo de morte e morrer de pacientes críticos: uma revisão integrativa. Enferm Glob. 2016; 15(1):335-47.

9.3 Papel da Fisioterapia no Cuidado Paliativo em UTI

Juliana El Hage Meyer de Barros Gulini

DESTAQUE

- A fisioterapia em UTI para os pacientes em cuidados paliativos (CP) atua nas diversas situações em que o fisioterapeuta já, habitualmente, vem atuando, porém com enfoque paliativo, devendo ser avaliado o grau de independência funcional e fase da assistência intensiva em que o paciente se encontra para que possam ser traçados os objetivos da terapêutica.

Durante décadas, os profissionais da área de cuidados intensivos tiveram como foco o aumento da sobrevivência em curto prazo. Nos últimos anos, os cuidados intensivos têm se expandido para melhorar os resultados da sobrevida nas doenças críticas em longo prazo. A visão atual do tratamento em unidades de terapia intensiva é focada na qualidade da vida do paciente, sendo importante a integração precoce dos cuidados paliativos aos cuidados intensivos.[1,2]

Os cuidados paliativos (CP) vêm ocupando lugar de destaque nas discussões atuais dos profissionais de saúde, na assistência a pacientes com doenças crônicas sem possibilidade de cura e, mais recentemente, a pacientes em situação aguda.[3] Esses cuidados visam o aprimoramento da qualidade de vida e centram-se na redução do sintoma angustiante, na comunicação clara e sensível, no alinhamento do tratamento com as preferências do paciente e no apoio à família.[4,5]

Para a implantação de CP, deve haver a participação de uma equipe multiprofissional, incluindo médicos, enfermeiros, fisioterapeutas, psicólogos, psiquiatras, nutricionistas, fonoaudiólogos, assistentes sociais, farmacêuticos, conselheiros espirituais e sacerdotes, que possibilite a promoção de cuidados integrados.[6,7]

Um estudo, realizado com 37 profissionais de uma unidade de terapia intensiva (UTI) de um hospital público e geral de Santa Catarina, dentre eles 12 enfermeiros, 11 técnicos de enfermagem, 5 fisioterapeutas e 9 médicos, aplicou entrevista com duas questões norteadoras: "O que você entende sobre cuidado paliativo?" e "Como você percebe o cuidado paliativo na UTI?" Os resultados encontrados foram que se percebe que a equipe de UTI tem o entendimento que o cuidado paliativo é apropriado na fase terminal da vida, sem necessidade de medidas fúteis de tratamento, e com cuidado de conforto ao paciente e seus familiares. Os entrevistados também relataram a necessidade de melhorar a comunicação entre os profissionais da equipe de UTI, para que sejam estabelecidas condutas mais uniformes na assistência ao paciente. Acrescentaram, ainda, que seria importante a promoção da capacitação dos profissionais para que fosse otimizada a assistência ao paciente em fase final de vida e dado o suporte necessário aos familiares.[8]

É, portanto, fundamental a implementação de um atendimento qualificado pela equipe multiprofissional, por meio de múltiplos olhares, com o objetivo de assistir o paciente terminal em todas as dimensões e garantir seu bem-estar e respeito à sua dignidade.

Assistência fisioterapêutica em cuidados paliativos em UTI

Em CP, o fisioterapeuta, a partir da sua avaliação, deverá estabelecer um programa de tratamento adequado com a utilização de recursos, técnicas e exercícios que objetive, por meio da abordagem multiprofissional e interdisciplinar, o alívio do sofrimento, da dor e de outros sintomas estressantes. Deve, também, oferecer suporte para que os pacientes vivam o mais ativamente possível, com qualidade de vida, dignidade e conforto, além de auxiliar os familiares na assistência propriamente dita ao enfermo, no enfrentamento da doença e no luto.[6]

O programa de tratamento deve ser elaborado de acordo com os graus de dependência e funcionalidade do paciente, utilizando-se para isso as escalas de funcionalidade, como a PPS (Palliative Performance Scale) e a Escala Clínica de Fragilidade.[9]

É importante que o fisioterapeuta avalie e reconheça, junto com a equipe multiprofissional, o estágio de terminalidade em que o paciente se encontra para que possam ser estabelecidos os objetivos da terapêutica. Sob esse aspecto, os membros do Comitê de Terminalidade da Vida do Cone Sul elaboraram fases para o atendimento paliativo em UTI. Na primeira fase, existe maior chance de recuperação, sendo indicado o tratamento curativo/restaurativo pleno com o tratamento paliativo enfocado no controle dos sintomas e na boa comunicação. A segunda fase, é a condição clínica na qual a equipe percebe uma falta de respostas ou uma resposta insuficiente aos recursos utilizados, com uma crescente tendência ao desfecho de morte ou irreversibilidade. Estabelecido o consenso entre equipe, paciente e família, a prioridade passa a ser a melhor qualidade de vida possível, e os cuidados que modifiquem a doença podem ser oferecidos quando julgados proporcionais pela equipe e paciente/família. Na terceira, há a condição clínica na qual a equipe reconhece a irreversibilidade da doença e a morte iminente, aceitando o desfecho de morte. O cuidado paliativo passa a ser exclusivo, e todas as medidas introduzidas buscam a melhor qualidade de vida possível e o conforto do paciente e de seus familiares.[10]

Para as fases 1 e 2 da assistência intensiva, o fisioterapeuta irá atuar de maneira complexa no amplo gerenciamento do funcionamento do sistema respiratório e de todas as atividades correlacionadas com a otimização da função ventilatória, mantendo as vias aéreas sem secreção e os músculos respiratórios funcionando adequadamente. O fisioterapeuta também possui o objetivo de trabalhar a força dos músculos, diminuir a retração de tendões e evitar os vícios posturais que podem provocar contraturas e úlceras de pressão. Para tal, deve utilizar técnicas, recursos e exercícios terapêuticos nas diferentes fases do tratamento, traçando um plano de acordo com as necessidades atuais dos pacientes. Nessas duas fases, deve-se observar e voltar o atendimento de acordo com o sintoma que o paciente esteja apresentando.

Na fase 3 da assistência intensiva, que é o alvo deste capítulo, o fisioterapeuta, juntamente à equipe multiprofissional, vai traçar o seu plano de tratamento de acordo com o sintoma que o paciente estiver apresentando, objetivando o conforto e minimizando complicações decorrentes da internação em UTI, utilizando para isso as técnicas e recursos fisioterapêuticos apropriados para cada sintoma.

É importante que seja realizado o diagnóstico do estado funcional prévio à internação em UTI, que é fundamental para o direcionamento do plano fisioterapêutico, associado à história do paciente crítico. Para tal, pode-se utilizar também as escalas de Barthel e da Medida de Independência Funcional (MIF), que permite a quantificação da perda funcional durante a internação.[11]

Com relação à mobilização do paciente em cuidados paliativos na fase 3 de assistência intensiva, a mobilização passiva deve ser feita em pacientes totalmente dependentes, a fim de manter a amplitude de movimento, aquisição de posturas confortáveis, propiciar a higienização e evitar complicações, como úlceras por pressão, edema em membros e dor.[12]

A mobilização ativo-assistida deve ser realizada em pacientes conscientes e colaborativos, com o objetivo de ganho de amplitude articular, força e elasticidade nos movimentos de acordo com as suas condições clínicas.[13,14]

No controle da dor, o fisioterapeuta pode utilizar terapias manuais, eletroterapia como a TENS (*transcutaneous electrical nerve stimulation*), associada ou não a fármacos, termoterapia (frio e calor), exercícios e mobilizações, posicionamentos adequados e técnicas de relaxamento, e massoterapia.[13]

A mudança de decúbito, de maneira ideal, deve ser realizada pelo menos a cada duas horas. No entanto, a mobilização no leito na fase final de vida deve ser criteriosa. O objetivo é sempre conciliar formas de prevenção de maiores agravos com o máximo conforto do paciente, incluindo a ausência de dor. Deve-se manter a pele do paciente limpa e seca, e mudá-lo sempre de posição. É preciso pensar no bem-estar do paciente, nas suas condições hemodinâmicas e usar o bom-senso, visto que mesmo esses procedimentos de rotina, como banho e mudança de posição, podem ser muito dolorosos para alguns pacientes.[9,15]

Manter posicionamento adequado é importante para o paciente acamado, pois ao permanecer em uma mesma posição de maneira inadequada, e por um período prolongado, o paciente pode desenvolver dor, encurtamento muscular e tendíneo, deformidades e contraturas, entre outras complicações, que podem comprometer seu estado de saúde e gerar desconforto.[13]

Em presença de dispneia ou desconforto respiratório, devem ser utilizadas técnicas que favoreçam a manutenção de vias aéreas pérvias e ventilação adequada, além de relaxamento dos músculos acessórios da respiração, que visam diminuir o trabalho respiratório sempre que possível.[9]

O posicionamento é importante para o paciente acamado, pois a posição sentada aumenta os volumes pulmonares e diminui o trabalho respiratório.[7] É importante adequar o posicionamento da cabeça e da via aérea para facilitar drenagem de secreções, evitando acúmulo e consequente piora do desconforto, além de respiração ruidosa.[13]

A atelectasia é uma complicação frequente em pacientes acamados, sendo o fechamento parcial ou total do alvéolo, com resultado de redução da capacidade residual funcional, causado por uma respiração superficial e redução dos movimentos ativos e imobilidade no leito. A atelectasia pode levar à hipoxemia e ao aumento de secreção, e pode ser prevenida com mudanças de decúbito, mobilização do paciente passiva ou ativamente e recursos e técnicas fisioterapêuticas para expansão ou reexpansão, sendo estas utilizadas tanto na profilaxia quanto no tratamento do colapso pulmonar associado a determinadas situações clínicas.[11]

A cinesioterapia respiratória associa técnicas de relaxamento, com melhora de sua complacência, posicionamentos adequados que favoreçam a ação dos músculos respiratórios (p. ex., decúbito elevado, favorecendo a ação do diafragma) e ventilação não invasiva (VNI) como auxiliares para a melhora ventilatória. Podem ser utilizados recursos e técnicas de higiene brônquica, reexpansão pulmonar, mobilização de membros e posicionamento adequado, para diminuir a dispneia e hipersecreção. Todos os recursos e técnicas são utilizados de acordo com a indicação e necessidade do paciente.[11]

A VNI pode ser usada em pacientes terminais quando a causa da insuficiência respiratória for potencialmente reversível, particularmente naqueles pacientes com DPOC agudizada ou com edema pulmonar de origem cardíaca. O grau de recomendação é B.[16]

QUADRO 9.3.1	TÉCNICAS E RECURSOS FISIOTERAPÊUTICOS AO PACIENTE EM CUIDADOS PALIATIVOS NA FASE 3 DA ASSISTÊNCIA INTENSIVA		
Dor	**Dispneia**		**Hipersecreção**
• TENS • Termoterapia • Massoterapia • Exercícios • Mobilização • Posicionamento • Mudança de decúbito	• Técnicas de relaxamento • Exercícios respiratórios • Mobilização • Posicionamento • Recursos e técnicas para higiene brônquica • Recursos e técnicas para reexpansão pulmonar • Aspiração de vias aéreas • Ventilação não invasiva		• Posicionamento • Recursos e técnicas para higiene brônquica • Aspiração de vias aéreas

Aos pacientes que apresentam aumento da quantidade de secreção pulmonar, o fisioterapeuta pode lançar mão de recursos e técnicas de higiene brônquica e posicionamento adequado do paciente para que facilite a drenagem de secreções, evitando acúmulo e consequente piora do desconforto respiratório.[17,18]

Em alguns casos, é necessário realizar a aspiração da secreção através de sonda. A aspiração de vias aéreas é um procedimento doloroso, e deve ser empregada com critério, e sempre com uso de analgesia de resgate, anteriormente.[13] Essa manobra não deve ser sistemática e, sim, baseada na necessidade individual, por meio da avaliação de ruídos pulmonares, agitação do paciente, diminuição da oximetria e mudanças do padrão respiratório, que são indicativos de acúmulo de secreção.[7]

Pode ser avaliada também a necessidade do uso das cânulas orofaríngeas de plástico ou borracha, que têm a função de evitar a queda da língua sobre a parede posterior da faringe e de permitir a aspiração das vias aéreas. A cânula de Guedel é a mais empregada, e deve ser utilizada em pacientes com comprometimento neurológico e com diminuição do reflexo de proteção da via aérea.[19]

O Quadro 9.3.1 representa um resumo das principais abordagens fisioterapêuticas aplicadas aos sintomas de dor, dispneia e hipersecreção para a fase 3 da assistência intensiva ao paciente em cuidados paliativos.

Referências bibliográficas

1. Hua M, Wunsch H. Integrating palliative care in the ICU. Curr Opin Crit Care. 2014; 20:673-80.
2. Truog RD, Campbell ML, Curtis JR, Haas CE, Luce JM, Rubenfeld GD, et al. Recommendations for end-of-life care in the intensive care unit: A consensus statement by the American College of Critical Care Medicine. Crit Care Med. 2008; 36(3):953-63.
3. Aslakson R, Cheng J, Vollenweider D, Galusca D, Smith TJ, Pronovost PJ. Evidence-Based Palliative Care in the Intensive Care Unit: A Systematic Review of Interventions. J Palliat Med. 2014 fev; 17(2):219-35.
4. Nelson JE, Curtis JR, Mulkerin C, Campbell M, Lustbader DR, Mosenthal AC, et al. Choosing and Using Screening Criteria for Palliative Care Consultation in the ICU: A Report from the Improving Palliative Care in the ICU (IPAL-ICU) Advisory Board. Crit Care Med. 2013 out; 41(10):2318-27.
5. Pimenta CAM. Cuidados paliativos: uma nova especialidade do trabalho da enfermagem? Acta Paul Enferm. 2010; 23(3):vii-viii.
6. CREMESP. Cuidado Paliativo. Coordenação Institucional de Reinaldo Ayer de Oliveira.

São Paulo: Conselho Regional de Medicina do Estado de São Paulo; 2008. p. 689.
7. Marcucci FCI. O papel da fisioterapia nos cuidados paliativos a pacientes com câncer. Rev Bras Cancerol. 2005; 51(1):67-77.
8. Gulini JEHMB. Protocolo interdisciplinar para o controle da dor, dispneia e hipersecreção em pacientes sob cuidado paliativo na unidade de terapia intensiva [tese de doutorado]. Florianópolis: Universidade Federal de Santa Catarina; 2016.
9. Academia Nacional de Cuidados Paliativos. Manual de cuidados paliativos. Rio de Janeiro: Diagraphic; 2009. p. 320.
10. Moritz RD, Deicas A, Capalbo M, Forte DN, Kretzer LP, Lago P, et al. Fórum do "Grupo de Estudos do Fim da Vida do Cone Sul": definições, recomendações e ações integradas para cuidados paliativos na unidade de terapia intensiva de adultos e pediátrica. Rev Bras Ter Intensiva. 2011; 23(1):24-9.
11. França EET, Ferrari F, Fernandes P, Cavalcanti R, Duarte A, Martinez BP, et al. Fisioterapia em pacientes críticos adultos: recomendações do Departamento de Fisioterapia da Associação de Medicina Intensiva Brasileira. Rev Bras Ter Intensiva. 2012; 24(1):6-22.
12. BRASIL. Ministério da Saúde. Instituto Nacional de Câncer. Cuidados paliativos oncológicos: controle da dor. Rio de Janeiro: INCA; 2001.
13. de Carvalho RT, Parsons HAF (orgs.). Manual de Cuidados Paliativos ANCP - Ampliado e atualizado. 2 ed. Academia Nacional de Cuidados Paliativos; 2012.
14. Florentino DM, Souza FRA, Maiworn AL, Carvalho ACA, Silva KM. A fisioterapia no alívio da dor: uma visão reabilitadora em cuidados paliativos. Rev Hosp Univ Pedro Ernesto. 2012; 11(2):50-7.
15. Puntillo K, Nelson JE, Weissman D, Curtis R, Weiss S, Frontera J. Palliative care in the ICU: relief of pain, dyspnea, and thirst – A report from the IPAL-ICU Advisory Board. Intensive Care Med. 2014; 40(2):235-48.
16. Schettino GPP, Reis MAS, Galas F, Park M, Franca S, Okamoto V. III Consenso Brasileiro de Ventilação Mecânica: Ventilação mecânica não invasiva com pressão positiva. J Bras Pneumol. 2007; 33(Supl 2):S92-S105.
17. Sousa ADA. Sintomas em cuidados paliativos: da avaliação ao controle [dissertação de mestrado]. Porto: Instituto de Ciências Biomédicas de Abel Salazar, Universidade do Porto; 2012.
18. Kira CM. Cuidados paliativos: controle de sintomas não dor, uma tabela guia. Programa de Assistência Domiciliária e de Cuidados Paliativos do Hospital Universitário da USP (PAD-HU/USP). Disponível em: www.paliativo.org.br/dl.php?bid=52. Acessado em 12 nov 2015.
19. Guru PK, Singh TD, Pedavally S, Rabinstein AA, Hocker S. Predictors of Extubation Success in Patients with Posterior Fossa Strokes. Neurocrit Care. 2016; 25(1):117-27.

Seção 2

Comunicação

Coordenadora: Lara Patricia Kretzer

10

Por Que Intensivistas Precisam Adquirir Habilidades de Comunicação?

Lara Patricia Kretzer
Ederlon Rezende

Profissionais que trabalham em unidades de terapia intensiva (UTI) precisam ser treinados em habilidades de comunicação. No entanto, incluir mais uma habilidade a ser adquirida por profissionais já sobrecarregados de necessidades de aprendizado, diante da expansão crescente do conhecimento, exige justificativas. Este capítulo pretende defender a incorporação da habilidade de comunicação ao conjunto de habilidades do intensivista e discutir estratégias educacionais de como essas habilidades podem ser ensinadas.

Desde a segunda metade do século XX, críticas ao modelo biomédico centrado no profissional têm motivado uma mudança em direção a uma medicina que tem a autonomia do paciente como referencial ético. Como resultado, a orientação bioética atual é que os cuidados sejam centrados no paciente. Ao mesmo tempo, ao se reconhecer que o núcleo de cuidado é o paciente e sua família, essa orientação bioética é estendida também aos familiares.[1,2]

Cada núcleo paciente-família tem uma demanda específica de informações, apoio emocional e participação em tomadas de decisões terapêuticas. Além disso, exibem diferentes perfis relacionais com a equipe. Isso significa que a equipe de UTI deve buscar uma relação de parceria com o paciente e seus familiares, de maneira que o plano de cuidados possa ser individualizado e ter voltada a sua atenção a essas necessidades específicas. Essa é a razão pela qual as habilidades de comunicação passam a ser essenciais: o reconhecimento das necessidades específicas de pacientes e familiares só é possível por meio das inúmeras interações comunicativas que eles tenham com a equipe.[3]

A literatura sobre o tema tem identificado vários benefícios de uma boa comunicação entre equipe e familiares de pacientes críticos. Heyland e cols., por exemplo, observaram em um estudo multicêntrico canadense de familiares de pacientes que faleceram em UTI, que 52% deles relataram satisfação excelente com o cuidado recebido e que essa satisfação estava associada à qualidade das informações recebidas e a terem sido tratados com compaixão e respeito.[4] Outros benefícios observados pela literatura são: melhora das habilidades diagnósticas, melhora da adesão aos tratamentos propostos, melhores ajustes terapêuticos, redução de conflitos, maior satisfação de pacientes e familiares, maior satisfação da equipe, redução de tempo de UTI de pacientes em final de vida, melhora do processo de tomada de decisões e redução de ansiedade, depressão e estresse pós-traumático de familiares.[5-10]

Apesar dos potenciais benefícios da boa comunicação, estudos demonstram, consistentemente, que a comunicação com familiares em UTI é inadequada. Os profissionais queixam-se das próprias deficiências em habilidades de comunicação e, além disso, familiares e pacientes elencam deficiências de comunicação com a equipe, sendo as principais queixas com relação ao atendimento recebido. Um estudo que entrevistou 76 familiares de pacientes críticos após terem participado de uma reunião com a equipe de UTI, por exemplo, observou que 54% dos familiares não tinham compreendido informações básicas sobre o diagnóstico, prognóstico ou tratamento.[11] Esses achados apontam para a complexidade dos desafios da comunicação entre equipe e família. Além de os profissionais não terem sido treinados, essas interações ocorrem em contextos de crise, diante dos quais familiares estão expostos a uma carga elevada de estresse emocional, estão reativos e apresentam uma capacidade comprometida na compreensão das informações. Serem convidados a tomar decisões nesses contextos pode acentuar ainda mais essa carga de estresse emocional. O impacto em longo prazo da experiência da doença crítica, independentemente do desfecho do paciente, é reconhecida: familiares de pacientes críticos apresentam maiores riscos de depressão, ansiedade e estresse pós-traumático.[12]

O reconhecimento do impacto da experiência de internação em UTI nos desfechos de familiares, vai exigir que profissionais estejam treinados para lidar com pessoas que precisam receber notícias ruins e, muitas vezes, participar de tomadas de decisões de final de vida em momentos de grande fragilidade emocional. A fragilidade emocional de familiares, associada às deficiências comunicativas de profissionais, contribui para uma alta prevalência de consequências negativas, como insatisfação do paciente e família, antagonismo aos profissionais e aos tratamentos propostos, prolongamento na tomada de decisões e uso de terapias fúteis, depressão, ansiedade e conflitos judiciais.[13-16]

Entre as barreiras para a boa comunicação, algumas estão associadas a características individuais de cada profissional e outras estão associadas a fatores de natureza institucional. Dificuldade em lidar com a morte de pacientes, medo de gerar consternação em familiares e, principalmente, falta de treinamento adequado em comunicação são fatores que contribuem para as deficiências comunicativas dos profissionais.[17,18] Além disso, a literatura demonstra que habilidades de comunicação não tendem a melhorar com o tempo ou com a experiência do médico. Não apenas as habilidades comunicativas não ficam melhores com a experiência, mas a evidência aponta que, com o aumento do conhecimento técnico ao longo da carreira, há em paralelo uma redução da empatia.[5] Quanto a aspectos institucionais, a pouca ênfase dada à comunicação como uma habilidade essencial dos profissionais de saúde, tanto por parte de instituições de ensino quanto de assistência, acentua ainda mais o problema.[19-21]

Como resultado, a aquisição de habilidades de comunicação por profissionais continua sendo, na sua maioria, deficiente, frequentemente baseada na reprodução de modelos de interação, nem sempre positivos, de outros profissionais. Embora em alguns programas de residência até existam iniciativas educativas, muitas vezes são insuficientes ao se basear em aulas expositivas cujo potencial de modificar comportamentos é muito pequeno.[5] Da mesma maneira, podem ser insuficientes treinamentos de curta duração focados em más notícias, pois, embora sejam melhores que aulas expositivas quanto ao potencial de modificar comportamentos, limitam a compreensão do escopo muito maior da comunicação como habilidade, e podem não modificar comportamentos em longo prazo.[20-23]

Treinar a equipe e profissionais em formação para a aquisição de competências comunicativas e incluir nas rotinas de UTI protocolos de comunicação baseados nas evidências da literatura, são medidas que podem contribuir com a melhora da interação da equipe com a família. A importância das habilidades comunicativas tem, inclusive, sido reconhecida por sociedades profissionais, como a American Thoracic Society, que recomenda que os cuidados devam ser centrados no paciente e família, e considera as habilidades de comunicação como básicas e importantes não apenas em condições de terminalidade.[22-26]

Como forma de incentivar a educação de habilidades de comunicação, Miller e cols. defendem que reuniões com familiares sejam consideradas pela equipe como procedimentos do mesmo patamar de exigência dos procedimentos mais técnicos, como punção de acesso central.[23] Isso significa que tanto a aquisição de habilidades necessárias para a condução de uma boa interação com a família quanto a aquisição de habilidades técnicas devem ser foco de treinamento. Quanto à aquisição de conhecimentos sobre comunicação, observam ainda que esse conhecimento é tanto explícito quanto tácito. O explícito seria o conhecimento adquirido por meio do ensino formal, e o tácito por meio da observação prática e diária de como é colocado em prática. Desse modo, defendem que o treinamento e a supervisão de residentes incorpore tanto o conhecimento explícito quanto o tácito. Propõem, para isso, três passos educacionais, sendo o primeiro deles o ensino estandardizado baseado na identificação de evidências e sua inclusão nas reuniões com familiares, *rounds* e em protocolos e *bundles* de cuidados dos serviços. A inclusão de necessidades de comunicação com paciente e familiares em *checklists* de cuidados seria um exemplo. O segundo passo seria a inclusão de modelos didáticos de comunicação no treinamento e supervisão dos profissionais, incluindo o treino de uso de estratégias comunicativas (p. ex., SPIKES, VALUE, NURSE),[27,28] simulações de reuniões com familiares e *feedback* após reuniões reais com familiares. O terceiro passo seria o treinamento dos supervisores para que assumam a liderança com ênfase na comunicação como habilidade essencial, para que aprendam como ensinar comunicação e para que sirvam de modelo aos profissionais em formação.

Métodos de incluir a comunicação em programas de ensino são vários, como, por exemplo, *workshops*, simulações de encontros com familiares, *feedbacks* após as interações reais, inclusão de aspectos comunicativos em *checklists* de cuidado e treinamento de preceptores.[5,22,25,26] Oferecer *feedback* baseado em gravações de vídeo de reuniões reais com pacientes e/ou familiares é considerado método padrão-ouro de ensino de comunicação, dado o seu maior potencial em modificar comportamentos. Apesar das dificuldades éticas e práticas associadas a esse método, Gaunttet e Laws sugerem que intensivistas deveriam considerar a adoção dessa estratégia de ensino.[22]

Quanto às habilidades específicas de comunicação a serem treinadas, o modelo Calgary-Cambridge as divide em três domínios: habilidades de conteúdo, de processos e de percepção.[5] As habilidades de conteúdo fazem referência ao que é dito e a linguagem utilizada. Evitar jargões e excessos de detalhes técnicos seria recomendação dessa natureza. Habilidades de processos incluem a maneira como as interações com pacientes e familiares são estruturadas e incluídas na rotina da equipe. A adoção de estratégias do tipo SPIKE ou VALUE seria um exemplo, assim como o adequado registro em prontuário de decisões tomadas e inclusão de aspectos da comunicação com familiares em *checklists* de cuidados. Por último, habilidades de percepção, as mais complexas a serem treinadas, envolvem a habilidade dos profissionais de reconhecer e responder adequadamente às emoções.[5,22]

Apesar disso, a realidade dos centros de formação de profissionais intensivistas é a de que pouca ênfase ainda é dada ao treinamento em comunicação. Falta de tempo para incluir esse treinamento em programas de residência e falta de profissionais capacitados para servirem de modelo e para treinarem os profissionais em formação, são exemplos de obstáculos. Outro fator complicador é que ainda não há consenso quanto à melhor maneira de realizar esses treinamentos. A evidência obtida a partir dos poucos estudos sobre o tema ainda é fraca, de maneira que, embora enfatizem a importância da comunicação como habilidade profissional, sociedades profissionais ainda não oferecem guias de como essa habilidade deve ser ensinada.[20,22]

Para que se melhore a educação sobre comunicação com familiares de pacientes críticos, outra importante recomendação é a de que se integre o ensino com pesquisas na área. No momento, os poucos estudos disponíveis dificultam que recomendações fortes sejam feitas com relação às melhores formas de ensinar essas habilidades. Além de os estudos serem poucos, alguns deles avaliam como medida de desfechos a autoavaliação de estudantes ou profissionais quanto à melhora nas habilidades comunicativas após o período de treinamento.[21] A avaliação do treinamento, ainda que possa ser feita inicialmente por meio da satisfação dos participantes, deve progressivamente incluir medidas de conhecimento, atitudes e mudanças comportamentais no trabalho.[20] Da mesma maneira, estudos que tenham a ambição de buscar evidências para orientar estratégias de ensino devem incorporar desfechos centrados no paciente e família (incluindo desfechos em longo prazo, como ansiedade, depressão e qualidade de vida), desfechos clínicos, qualidade do cuidado e mudança de cultura organizacional.[20,29]

Antes de concluir, deve-se chamar a atenção para que, embora a ênfase deste capítulo tenha sido a comunicação com familiares de pacientes críticos, é fundamental que a equipe reconheça que nem todo paciente crítico está impedido de se comunicar, e que algumas das dificuldades de comunicação podem ser reduzidas com a ajuda, por exemplo, de quadros ortográficos, gráficos de ícones e auxílios eletrônicos. Os pacientes que estão lúcidos e que podem se comunicar devem ser consultados quanto ao desejo de serem informados sobre seu quadro clínico, prognóstico, alternativas e riscos dos tratamentos propostos. Do mesmo modo, devem ser consultados sobre o desejo de fazer parte de decisões terapêuticas, incluindo as de final de vida. Isso não apenas está alinhado com o respeito à autonomia do paciente, como oferece especialmente a pacientes em final de vida a possibilidade de planejar melhor como preferem conduzir seus últimos dias dentro das limitações impostas pela doença.

Ser competente em comunicação, portanto, é habilidade central ao profissional que guia suas práticas ao princípio da medicina baseada no paciente e família, e que busca sempre o aprimoramento de desfechos. A boa comunicação é uma habilidade que pode ser ensinada, submetida ao escrutínio científico e aprimorada. A aquisição de maior conhecimento e evidências sobre habilidades de comunicação, assim como trazê-las ao centro da formação de profissionais, devem fazer parte imprescindível da missão da medicina intensiva do futuro.

Referências bibliográficas

1. Van Mol MM, Boeler TG, Verharen L, Kompanje EJ, Bakker J, NikampMD. Patient and family-centered care in the intensive care unit: a challenge in the daily practice of healthcare professionals. J Clin Nurs. 2017; 26:3212-23.
2. Quenot JP, Ecarnot F, Meunier-Beillard N, Dargent A, Large A, Andreu P, et al. What are the ethical issues in relation to the role of the family in intensive care? Ann Transl Med. 2017 dez; 5(Suppl 4):S40.
3. Kynoch K, Chang A, Coyer F, McArdle A. The effectiveness of interventions to meet family needs of critically ill patients in an adult intensive care unit: a systematic review update.

JBI Database System Rev Implement Rep. 2016 mar; 14(3):181-234.
4. Heyland DK, Rocker GM, O'Callaghan CJ, Dodek PM, Cook DJ. Dying in the ICU: perspectives of family members. Chest. 2003; 124(1):392-7.
5. Kurtz S, Silverman J, Draper J. Teaching and Learning Communication Skills in Medicine. 2 ed. Oxford: Radcliffe Medical; 2005.
6. Mcdonagh JR, Elliot TB, Engelberg RA, et al. Family satisfaction with family conferences about end of life care in the intensive care unit: increased proportion of family speech is associated with increased satisfaction. Crit Care Med. 2004; 32:1484-8.
7. Stapleton RD, et al. Clinician statements and family satisfaction with family conferences in the intensive care unit. Crit Care Med. 2006; 34(6):1679-85.
8. Lautrette A, et al. A communication strategy and brochure for relatives of patients dying in the ICU. N Engl J Med. 2007; 356:469-78.
9. Schaefer KG, Block SD. Physician communication with families in the ICU: evidence-based strategies for improvement. Curr Opin Crit Care. 2009; 15:569-77.
10. Scheunemann LP, et al. Randomized, controlled trials of interventions to improve communication in intensive care – a systematic review. Chest. 2011; 139(3):543-54.
11. Azoulay E, Chevret S, Leleu G, et al. Half the families of intensive care unit patients experience inadequate communication with physicians. Crit Care Med. 2000; 28:3044.
12. Davidson JE, Jones C, Bienvenu OJ. Family response to critical illness: post intensive care syndrome family. Crit Care Med. 2012; 40:618-24.
13. Pochard F, Azoulay E, Chevret S, et al. Symptoms of anxiety and depression in family members of intensive care unit patients: ethical hypothesis regarding decision-making capacity. Crit Care Med. 2001; 29:1893.
14. Azoulay E, Pochard F, Kentish-Barnes N, et al. Risk of post-traumatic stress symptoms in family members of intensive care unit patients. Am J Respir Crit Care Med. 2005; 171:987.
15. Anderson WG, Arnold RM, Angus DC, Bryce CL. Passive decision-making preference is associated with anxiety and depression in relatives of patients in the intensive care unit. J Crit Care. 2009; 24:249.
16. Kross EK, Engelberg RA, Gries CJ, et al. ICU care associated with symptoms of depression and posttraumatic stress disorder among family members of patients who die in the ICU. Chest. 2011; 139:795.
17. White DB, Engelberg RA, Wenrich MD, et al. Prognostication during physician-family discussions about limiting life support in intensive care units. Crit Care Med. 2007; 35:442.
18. Scheunemann LP, Ernecoff NC, Buddadhumaruk P, et al. Clinician-Family Communication About Patients' Values and Preferences in Intensive Care Units. JAMA Intern Med. 2019; 179(5):676-84.
19. Minichiello TA, Ling D, Ucci DK. Breaking Bad News: A Practical Approach for the Hospitalist. J Hosp Med. 2007 nov; 2(6):415-21.
20. Deveugele M. Communication training: skills and beyond. Patient Educ Couns. 2015; 98:1287-91.
21. Arnold RM, Back AL, Barnato AE, Prendergast TJ, Emlet LL, Karpov I, et al. The Critical Care Communication Project: Improving fellows' communication skills. J Crit Care. 2015; 30:250-4.
22. Gauntlett R, Laws D. Communication skills in critical care. Contin Educ Anesth Crit Care Pain. 2008; 8:121-4.
23. Miller DC, McSparron JI, Clardy PF, Sullivan AM, Hayes MM. Improving resident communication in the intensive care unit – The proceduralization of physician communication with patients and their surrogates. Ann Am Thorac Soc. 2016; 13(9):1624-8.
24. Buckley JD, Addrizzo-Harris DJ, Clay AS, Curtis JR, Kotloff RM, Lorin SM, et al. Multisociety task force recommendations of competencies in pulmonary and critical care medicine. Am J Respir Crit Care Med. 2009; 180:290-5.
25. McCallister JW, Gustin JL, Wells-Di Gregorio S, Way DP, Mastronarde JG. Communication skills training curriculum for pulmonary and critical care fellows. Ann Am Thorac Soc. 2015; 12:520-5.
26. Hope AA, Hsieh SJ, Howes JM, Keene AB, Fausto JA, Pinto PA, et al. Let's talk critical: development and evaluation of a communication skills training program for critical care fellows. Ann Am Thorac Soc. 2015; 12:505-11.
27. Baile WF, Buckman R, Lenzi R, Glober G, Beale E, Kudelka AP. SPIKES – A six-step protocol for delivering bad news: application to the patient with cancer. Oncologist. 2000; 5:302-11.
28. Back A, Arnold R, Tulsky J. Mastering communication with seriously ill patients: balancing honesty with empathy and hope. Cambridge University Press; 2009.
29. Hinkle lJ, Bosslet GT, Torke AM. Factors associated with family satisfaction with end-of-life care in the ICU: a systematic review. Chest. 2015; 147(1):82-93.

11

Fundamentos de Comunicação com Familiares de Pacientes Críticos: Comunicação Empática e Estrutura da Conferência Familiar

Lara Patricia Kretzer
Felipe Pfuetzenreiter

Familiares de pacientes críticos apresentam necessidades específicas com relação à comunicação com a equipe de terapia intensiva. Em alinhamento com a prática centrada no paciente e família, compreender quais são essas necessidades e responder de acordo tornam-se habilidades fundamentais da equipe multiprofissional. O número crescente de estudos sobre a comunicação entre equipe e familiares de pacientes críticos reflete a maior relevância conferida ao tema em medicina intensiva. Entre as principais necessidades, estão receber informações honestas, claras e em momentos apropriados, assim como receber acolhimento emocional e demonstrações de respeito.[1,2]

A despeito do reconhecimento da centralidade da comunicação entre equipe e família, a literatura identifica de maneira consistente que o padrão de comunicação com a equipe ainda é comumente considerada pelos familiares como insuficiente, inconsistente e de qualidade ruim.[3,4] Exemplos de queixas frequentes são: tempo insuficiente dedicado por profissionais para conversarem com familiares, inconsistências nas informações oferecidas pela equipe e dificuldade de acesso a profissionais para esclarecimentos de dúvidas.[1,2] Estudos demonstram que pelo menos a metade dos familiares não entende suficientemente as informações a respeito do diagnóstico, prognóstico e tratamento do paciente, e que frequentemente não compreende o seu papel em processos de compartilhamento de decisões de final de vida.[5,6]

Deficiências na comunicação com a equipe levam à insatisfação familiar, são fontes de conflitos, dificultam a compreensão, por parte dos familiares, da condição clínica do paciente, contribuem para o prolongamento de tomada de decisões que melhor reflitam os valores do paciente e contribuem para o prolongamento na utilização de terapêuticas fúteis.[4] Um maior risco de piores desfechos de saúde mental de familiares, como ansiedade, depressão e estresse pós-traumático, soma-se aos impactos negativos da má comunicação.[7-10] Além disso, a maneira como são oferecidas notícias de morte ou de mau prognóstico, pode ter impacto negativo no luto de familiares.[11]

Em contrapartida, saber dar notícias ruins com compaixão, de maneira clara e oferecendo oportunidades para esclarecimentos, são atitudes da equipe bastante valorizadas por familiares, e que reduzem sintomas como ansiedade, depressão e

QUADRO 11.1	BENEFÍCIOS DE UMA MELHOR COMUNICAÇÃO COM FAMILIARES[4,11-15]
Redução do tempo de UTI de pacientes em final de vida	
Encaminhamento mais precoce para a atenção de cuidados paliativos	
Maior compreensão da condição de terminalidade pelos familiares	
Processo de tomada de decisões de final de vida mais fácil	
Redução de conflitos	
Maior satisfação familiar	
Redução de ansiedade, depressão, estresse pós-traumático e luto complicado de familiares	

estresse pós-traumático.[3,4,11,12] Além de melhores desfechos quanto à saúde mental de familiares, estratégias de comunicação empática têm demonstrado maior satisfação de familiares, menor risco de conflitos e maior chance de que familiares adquiram expectativas realistas com relação ao tratamento.[13,14,15] O Quadro 11.1 apresenta alguns dos benefícios de uma melhor comunicação com familiares.

Além da maneira como a equipe se comunica com familiares, a estrutura de encontros formais com a família também faz parte de uma estratégia comunicativa que contribui para que melhores desfechos sejam alcançados. Neste capítulo, abordaremos o impacto da experiência da doença crítica em familiares, estratégias de comunicação empática e estrutura da conferência familiar.

Experiências de familiares de pacientes críticos

Um passo importante no delineamento de uma boa comunicação com a família é o de compreender a experiência de familiares de pacientes críticos e suas reações diante do sofrimento de um ente querido e da possibilidade de que ele possa morrer. Ter um ente querido internado em estado grave na unidade de terapia intensiva (UTI) é fonte de imenso estresse emocional para a família, principalmente quando se tem a percepção de que o paciente apresenta sofrimentos físicos e emocionais. Estudos demonstram, por exemplo, a alta prevalência de ansiedade, estresse pós-traumático, depressão e até mesmo sintomas físicos em familiares de pacientes críticos.[3,4,8,16] Pochard e cols. documentaram uma prevalência de 65% e 35% de ansiedade e depressão, respectivamente, em 920 familiares de pacientes críticos estudados.[7] A percepção de uma comunicação inadequada também está especificamente associada a maiores riscos de estresse pós-traumático.[10,17] Além disso, a maneira como familiares são envolvidos em processos de tomada decisões de final de vida também pode aumentar riscos desses desfechos. De acordo com estudo de Anderson e cols., familiares que adotaram um papel mais passivo quanto a tomadas de decisão de final de vida apresentaram probabilidade maior de desenvolvimento de ansiedade e depressão.[9]

Sintomas físicos também podem caracterizar a experiência de familiares de pacientes críticos. McAdam e cols. demonstraram que, além de uma proporção significativa de familiares já apresentar sintomas substanciais de estresse pós-traumático (56,8%), ansiedade (79,7%) e depressão (70,3%) entre três e cinco dias de internação do paciente em UTI, mais de 90% dos familiares estudados também relataram presença de sintomas como dor, cansaço, tristeza, alteração de apetite, medo e mal-estar.[8] Day e cols. também identificaram que a maioria dos familiares apresenta distúrbios do sono moderados a graves.[18]

A duração e impacto de transtornos de saúde mental e física em familiares costumam se prolongar por muitos meses após a UTI, ainda que o paciente tenha sobrevivido,[19] o que alerta para a responsabilidade da equipe não apenas em atender as necessidades comunicativas e emocionais de familiares, mas também de identificar familiares com maior risco de piores desfechos. Entre eles estão familiares que já apresentam fragilidades prévias decorrentes da própria idade avançada ou da presença de doenças crônicas. Além disso, familiares que são os cuidadores de pacientes portadores de doenças crônicas ou com alto grau de dependência também apresentam maior risco,[5] assim como cônjuges, familiares do sexo feminino, familiares mais jovens e familiares com transtornos de saúde mental que precedem a internação em UTI.[16,19]

Uma das consequências da presença desses sintomas de estresse agudo é que eles podem afetar a capacidade dos familiares de se comunicar, de compreender conceitos, e de tomar decisões.[8,11] A importância do reconhecimento disso por parte da equipe é que ela deve estar pronta para ajustar a comunicação de acordo com a capacidade comunicativa dos familiares, evitando excesso de informações e evitando incluir familiares em processos de tomada de decisão para os quais ainda não estejam preparados. Além disso, identificar familiares com carga significativa desses sintomas permite que a equipe os encaminhe para as redes de apoio apropriadas (medicina, psicologia, serviço social, suporte espiritual). Intervenções adequadas diante desses sintomas podem ajudar a prevenir impactos negativos e prolongados, além de possibilitar uma melhor participação desses familiares nos processos de cuidado e de tomada de decisão assim que se sentirem mais preparados para isso, e se assim o desejarem.[5,16]

Comunicação empática

A maneira como a equipe se comunica com familiares pode contribuir para melhores desfechos, e a habilidade de se comunicar com empatia tem papel de destaque.[13-15] Comunicação empática é uma forma de se comunicar ativamente de maneira a favorecer que a família perceba que o profissional tem interesse em entendê-la, que oferece espaço para a família expor suas preocupações e esclarecer dúvidas, e que valida as emoções demonstradas ao longo desse processo. Diante de uma comunicação empática, a família se sente ouvida, respeitada, apoiada e validada em seu sofrimento.

Essas demonstrações de empatia podem ser verbalizadas ao familiar por meio de expressões como: "Imagino como deve estar sendo muito difícil para a senhora ver seu esposo internado na UTI."; "Eu estou percebendo que essa informação era inesperada para vocês." ou "É natural que o senhor tenha sentido tanta frustração; muitas pessoas em seu lugar teriam tido a mesma reação." Deve-se evitar, no entanto, expressões como: "Eu sei como você está se sentindo.", já que pode ser recebida com antagonismo. Reações como: "A doutora já perdeu um filho para saber como eu me sinto?", não são incomuns e são, de fato, de difícil resposta.

Uma estratégia comunicativa que pode auxiliar a equipe a incorporar expressões de empatia, diante de familiares que exibem emoções intensas, é o mnemônico NURSE:[20]

- N (*name*) – nomear a emoção observada no familiar.
- U (*understanding*) – verbalizar compreensão pela razão que motivou a emoção.

- R (*respect*) – verbalizar o respeito pela família e o seu papel.
- S (*support*) – oferecer apoio e demonstrar disponibilidade.
- E (*explore*) – explorar melhor as emoções e encorajar que o familiar se expresse.

A estratégia VALUE é outro exemplo de estratégia de comunicação empática que ilustra o potencial dessa estratégia em melhorar desfechos. De acordo com estudo de Lautrette e cols., essa estratégia, ao ser utilizada durante conferências familiares, demonstrou menor prevalência de estresse pós-traumático, ansiedade e depressão de familiares de pacientes críticos por até 90 dias após a morte do paciente em comparação a estratégias convencionais de comunicação.[3,15] A estratégia VALUE consiste em valorizar o que é dito pelos familiares, reconhecer e validar as emoções demonstradas, escutar ativamente, procurar entender quem o paciente era e estimular perguntas:

- V (*value*) – valorizar a família e o que ela diz.
- A (*acknowledge*) – reconhecer e validar as emoções que a família expressa.
- L (*listen*) – escutar a família atentamente, demonstrações de escuta ativa.
- U (*understand*) – demonstrar interesse em conhecer melhor o paciente.
- E (*elicit*) – estimular perguntas e esclarecer as dúvidas.

Além da estratégia VALUE, outras expressões de empatia valorizadas por familiares, e que aumentam a satisfação deles, são a verbalização do reconhecimento do medo de perder uma pessoa querida, verbalização de como deve ser difícil enfrentar a internação de um ente querido em UTI, e verbalização do reconhecimento de como deve ser difícil participar de decisões de final de vida. Assegurar que o paciente estará confortável e que não irá sofrer, e apoiar as decisões que os familiares tenham tomado também trazem grande conforto a familiares. Também valorizada pela família, é a demonstração de interesse da equipe em conhecer melhor quem o era o paciente e seus valores.[5,12,14]

Além de saber como e o que falar, a comunicação empática envolve fundamentalmente a capacidade de escutar ativamente, encorajando o outro a falar e expressar seus sentimentos e preocupações. O essencial é que a pessoa se sinta ouvida, e isso é facilitado por meio de atitudes, como: não interromper, utilizar perguntas abertas e utilizar linguagem corporal indicativa de que se está escutando a pessoa (p. ex., movimentos afirmativos da cabeça, leve inclinação do torso em direção à pessoa que fala e olhar para o rosto de quem está falando).[5,12,15] Um estudo que avaliou o padrão da interação entre equipe e família em conferências de tomadas de decisão de final de vida, demonstrou que as conferências em que familiares falavam uma maior parte do tempo com relação à equipe estiveram associadas a uma maior satisfação familiar.[13]

Importante também é reconhecer que familiares demonstram a sua dor de diferentes maneiras. Emoções diversas como desespero, ansiedade, culpa, raiva, hostilidade, desamparo, agitação, choro, baixa autoestima e sensação de isolamento social costumam estar presentes.[11] A maneira como a equipe interage com familiares, reconhecendo as emoções que eles expressam e expressando apoio e acolhimento, pode ter um grande impacto no bem-estar e satisfação dessas pessoas. Reagir defensivamente diante de uma expressão de raiva ou frustração, seja por meio da retribuição de hostilidade ou aumento do tom de voz, pouco contribui com o fortalecimento de uma relação de parceria e confiança para aliviar o sofrimento do outro ou do próprio profissional. Ao contrário, ainda que o profissional não concorde com a atitude do familiar, recomenda-se evitar julgamentos, manter a voz tranquila e validar as emoções, verbalizando o reconhecimento da dor enfrentada por essas pessoas.

Há ocasiões em que, diante da grande dor do familiar, o silêncio respeitoso pode ser a demonstração de empatia mais poderosa, sendo mais efetivo e acolhedor que muitas palavras. Também é comum que familiares expressem ter esperança. Isso não significa que o familiar está em negação ou que não tenha entendido o que foi dito. Trata-se de uma reação normal e saudável, desde que não impeça o familiar de entrar em contato com a possibilidade de desfechos ruins. Permitir expressões de esperança mesmo diante de prognósticos muito ruins é valorizado por familiares e, do mesmo modo, tentar se contrapor a essas expressões costuma ser recebido com antagonismo. Aqui, a melhor estratégia é de comunicar a mensagem "torcer pelo melhor, mas estar preparado para o pior".[20]

Se por um lado a equipe de UTI tem a responsabilidade de dividir com familiares informações sobre a condição clínica do paciente, por outro também há a necessidade de reconhecer o impacto do estresse emocional agudo sofrido pelos familiares e a limitação que esses impactos impõem à comunicação. Dessa maneira, é também profundamente empática a habilidade da equipe de identificar as necessidades específicas de comunicação de cada família e ajustar as estratégias comunicativas de acordo. Titular o volume e a complexidade dessas informações, de acordo com a capacidade comunicativa da família, é mais uma habilidade comunicativa essencial da equipe. Excesso de informações, por exemplo, principalmente quando fornecidas em linguagem muito técnica, não contribuem para uma compreensão aprimorada da gravidade do quadro clínico do paciente. Ao contrário, pode gerar frustrações, dar mais margens para distrações e mal-entendidos e acentuar os níveis de estresse da família.[5]

Diante do reconhecimento do impacto emocional provocado pela experiência da doença crítica em familiares, recomenda-se fracionar as informações, fornecendo-as aos poucos, checando a tolerância e demonstrações de compreensão antes de introduzir uma informação nova.[21] Inicialmente, as informações devem se ater aos dados mais essenciais, ou seja, devem estar centradas na "mensagem principal" associada ao quadro clínico. Deve-se evitar o excesso de detalhes, que podem dificultar a distinção por parte da família entre dados que são centrais e aqueles que são meramente periféricos. Acolher as emoções que são expressadas pela família ao receberem as informações também é essencialmente empático, e costuma ser valorizado por familiares.

A linguagem utilizada durante o fornecimento de informações deve ser clara, simples e livre de jargões. O fornecimento de informações por escrito, em complementação às dadas verbalmente, também pode facilitar o entendimento da família.[15] Folhetos com orientações a respeito do funcionamento da UTI, sobre o que fazer durante a visita ao paciente, sobre luto e sobre autocuidado são exemplos de informações que podem ser úteis aos familiares.

Apesar do maior reconhecimento do papel da comunicação empática como estratégia que pode melhorar desfechos, estudos mostram consistentemente que, durante interações com familiares, os médicos de UTI continuam perdendo oportunidades valiosas de expressar empatia.[6] Em grande parte, isso reflete a falta de ênfase dada à habilidade de comunicação como essencial à prática em saúde, tanto pelas instituições acadêmicas quanto de prestação de serviços. O treinamento da equipe pode contribuir positivamente na melhora de desfechos e qualidade do atendimento.[22]

Conferências familiares – princípios, objetivos e estrutura

Conferências familiares devem fazer parte integral das rotinas em UTI. Mais que prestar informações a familiares, a conferência é uma oportunidade valiosa de estabelecer com eles um relacionamento de parceria e confiança.[23]

Nesse sentido, elas são diferentes dos boletins médicos. Enquanto o boletim médico diário tem como finalidade principal atualizar brevemente a família sobre a condição do paciente, a conferência tem objetivos mais amplos. A conferência familiar é uma reunião formal agendada entre equipe e familiares. Essa reunião tem como objetivos específicos identificar as necessidades da família, avaliar o entendimento da família com relação ao quadro clínico do paciente, esclarecer dúvidas e mal-entendidos, identificar as vontades prévias ou desejos do paciente, acolher a família em seu sofrimento e, quando apropriado, tomar decisões conjuntamente.[3,24] Familiares costumam valorizar essas oportunidades de se reunir com a equipe, e a depender da estratégia comunicativa utilizada, essas reuniões podem contribuir com melhores desfechos, como maior satisfação e menores riscos para a saúde mental de familiares.[13,15,25] Devem ser convidados para a conferência todos os familiares que são importantes para o paciente. Limitar a presença de familiares a um número muito pequeno deles, ou escolher quais familiares devem fazer parte do encontro, pode ser recebido com algum ressentimento e, até mesmo, percebido como a adoção de algum partido, por parte da equipe, diante da presença de conflitos intrafamiliares. Além disso, a equipe pode perder a oportunidade de compreender melhor a dinâmica familiar e de identificar potenciais fontes de conflitos e dificuldades.

Uma conferência pode ser convocada, por exemplo, para discutir um mau prognóstico com familiares. Da mesma maneira, uma conferência pode ser convocada para lidar com um conflito que tenha se estabelecido. No entanto, as conferências não devem ocorrer apenas reativamente.[26] Idealmente, toda a família do paciente crítico deve ter a oportunidade de se reunir com a equipe por meio de conferências proativas e precoces, com o objetivo de começar a construir uma relação de confiança e parceria entre as partes, educar os familiares quanto à doença crítica e permitir que os familiares desenvolvam uma percepção prognóstica evolutiva. Desse modo, quando momentos críticos se aproximarem, como, por exemplo, uma piora clínica súbita ou proximidade da morte do paciente, já existe um alicerce relacional que facilitará que, juntas, equipe e família estabeleçam as melhores condutas.

Para facilitar que esses objetivos sejam alcançados, a sistematização de uma estrutura para a conferência é de grande ajuda. Uma sugestão de estrutura de conferência familiar é apresentada no Quadro 11.2. O início de uma conferência deve incluir a apresentação dos presentes. Segue-se com uma breve exposição dos objetivos da conferência, após a qual deve-se voltar totalmente a escuta aos familiares. Os profissionais devem escutar mais antes de falar, o que permite que as necessidades específicas de cada família sejam compreendidas, garantindo que a equipe não antecipe uma informação ou mesmo uma tomada de decisão para a qual a família ainda não esteja preparada. Isso evita conflitos e permite que a equipe ajuste a estratégia de acolhimento ao longo da conferência. Aumentar o tempo de fala dos familiares com relação ao tempo de fala da equipe está associado a maior satisfação da família.[13]

Ao escutar atentamente os familiares, a equipe deve buscar identificar o que os familiares sabem a respeito do quadro, quais as expectativas prognósticas, quais os valores e estrutura da família, por quais dificuldades a família está passando (financeiras, legais, saúde frágil de cuidadores, dificuldades em ser liberado do emprego para acompanhar o familiar doente, conflitos intrafamiliares etc.) e quais as emoções que os mesmos demonstram ao contarem suas histórias. Essas informações são valiosas ao permitir que a equipe perceba a necessidade de ajustes na complexidade das informações a serem oferecidas, identifique as necessidades de apoio específicas àquela família e identifique o quanto os familiares estão preparados para tomar decisões nessa oportunidade.[24]

QUADRO 11.2 — SUGESTÃO DE ESTRUTURA DA CONFERÊNCIA[3,11,21,24]

Preparo
- Definir local adequado
- Estudar prontuário e estar atualizado com relação ao quadro clínico do paciente
- Definir membros da equipe e familiares que estarão presentes
- Definir os objetivos específicos da conferência com a equipe

Introdução
- Brevemente, apresentar os presentes e suas funções e pedir que os familiares se apresentem
- Indicar a razão da reunião
- Expressão de empatia (p. ex., verbalizar a compreensão do momento difícil vivido pelos familiares)

Percepção e identificação de necessidades
- Utilizar perguntas abertas como estímulo para que a família comece a falar
- Escutar atentamente o que é dito, identificando: conhecimento do quadro, expectativas, dúvidas, potenciais fontes de conflito, dificuldades enfrentadas e emoções demonstradas pelos familiares
- Acolher empaticamente as emoções demonstradas (verbal e não verbalmente)

Informação
- Informar em linguagem clara e sem excesso de detalhes: diagnóstico, tratamento e prognóstico do paciente
- Fracionar e titular o volume de informações de acordo com as preferências dos presentes
- Checar entendimento das informações e acolher emoções demonstradas
- Incentivar perguntas

Tomada de decisões
- Demonstrar interesse em entender quem era o paciente e suas vontades/desejos prévios
- Tomar decisões conjuntamente quando apropriado e de acordo com o grau de envolvimento que os familiares desejam ou estão preparados para ter
- Em caso de suspensão de esforços terapêuticos, focar nos cuidados que serão prestados, e não no que será suspenso
- Verbalizar compromisso com a dignidade e o não sofrimento do paciente
- Assegurar a continuidade dos cuidados até a morte
- Verbalizar apoio à decisão tomada pela família e dissipar sentimentos de culpa

Conclusão
- Breve resumo dos pontos mais importantes da conferência
- Agradecer a presença dos familiares
- Agendar nova conferência, quando necessário
- Registrar a conferência em prontuário (data, participantes, assuntos discutidos e decisões tomadas)

Uma estratégia para incentivar que a família fale mais ativamente envolve o uso de perguntas abertas, que permitem respostas amplas e discursivas em contraposição a perguntas fechadas, que tendem a restringir as respostas.[24] Um exemplo de pergunta fechada seria: "O médico de plantão já ofereceu informações a vocês sobre a doença do seu João?" Em contraposição, uma pergunta aberta seria: "O que vocês já sabem sobre a condição de saúde do seu João?" Uma outra forma de pergunta aberta, e que permite respostas ainda mais amplas, permitindo a inclusão de emoções e dificuldades enfrentadas pela família, seria: "Como está sendo para vocês passar

QUADRO 11.3	RECOMENDAÇÕES DE ESTRATÉGIAS DE COMUNICAÇÃO A SEREM UTILIZADAS DURANTE A CONFERÊNCIA FAMILIAR[3,5,12,13,15,20,26]
	Escutar mais e permitir que a família fale mais tempo que a equipe
	Verbalizar empatia; reconhecer e validar sentimentos demonstrados
	Demonstrar interesse em saber quem era o paciente e seus valores
	Graduar o volume de informação às necessidades de cada família de receber ou não maiores detalhes
	Usar linguagem clara e evitar jargões
	Buscar consistência entre as informações fornecidas pela equipe
	Evitar expressões de certezas absolutas, reconhecer incertezas e oferecer espaço para expressões de esperança
	Incentivar perguntas
	Identificar o grau de participação em tomada de decisões de final de vida que os familiares desejam e/ou que estão preparados para ter
	Fazer recomendações de decisões de final de vida baseadas em dados clínicos e em valores do paciente e família
	Aliviar culpa
	Permitir sentimentos de esperança
	Assegurar aos familiares que o paciente não sofreu/não está sofrendo
	Assegurar continuidade dos cuidados
	Dar tempo para que os familiares se preparem cognitiva, emocional e logisticamente para a morte do paciente
	Convocar conferências proativas e não apenas em resposta a conflitos; mais de uma conferência pode ser necessária, a depender da complexidade do quadro clínico ou das necessidades específicas da família

por esse momento tão difícil de ter o seu João internado na UTI?"

Após ouvir a família e, então, terem sido identificadas as necessidades de informações da mesma a respeito do diagnóstico, prognóstico e tratamento oferecido ao paciente, essas informações devem ser oferecidas em linguagem simples, sem o uso de termos técnicos, jargões e excesso de detalhes. O excesso de detalhes e o uso de linguagem demasiadamente técnica, além de não serem bem compreendidos, podem intimidar os familiares e intensificar seus medos e ansiedades.[24]

Terminado o fornecimento de informações, decisões conjuntas podem então ser tomadas, caso a equipe perceba que o momento é apropriado. Familiares nem sempre estão prontos para tomar decisões, e novas reuniões podem ser necessárias. A boa comunicação com familiares não se limita a um momento pontual: é um processo marcado por um número de interações, incluindo reuniões formais, as quais são de número variado, sendo tituladas conforme as necessidades de cada família e a complexidade do quadro clínico apresentado pelo paciente. Apoio às decisões tomadas pela família também deve ser oferecido.[23] Após a etapa de tomada de decisões, a reunião deve ser encerrada por meio de um breve resumo dos pontos mais importantes e oferecimento de nova oportunidade para esclarecimentos de dúvidas. O agendamento de novo encontro com a família, quando necessário, pode ser realizado nesse momento.[3]

Terminada a conferência, deve haver o registro de sua realização em prontuário, com descrição de quem estava presente, assuntos abordados e decisões tomadas. Isso permite que os demais membros da equipe tomem ciência das decisões, facilita a consistência de informações prestadas aos familiares pelos membros da equipe que não estavam presentes e aumenta as chances de que haja aderência ao plano de cuidados fruto das decisões tomadas. Uma ordem de não reanimação que foi adequadamente registrada em prontuário, por exemplo, orienta a conduta e tranquiliza o plantonista em aderir a essa recomendação. O Quadro 11.3 apresenta recomendações de técnicas de comunicação efetivas a serem utilizadas pela equipe durante a conferência familiar e que contribuem positivamente para melhores desfechos.

Referências bibliográficas

1. Heyland DK, Rocker GM, O'Callagham CJ, Dodek PM, Cook DJ. Dying in the ICU - Perspectives of Family Members. Chest. 2003; 124:392-7.
2. Henrich NJ, Dodek P, Heyland D, et al. Qualitative analysis of an intensive care unit family satisfaction survey. Crit Care Med 2011; 39:1000.
3. Lautrette A, et al. End-of-life family conferences: Rooted in the evidence. Crit Care Med. 2006; 34:S364-72.
4. Scheunemann LP, et al. Randomized, controlled trials of interventions to improve communication in intensive care – a systematic review. Chest. 2011; 139(3):543-54.
5. Curtis JR, White DB. Practical guidance for evidence-based ICU family conferences. Chest. 2008; 134:835-43.
6. Scheunemann LP, Cunningham TV, Arnold RM, et al. How clinicians discuss critically ill patients' preferences and values with surrogates: an empirical analysis. Crit Care Med. 2015; 43:757.
7. Pochard F, Azoulay E, Chevret S, et al. Symptoms of anxiety and depression in family members of intensive care unit patients: ethical hypothesis regarding decision-making capacity. Crit Care Med. 2001; 29:1893.
8. Azoulay E, Pochard F, Kentish-Barnes N, et al. Risk of post-traumatic stress symptoms in family members of intensive care unit patients. Am J Respir Crit Care Med. 2005; 171:987.
9. Anderson WG, Arnold RM, Angus DC, Bryce CL. Passive decision-making preference is associated with anxiety and depression in relatives of patients in the intensive care unit. J Crit Care. 2009; 24:249.
10. Kross EK, Engelberg RA, Gries CJ, et al. ICU care associated with symptoms of depression and posttraumatic stress disorder among family members of patients who die in the ICU. Chest. 2011; 139:795.

11. Tyrie LS, Mosenthal AC. Care of the family in the surgical intensive care unit. Anesthesiol Clin. 2012; 30:37-46.
12. Schaefer KG, Block SD. Physician communication with families in the ICU: evidence-based strategies for improvement. Curr Opin Crit Care. 2009; 15:569-77.
13. Mcdonagh JR, Elliot TB, Engelberg RA, et al. Family satisfaction with family conferences about end of life care in the intensive care unit: increased proportion of family speech is associated with increased satisfaction. Crit Care Med. 2004; 32:1484-8.
14. Stapleton RD, et al. Clinician statements and family satisfaction with family conferences in the intensive care unit. Crit Care Med. 2006; 34(6):1679-85.
15. Lautrette A, et al. A communication strategy and brochure for relatives of patients dying in the ICU. N Engl J Med. 2007; 356:469-78.
16. McAdam, et al. Symptom experiences of family members of intensive care unit patients at high risk for dying. Crit Care Med. 2010; 38(4):1078-84.
17. Gries CJ, Engelberg RA, Kross EK, et al. Predictors of symptoms of posttraumatic stress and depression in family members after patient death in the ICU. Chest. 2010; 137:280.
18. Day A, et al. Sleep, anxiety and fatigue in family members of patients admitted to the intensive care unit: a questionnaire study. Crit Care. 2013; 17:R91.
19. Davidson JE, Jones C, Bienvenu OJ. Family response to critical illness: post intensive care syndrome family. Crit Care Med. 2012; 40:618-24.
20. Back A, Arnold R, Tulsky J. Mastering communication with seriously ill patients: balancing honesty with empathy and hope. Cambridge University Press; 2009.
21. Baile WF, et al. SPIKES - A six-step protocol for delivering bad news: application to the patient with cancer. Oncologist. 2000; 5: 302-11.
22. Arnold RM, Back AL, Barnato AE, Prendergast TJ, Emlet LL, Karpov I, et al. The Critical Care Communication Project: Improving fellows' communication skills. J Crit Care. 2015; 30:250-4.
23. Selph RB, Shiang J, Engelberg R, et al. Empathy and life support decisions in intensive care units. J Gen Intern Med. 2008; 23:1311.
24. Powaski RD, Walsh D. The Family Conference in Palliative Care: a practical approach. Am J Hosp Palliat Care. 2014 set; 31(6):678-84.
25. Wall RJ, Curtis JR, Cooke CR, Engelberg RA. Family satisfaction in the ICU: differences between families of survivors and nonsurvivors. Chest. 2007; 132:1425.
26. Nelson JE, et al. Improving comfort and communication in the ICU: a practical new tool for palliative care performance measurement and feedback. Qual Saf Health Care. 2006; 15:264-71.

12

Conversas Difíceis com Familiares de Pacientes Críticos: Comunicando um Mau Prognóstico e Tomando Decisões Compartilhadas de Final de Vida

Lara Patricia Kretzer
Felipe Pfuetzenreiter

Conversas difíceis fazem parte do dia a dia das unidades de terapia intensiva (UTI). Uma maneira de interpretar esse fenômeno seria a de que, ao longo da evolução clínica de muitos pacientes, há um contínuo de conversas difíceis com familiares que se inicia na admissão, que se mantém à medida que o paciente não apresenta boa resposta aos tratamentos propostos e que pode culminar com a notícia da morte ou de uma sobrevida com sequelas funcionais e/ou cognitivas. Ao longo desse processo, além das más notícias associadas a um mau prognóstico, pacientes e familiares são convocados a participar de conversas difíceis sobre decisões compartilhadas sobre o plano de cuidado, incluindo decisões sobre limitações de esforços terapêuticos.

Essas conversas são naturalmente difíceis por uma série de razões. Frequentemente, a equipe não tem uma relação preexistente com o paciente ou com a família e, como consequência, desconhece a dinâmica familiar e não tem uma relação de confiança preestabelecida que possa facilitar a condução de conversas difíceis. Além disso, as conversas tanto sobre prognóstico como as que envolvem tomada de decisões compartilhadas ocorrem no curto espaço de tempo que caracteriza a doença crítica, dificultando que familiares tenham tempo para se adaptar à nova realidade.[1,2] No caso de familiares de pacientes portadores de doenças crônicas, compreender porque a equipe considera que um paciente que já esteve internado anteriormente, e que conseguiu voltar para casa, provavelmente não sobreviverá a internação atual, também pode ser um desafio.[3] Por último, profissionais também têm dificuldades diante de conversas difíceis, seja porque não foram treinados para isso, seja pela presença de sentimentos de impotência, angústias frente à morte ou mesmo medo de gerar dor e desconforto em familiares.[4,5]

No entanto, como descrito nos capítulos anteriores, familiares desejam honestidade e acesso a informações, ainda que as notícias não sejam boas.[6] Piores desfechos, como insatisfação e maior risco de transtornos de saúde mental, podem ocorrer quando esse processo é inadequado. Por outro lado, uma satisfação com o cuidado pode ocorrer mesmo quando houve morte do paciente, desde que tenha havido um bom padrão de comunicação com a equipe e que tenham sido tratados com respeito e compaixão.[7] Este capítulo abordará o papel da empatia em conversas difíceis e discutirá dois exemplos típicos de comunicação difícil: comunicação de mau prognóstico e tomadas compartilhadas de decisões de final de vida.

Conversas difíceis e o papel da empatia

Conversas difíceis envolvem más notícias. Más notícias, por sua vez, são aquelas que alteram negativamente as expectativas do paciente ou familiares quanto ao futuro.[8] Notícias ruins evidentemente geram emoções fortes em quem as recebe, tornando também difícil o papel de quem as dá. McAdam e cols., em estudo sobre experiência de familiares de pacientes críticos, identificaram a presença de tristeza, raiva, culpa, medo e arrependimento entre os sentimentos diante da iminência de morte de um ente querido.[9] Muitos médicos também vivenciam emoções intensas quando comunicam más notícias a um paciente. Em um estudo com oncologistas, 20% relataram ansiedade e emoções fortes quando precisaram revelar a um paciente que sua doença o levaria à morte. Outro estudo revelou que o estresse de contar más notícias pode durar três ou mais dias.[10]

Para que uma conversa difícil atinja seus objetivos, é fundamental que o profissional saiba demonstrar empatia.[8,11,12] Isso inclui saber identificar as emoções (em pacientes e familiares, mas também em si próprio) e acolhê-las. Além disso, o profissional precisa estar treinado para ajustar a comunicação conforme a capacidade cognitiva e emocional dos familiares.[13] Isso é importante porque, quando as pessoas estão vivenciando emoções fortes, elas são menos capazes de compreender as informações. Isso significa que responder a emoções demonstradas diante de uma má notícia com mais informações factuais não é estratégia eficaz, porque as informações provavelmente não serão ouvidas ou compreendidas. Nesses casos, investir em acolhimento emocional dos familiares passa ser a prioridade, até porque o que a maioria das pessoas deseja, quando vivenciam emoções intensas, é sentir que estão sendo ouvidas, compreendidas e as suas dores validadas.[11,12]

Além de maior dificuldade na compreensão das informações, em meio a uma forte reação emocional, familiares exibem maiores dificuldades em tomarem decisões. Isso significa que, diante de emoções intensas, decisões importantes devem ser evitadas momentaneamente. Ser empático e reconhecer que a família está apresentando reações emocionais intensas frente ao risco de perder um ente querido ajudará o profissional a fazer ajustes no padrão de comunicação com ela. Talvez a família precise de mais tempo para assimilar as más notícias, esclarecer dúvidas, criar vínculo de confiança com a equipe e, progressivamente, a partir de então, sentir-se preparada para fazer parte de decisões de final de vida.[11,12,14]

Ser empático está associado à satisfação e confiança da família. Além disso, pode estimular que as pessoas falem mais sobre o que estão sentindo, o que pode ajudar o profissional a identificar melhor as necessidades de pacientes e familiares e, dessa maneira, desenvolver planos de cuidados voltados a atendê-las. A comunicação empática também pode facilitar que, por meio do acolhimento das emoções, pacientes e familiares entrem em contato com seus valores, prioridades e sobre o que a pessoa amada realmente deseja.[15]

Sendo ponto-chave para uma boa comunicação e, especialmente, diante de conversas difíceis, profissionais devem ser encorajados a incluir a empatia nas interações com familiares. Algumas estratégias mnemônicas foram desenvolvidas para ajudá-los a desempenhar melhor essa tarefa. O Quadro 12.1 apresenta uma estratégia empática para dar más notícias, conhecida como SPIKES.[8] A estratégia NURSE também pode ajudar os profissionais a demonstrar empatia ao longo de encontros com familiares (Quadro 12.2).[12]

QUADRO 12.1	ESTRATÉGIA SPIKES PARA DAR MÁS NOTÍCIAS[8]
S — *Setting* (planejar)	• Estar atualizado quanto aos dados clínicos • Ambiente adequado e calmo, onde as pessoas possam se sentar e não sejam interrompidas (desligar celulares) • Identificar quem receberá a má notícia; grau de parentesco • Estar disponível; alocar tempo suficiente
P — *Perception* (perceber, identificar)	• Identificar o quanto paciente e/ou familiares sabem sobre o problema por meio de perguntas abertas: "O que vocês sabem sobre a doença?" e "O que vocês entenderam até agora?"
I — *Invitation* (convidar, buscar consentimento)	• Pedir consentimento para conversar sobre o assunto: "Eu gostaria de falar sobre a sua saúde (ou a saúde de seu pai), podemos conversar sobre isso?" e "Se a condição piorar, você já pensou sobre isso?" • Identificar o quanto de informações desejam obter: "Você é o tipo de pessoa que gosta de saber sobre todos os detalhes da doença ou apenas uma visão geral? Algumas pessoas gostam de saber de tudo e outras preferem não ouvir todos os detalhes. Como seria melhor para você?" • Se houver diferentes preferências, negociar de antemão como será a conversa
K — *Knowledge* (conhecimento, informar)	• Dar um sinal de alerta de que a conversa será potencialmente difícil: "Tenho uma notícia ruim para passar para vocês"; "Estamos muito preocupados com a evolução clínica do Seu João... penso que será uma conversa difícil." • Oferecer informações específicas e claras, sem o uso de jargões ou expressões vagas • Focar na informação principal, ou visão geral do quadro. Oferecer mais detalhes na medida em que for desejado pelo paciente/família • Checar a compreensão das informações • Depois da má notícia, ficar em silêncio por alguns segundos (15 a 30), de maneira a permitir que a família expresse emoções e possa fazer perguntas
E — *Empathy* (empatia)	• Identificar e responder com empatia às emoções demonstradas • Resistir à tentação de amenizar o impacto da má notícia com falso otimismo • Evitar desencorajar sentimentos de esperança • Explorar melhor os sentimentos
S — *Strategy* (estratégia, próximos passos)	• Perguntar se está tudo bem falar sobre quais os próximos passos • Informe o plano traçado: orientações e recomendações • Registrar a conversa em prontuário

QUADRO 12.2	ESTRATÉGIA NURSE PARA COMUNICAÇÃO EMPÁTICA[12]
N *Name*	Nomear a emoção observada no familiar
U *Understanding*	Verbalizar a compreensão pela razão que motivou a emoção
R *Respect*	Verbalizar o respeito pela família e o seu papel
S *Support*	Oferecer apoio e demonstrar disponibilidade
E *Explore*	Explorar melhor as emoções e encorajar que o familiar se expresse

Comunicando um mau prognóstico

Apesar de emocionalmente difíceis, os familiares preferem ter conversas a respeito do prognóstico do paciente em contraposição a se sentirem alienados desse processo.[16] Essas informações prognósticas, principalmente quando introduzidas com sensibilidade e precocemente, costumam ser vistas pelos familiares como necessárias para se prepararem emocional e logisticamente para a possibilidade de morte do paciente.[6,17] A equipe, no entanto, nem sempre se sente apta a essa tarefa.[5,18,19] As principais barreiras, por parte dos médicos, em iniciar uma conversa sobre o prognóstico do paciente, incluem o inescapável elemento de incerteza dos prognósticos e a preocupação de que a notícia possa destruir a esperança e trazer consternação a familiares.[4,5,20] No entanto, não há evidência de que familiares perdem a capacidade de ter esperança ao saber de um mau prognóstico.[6] Embora as reações a um mau prognóstico sejam variadas, é comum que mesmo diante de um prognóstico sombrio familiares mantenham a esperança sem que isso signifique que não compreenderam ou que estão negando a informação.[6,21] A esperança nesses casos pode ser melhor entendida como um mecanismo de adaptação saudável a um momento de crise. Não há razão ou benefício no confrontamento da esperança da família. Ao contrário, sugere-se incluí-la na estratégia de acolhimento, mesclando-a com dados da realidade de maneira a equilibrá-la com o necessário preparo emocional para desfechos ruins. A mensagem a ser passada é a de "torcer pelo melhor, mas se preparar para o pior".[12,22] Com o tempo, o apoio e a sensibilidade da equipe, uma percepção mais realista da situação pode começar a emergir. Esse é um processo doloroso de preparo para a morte do paciente pelo qual cada familiar passa no seu tempo e da sua maneira, mas que pode ser facilitado e amenizado por uma equipe bem treinada e acolhedora.

Incertezas associadas a uma estimativa prognóstica podem trazer insegurança ao profissional no momento de uma conversa com familiares. Para buscar maior solidez quanto ao prognóstico, a coleta de dados relevantes da história clínica e o uso de instrumentos e discussões com a equipe podem ajudar. A busca do consenso entre a equipe é desejável, uma vez que está associada a maior satisfação da família.[23] No entanto, não é realista ou muito útil esperar em demasia para que o prognóstico seja inegavelmente reconhecido como ruim. Esperar por uma convicção indisputável pode levar ao prognóstico ser comunicado muito próximo à morte do paciente, quando, embora a convicção da equipe possa ser inegavelmente maior, isso vai ocorrer às custas de menor chance oferecida aos familiares para se prepararem mais oportunamente para um mau desfecho. Cultivar nos familiares uma compreensão prognóstica progressiva ao longo da internação pode ser salutar e, a depender das emoções e valores expressos por eles, isso pode ajudar a equipe a tomar, em tempo mais oportuno, decisões que melhor traduzem os valores do paciente e da família.[17]

Reconhecer as incertezas prognósticas diante de familiares faz parte da tarefa de prepará-los para a possibilidade de um mau desfecho.[20] Expressões do tipo "Eu gostaria de poder prever melhor o que vai acontecer, mas o fato é que alguns pacientes respondem melhor ou mesmo pior que imaginamos." podem ser utilizadas. Também é útil explicar à família os pontos de referência relevantes para uma melhor estimativa prognóstica futura, como, por exemplo, dizer que: "Precisamos aguardar os próximos três dias e observar como o seu João vai responder aos antibióticos, e se vai conseguir sair do aparelho para respirar." Antecipar os altos e baixos de uma internação em UTI também é bem-vindo: "Situações inesperadas podem ocorrer rapidamente, especialmente quando o paciente está tão grave/tão frágil."

Familiares também exibem preferências diferentes quanto à forma em que as probabilidades prognósticas são apresentadas. Alguns podem preferir expressões qualitativas do tipo "é muito pouco provável que seu familiar sobreviva" ou "as chances são mínimas", enquanto outros podem preferir expressões numéricas de risco, como, por exemplo: "90% das pessoas que têm a doença da sua mãe não sobrevivem" ou "a cada 100 pacientes como sua mãe, cerca de 90 não sobrevivem". Explicar como se chega a essa estimativa prognóstica também pode ser útil. Associar um pior prognóstico a aspectos específicos da história do paciente ou à resposta aos tratamentos também pode ajudar. Alertar para a trajetória de declínio funcional e grau progressivo de dependência física que vinham apresentando antes da internação é um exemplo. Utilizar imagens radiográficas, materiais educativos (livros, ilustrações, vídeos) também pode ser apreciado por alguns familiares, desde que eles não se sintam sobrecarregados com o excesso de detalhes.[17] Sempre acompanhando essas informações técnicas, devem estar verbalizações de empatia e acolhimento às emoções demonstradas. Havendo tempo, deve-se respeitar os limites emocionais dos familiares, e deixar para retomar a conversa no momento em que estejam emocionalmente mais preparados.

Tomando decisões compartilhadas de final de vida

Uma comunicação de prognóstico conduzida precocemente, honestamente e com sensibilidade por uma equipe que sabe respeitar os limites, valores e desejos da família é passo fundamental para um processo de tomada de decisões de final de vida satisfatório e menos traumático.[2,24,25] Um processo de tomada de decisão ideal é aquele que conta com o alinhamento de opiniões da família e equipe. Dessa maneira, a recomendação é que se deva partir do princípio que as decisões sejam tomadas de modo compartilhado entre equipe e família.[1,26]

No entanto, da mesma maneira que o volume e a complexidade de informações devem ser titulados de acordo com as capacidades dos familiares, a equipe deve saber identificar o quanto os familiares estão preparados e desejam participar de decisões de final de vida de um ente querido. Familiares costumam ter preferências diversas com relação ao grau de participação desejado, mas a maior parte dos familiares deseja que a equipe faça uma recomendação clara com relação à conduta mais apropriada.[28] Por outro lado, embora apreciem a honestidade quanto ao prognóstico, muitos familiares preferem não fazer parte desse processo de decisão. Azoulay e cols., por exemplo, demonstraram, em um estudo envolvendo 78 UTI francesas, que 57% dos familiares prefeririam não ter nenhuma participação nesse tipo de decisão.[27]

Isso é compreensível. Quando sob altos níveis de estresse, um familiar é convocado a tomar decisões de final de vida, esse papel decisório muitas vezes se torna indesejado; uma fonte a mais de estresse, com a qual pode não ter condições cognitivas e emocionais de reserva para acomodá-las, podendo agravar o seu luto.[27,28] No entanto, a conclusão não deve ser de que não se deve incluir familiares em processos decisórios, mas que se deve avaliar criticamente o que a equipe poderia fazer melhor para facilitar que os familiares participem desse processo.[27] Se, por um lado, participar de decisões de final de vida é um fator de estresse emocional, por outro, estar alienado desse processo pode ser ainda pior. Em um estudo sobre a dinâmica da tomada de decisões entre médicos e familiares, Anderson e cols. observaram que, quando familiares tiveram um papel passivo nesse processo, isso esteve associado a um maior risco de desenvolvimento de ansiedade e depressão em comparação com familiares que tiveram papel ativo ou compartilhado nas tomadas de decisão de final de vida.[29]

Alguns fatores podem dificultar o papel decisório de familiares, como dificuldades financeiras, conflitos intrafamiliares, múltiplos decisores na família e desconhecimento das vontades prévias do paciente. Por outro lado, outras situações podem ajudar as famílias a participar melhor dessas decisões: ter vivenciado situação de terminalidade previamente, ter rede de apoio espiritual/religioso, ter boa rede de apoio familiar, saber as vontades prévias do paciente e obter consolo no fato de estar respeitando essas vontades ("era o que ele queria" ou "ela jamais aceitaria uma situação dessas").[28,30] Reconhecer a presença de elementos que facilitam ou dificultam a tomada de decisão permite que a equipe atenda com mais especificidade as necessidades de cada família.

Em outras palavras, respeitar o desejo da família em não participar de decisões de final de vida é crucial, mas isso sempre deve estar acompanhado da convicção de que a equipe desempenhou bem o seu trabalho e que deu o seu melhor para facilitar que familiares inicialmente relutantes pudessem, com o tempo, se sentir mais aptos para desempenhar esse papel tão difícil.

Nos casos em que a família deseja e está preparada para participar em decisões de final de vida, cabe à equipe ajudar os familiares a fazer parte desse processo ao fornecer informações prognósticas adequadas, elucidando as vontades prévias do paciente e acolhendo emoções.[2,6,24] No entanto, ainda que esse processo de tomada de decisões tenha como objetivo o acolhimento da família, é importante que não se perca o foco no paciente, nos seus valores e desejos prévios e no que é o mais apropriado para ele.[30,31] Ajudar os familiares a navegar esse processo decisório, mantendo o paciente como foco, é responsabilidade da equipe.[17,32] Perguntar o que o paciente diria se fosse capaz de participar da decisão, ou se ele daria aos participantes algum conselho, é uma maneira de ajudar os familiares a voltar a atenção ao paciente, a tomar uma decisão em nome dele e honrar os seus valores.[26,30]

Nesse modelo de tomada de decisão compartilhada, o médico tem o papel de identificar os valores do paciente e da família, e de fazer uma recomendação com base tanto nas perspectivas prognósticas quanto nos valores do paciente e família. A ideia é facilitar um plano de cuidados centrado no paciente. Isso pode incluir a opção por um teste terapêutico, na tentativa do prolongamento da vida, quando isso é o valor mais importante para o paciente e sua família. Já para outros pacientes, o plano de cuidados poderá ter mais ênfase no controle de sintomas, na manutenção da qualidade de vida ou no não prolongamento de sofrimento. Conversar sobre terapias que devem ser evitadas, porque não estão alinhadas com os valores do paciente, pode ser necessário. No entanto, é importante que a equipe não confunda compartilhamento de decisões com entregar à família o papel de tomada de decisões técnicas.[6,33] Uma outra maneira de centrar o cuidado nas necessidades dos familiares é entender que, uma vez definido um plano de cuidados centrado no conforto, isso não significa que as limitações de esforços terapêuticos tenham que ser imediatas. A evidência aponta que familiares precisam de tempo para se adaptar à ideia da morte do paciente, mesmo após decisões de limitações terem sido tomadas. Desse modo, processos decisórios e de limitação de esforços terapêuticos devem transcorrer em prazo de tempo confortável para a família. Estudos também sugerem que, diante da opção por limitação de esforços terapêuticos, uma retirada gradual de tratamentos está associada a uma maior satisfação familiar.[1,34]

Muitas vezes, no entanto, um plano de cuidados centrado no conforto do paciente pode ser recebido com rejeição por parte da família. Alguns familiares podem insistir para "que tudo seja feito". Diante desses conflitos, o primeiro passo é reconhecer que a diferença de opiniões é algo natural em conversas sobre prognóstico e de tomadas de decisão de final de vida, e não uma dúvida quanto à capacidade profissional da equipe. Reconhecer as diferenças como reações naturais e parte do trabalho diário da equipe, pode reduzir a frustração e tendência a desengajamento com a família. Ao contrário, conflitos devem motivar os profissionais a abordar os familiares com espírito colaborativo e buscar compreensão de quais são as dificuldades vivenciadas por eles.[35] Qual a razão por trás da relutância da família? Quais são as dificuldades pelas quais passam? Emocionais, financeiras, de compreensão? O que pode ser feito para ajudar?

Dificuldades em conversas sobre o final de vida, dificilmente, são diferenças de compreensão acerca de fatos ou eventos biológicos. Fundamentalmente, são conversas sobre significado. A morte de um ente querido tem significados emocionais, espirituais, religiosos e mesmo práticos. Reconhecer que a morte de um paciente tem significados amplos para os familiares explica porque utilizar o argumento da futilidade terapêutica, especialmente precocemente, é inadequado.[15,36] Corre-se o risco de dar à família a impressão de que a equipe médica não está plenamente dedicada ao paciente, e isso pode comprometer a relação de confiança. A futilidade não é uma estratégia de negociação bem-sucedida, porque entende mal a natureza das divergências em torno das decisões de limitar o suporte terapêutico e impõe uma solução que não é baseada em diálogo, acolhimento ou colaboração.

Divergências podem ser amenizadas com boas habilidades de comunicação. A chave é tentar entender os valores e as dificuldades vividas pela família e responder com empatia. Muitas vezes, o pedido de "tudo" é uma reação emocional, como um pedido de socorro que precisa ser melhor explorado. Nem sempre é um apelo a tratamentos fúteis. Pode ser uma verbalização da dor diante da possibilidade de morte de um ente querido ou pode mesmo estar associado ao medo do abandono, caso sejam tomadas decisões de limitação terapêutica. O "fazer de tudo" pode ser reformulado para "fazer de tudo para que o paciente não sofra", "fazer de tudo dentro dos limites das forças de um paciente muito frágil" e "fazer de tudo para respeitar as vontades prévias e a biografia do paciente".[15,36]

Além do medo do abandono, os familiares frequentemente vivenciam sentimento de culpa.[37] Reconhecer esses medos e sentimentos, e responder empaticamente pode ajudar. Stapleton e cols. identificaram as seguintes expressões de empatia que se associavam a uma maior satisfação familiar: (1) expressões de comprometimento que o paciente não será abandonado antes da morte; (2) expressões de comprometimento que o paciente não sofrerá; e (3) expressões de apoio às decisões que a família tenha tomado.[37] O uso de expressões como "suspender tratamentos" e "nada mais que podemos fazer", por outro lado, devem ser evitadas, porque podem acentuar medos e preocupações. Também é empático e efetivo centrar a comunicação nos cuidados que serão oferecidos ao paciente em vez do que será retirado.

Em resumo, um bom processo de tomada de decisão depende de habilidades de comunicação empática, de informações prognósticas adequadas, da inclusão de valores do paciente e da família, da identificação do grau de envolvimento desejado e/ou suportado pela família e deliberação ao longo de um prazo de tempo que seja confortável para a família.

Referências bibliográficas

1. Schaefer KG, Block SD. Physician communication with families in the ICU: evidence-based strategies for improvement. Curr Opin Crit Care. 2009; 15:569-77.
2. Scheunemann LP, et al. Randomized, controlled trials of interventions to improve communication in intensive care – a systematic review. Chest. 2011; 139(3):543-54.
3. Camhi SL, Mercado AF, Morrison RS, Nelson JD. Deciding in the Dark: Advance Directives and Continuation of Treatment in Chronic Critical Illness. Crit Care Med. 2009; 37:919-25.
4. White DB, Engelberg RA, Wenrich MD, et al. Prognostication during physician-family discussions about limiting life support in intensive care units. Crit Care Med. 2007; 35:442.
5. Scheunemann LP, Ernecoff NC, Buddadhumaruk P, et al. Clinician-Family Communication About Patients' Values and Preferences in Intensive Care Units. JAMA Intern Med. 2019; 179(5):676-84.
6. Nelson JE, Hanson LC, Keller KL, et al. The Voice of Surrogate Decision-Makers. Family Responses to Prognostic Information in Chronic Critical Illness. Am J Respir Crit Care Med. 2017; 196:864.
7. Heyland, DK, Rocker, GM, O'Callaghan CJ, Dodek PM, Cook DJ. Dying in the ICU – Perspectives of Family Members. Chest. 2003; 124:392-7.
8. Baile WF, Buckman R, Lenzi R, Glober G, Beale E, Kudelka AP. SPIKES – A six-step protocol for delivering bad news: application to the patient with cancer. Oncologist. 2000; 5:302-11.
9. McAdam JL, Dracup KA, White DB, Fontaine DK, Puntillo KA. Symptom experiences of family members of intensive care unit patients at high risk for dying. Crit Care Med. 2010; 38(4):1078-84.
10. Fallowfield L, Jenkins V, Communicating sad, bad, and difficult news in medicine. Lancet. 2004; 363:312-9.
11. Selph RB, Shiang J, Engelberg R, et al. Empathy and life support decisions in intensive care units. J Gen Intern Med. 2008; 23:1311.
12. Back A, Arnold R, Tulsky J. Mastering communication with seriously ill patients: balancing honesty with empathy and hope. Cambridge University Press; 2009.
13. Minichiello TA, Ling D, Ucci DK. Breaking Bad News: A Practical Approach for the Hospitalist. J Hosp Med. 2007 nov; 2(6):415-21.
14. Mitnick S, Leffler C, Hood VL. Family Caregivers, Patients and Physicians: Ethical Guidance to Optimize Relationships. J Gen Intern Med. 2009; 25(3):255-60.
15. Back AL, Arnold RM. "Yes it's sad, but what should I do?" Moving from empathy to action in discussing goals of care. J Palliat Med. 2014; 17:141.
16. Apatira L, et al. Hope, Truth, and Preparing for Death: Perspectives of Surrogate Decision Makers. Ann Intern Med. 2008; 149:861-8.
17. Anderson WG, Cimino JW, Ernecoff NC, et al. A multicenter study of key stakeholders' perspectives on communicating with surrogates about prognosis in intensive care units. Ann Am Thorac Soc. 2015; 12:142.
18. White DB, Emecoff N, Buddadhumaruk P, Hong S, Weissfeld L, Curtis JR, et al. Prevalence and factors related to discordance about prognosis between physician and surrogate decision makers of critically ill patients. JAMA. 2016; 315(19):2086-94.
19. Cunningham TV, Scheunemann LP, Arnold RM, White D. How do clinicians prepare family members for the role of surrogate decision-maker? J Med Ethics. 2018 jan; 44(1):21-6.
20. Evans LR, et al. Surrogate Decision-Makers' Perspectives on Discussing Prognosis in the Face of Uncertainty. Am J Respir Crit Care Med. 2009; 179; 48-53.
21. Boyd EA, Lo B, Evans LR, Malvar G, Apatira L, Luce JM, White DB. "It's not just what the doctor tells me:" Factors that Influence Surrogate Decision-Makers' Perceptions of Prognosis. Crit Care Med. 2010; 38:1270-5.

22. Back AL, Arnold RM, Quill TE. Hope for the Best, and Prepare for the Worst. Ann Intern Med. 2003; 138(5):439-43.
23. Curtis JR. Communicating about end-of-life care with patients and families in the intensive care unit. Crit Care Clin. 2004; 20:363.
24. Lautrette A, et al. End-of-life family conferences: Rooted in the evidence. Crit Care Med. 2006; 34:S364-72.
25. Lautrette A, et al. A communication strategy and brochure for relatives of patients dying in the ICU. N Engl J Med. 2007; 356: 469-78.
26. Curtis JR, White DB. Practical guidance for evidence-based ICU family conferences. Chest. 2008; 134:835-43.
27. Azoulay E, et al. Half the family members of intensive care unit patients do not want to share in the decision-making process: A study in 78 French intensive care units. Crit Care Med. 2004; 32:1832-8.
28. Tyrie LS, Mosenthal AC. Care of the family in the surgical intensive care unit. Anesthesiolo Clin. 2012; 30:37-46.
29. Anderson WG, Arnold RM, Angus DC, Bryce CL. Passive decision-making preference is associated with anxiety and depression in relatives of patients in the intensive care unit. J Crit Care. 2009; 24:249.
30. Powaski RD, Walsh D. The Family Conference in Palliative Care: a practical approach. Am J Hosp Palliat Care. 2014 set; 31(6):678-84.
31. Schwarze ML, Campbell TC, Cunningham TV, et al. You Can't Get What You Want: Innovation for End-of-Life Communication in the Intensive Care Unit. Am J Respir Crit Care Med. 2016; 193:14.
32. Moulton B, King JS. Aligning ethics with medical decision-making: the quest for informed patient choice. J Law Med Ethics. 2010; 38:85.
33. Scheunemann LP, Arnold RM, White DB. The facilitated values history: helping surrogates make authentic decisions for incapacitated patients with advanced illness. Am J Respir Crit Care Med. 2012; 186:480.
34. Gerstel E, Engelberg RA, Koepsell T, Curtis JR. Duration of withdrawal of life support in the intensive care unit and association with family satisfaction. Am J Respir Crit Care Med. 2008; 178:798.
35. Quill TE, Arnold R, Back AL. Discussing treatment preferences with patients who want "everything". Ann Intern Med. 2009; 151:345.
36. Zier LS, Burack JH, Micco G, et al. Surrogate decision makers' responses to physicians' predictions of medical futility. Chest. 2009; 136:110.
37. Schenker Y, Crowley-Matoka M, Dohan D, et al. I don't want to be the one saying 'we should just let him die': intrapersonal tensions experienced by surrogate decision makers in the ICU. J Gen Intern Med. 2012; 27:1657.
38. Stapleton RD, et al. Clinician statements and family satisfaction with family conferences in the intensive care unit. Crit Care Med. 2006; 34(6):1679-85.

13

Comunicação no Contexto de Doação de Órgãos

Eduardo Jardim Berbigier
Joel de Andrade

Introdução

O transplante é, muitas vezes, a única alternativa de tratamento para pacientes com disfunções orgânicas terminais. Esse procedimento resulta de uma complexa sequência de etapas de elevada dificuldade de cumprimento. A taxa de efetivação do processo doação-transplante nos melhores sistemas de saúde do mundo situa-se em torno de 50% a 60%.

Em que pese a melhoria dos índices de identificação do potencial doador, das paradas cardíacas durante o diagnóstico de morte encefálica, das contraindicações mal-atribuídas e da recusa familiar à doação, estima-se que esses gargalos no processo sejam causa da perda de até 70% de todos os órgãos passíveis de transplante no Brasil, o que concorre para a desproporção significativa entre a alta demanda por órgãos e sua disponibilidade.[1]

Nosso país possui o maior programa público de transplantes no mundo, e é o segundo no *ranking* mundial em número absoluto de procedimentos. Entretanto, somente 40% da demanda tem sido suprida. Nossa taxa de recusa familiar à doação de órgãos é ainda considerada alta, estimada em cerca de 43% nos últimos anos. Esse padrão tem se mantido, apesar do aumento concomitante do número de notificações, e está diretamente relacionada à manutenção da diferença entre oferta e demanda.[2]

O sucesso da entrevista familiar para doação de órgãos é, portanto, uma importante questão de saúde pública.

A possibilidade da doação surge após a morte encefálica de um paciente, uma circunstância pouco frequente, com evolução rápida, inesperada e de apresentação clínica diferente do que a maioria das pessoas, inclusive profissionais de saúde, entendem por morte. Desse modo, o óbito, situação naturalmente desencadeadora das mais diferentes emoções e comportamentos, vem acompanhado de particularidades que tornam a comunicação da morte encefálica, seu entendimento e a oferta da possibilidade de doação de órgãos de um falecido, uma tarefa complexa e desafiadora. Logo, a comunicação nesse cenário é um processo, e não um ato isolado. Sem dúvida, trata-se da etapa mais complexa e difícil dentre todas descritas no processo doação-transplante.

Familiares de pacientes se encontram no início do doloroso processo de luto, que se apresenta frequentemente com sintomas e comportamentos de revolta, choque, negação, raiva, barganha, esses naturalmente acompanhados de alterações cognitivas significativas que potencializam essas etapas.

Os profissionais de saúde, por sua vez, se veem desafiados pela tensão que supõe a comunicação nessas circunstâncias. A falta de treinamento e a consequente insegurança, ou até mesmo medo em aumentar a dor das famílias por meio do contato com elas, é uma barreira bem conhecida. Existem ainda preconceitos que podem comprometer a interação com as famílias, sendo o mais importante deles derivado da crença que uma vez falecido o paciente, nada temos a oferecer à sua família. Somos treinados para diagnósticos, procedimentos, intervenções e tratamentos dirigidos para os pacientes, ainda que trabalhemos em ambientes onde os familiares sejam, geralmente, os destinatários das informações sobre os cuidados que estamos realizando. Quando uma situação envolve o que pode ser considerado a pior de todas as notícias, ou seja, a morte, a crença de não poder trazer esperanças à família costuma potencializar as dificuldades habituais. O cenário se agrava, pois a maior parte dos profissionais não domina os mecanismos para compreender e acolher as manifestações de dor e luto que poderiam prover alívio e apoio emocional às famílias.

A entrevista familiar para doação de órgãos consiste na reunião entre a equipe de saúde e os responsáveis pelo paciente falecido, com o objetivo de oferecer informações acerca do processo e facilitar a tomada de decisão de forma autônoma, em consonância com os valores do paciente.[3]

Embasamento ético, legal e humano

A entrevista familiar é respaldada pelos princípios bioéticos fundamentais citados a seguir.

Autonomia

É direito da família receber informações adequadas (claras, graduais, concisas e de forma empática) sobre seu familiar e, como seu substituto, exercer o poder de escolha informada. A Lei nº 9.434/97[4] confere ao paciente, por intermédio da família (cônjuge ou parente maior de idade, obedecida a linha sucessória, reta ou colateral até o segundo grau, inclusive), o direito de decidir pela doação de órgãos após a confirmação da morte.

Beneficência

A melhoria da qualidade de vida e aumento da sobrevida dos pacientes com disfunções orgânicas terminais, por meio do transplante, é significativa. Em alguns casos, inclusive, é umas das terapias mais custo-efetivas de que se tem conhecimento na área médica. Contudo, esse é somente um dos aspectos benéficos desse ato, e diversas outras partes são afetadas positivamente pela doação. Há que se considerar também a ajuda às famílias dos receptores e à sociedade como um todo, consequência da melhoria da qualidade de vida, autonomia e produtividade do receptor. Não obstante, a literatura relata que a grande maioria dos familiares doadores que recebem informação adequada e são tratados com respeito, autenticidade e empatia durante o processo referem melhor percepção do cuidado que receberam durante a permanência no hospital. Um adequado processo de comunicação facilita o entendimento e a aceitação do óbito, o que por sua vez permite a elaboração de expectativas realistas. A opção pela doação acaba, muitas vezes, sendo uma consequência do processo de cuidado com o paciente e a família. Esse gesto, por sua vez, está associado ao ressignificado da morte, à lembrança de que "algo de bom ficou" ou de que o falecido fez por outros o que gostaria que fizessem por ele, caso necessitasse. Ao cabo, quando bem conduzida, a doação ajuda a família doadora no processo de luto.

Não maleficência

Há um considerável porcentual de arrependimento posteriormente à negativa em famílias não doadoras. Considerando que o principal fator relacionado à negativa é a incompreensão do diagnóstico de morte cerebral, o profissional de saúde tem o dever de conduzir um processo de comunicação apropriado e facilitar o entendimento dessa situação particular pela família, sob pena de privá-la de informações que permitiriam tomada de decisão pela doação, ao encontro dos valores do paciente, se fosse esse o caso.

Justiça

À luz da considerável discrepância entre o número de pessoas em lista de espera para transplante e o número de órgãos disponibilizados, os profissionais de saúde que entrevistam as famílias podem ser agentes de mudança desse cenário.

Persuasão, coação, manipulação – qual o limite?

Persuasão consiste em oferecer argumentos reais para que a pessoa tome sua própria decisão de maneira autônoma. Persuadir é exercer, mediante procedimentos racionais, influência para induzir uma pessoa a aceitar livremente as crenças, atitudes, intenções ou ações defendidas pelo entrevistador. A persuasão vê-se justificada pelo peso dos argumentos, pela aceitação da pessoa do bem desejado, pela maneira como se realiza, pelo respeito com o que se propõe e pelas repercussões não desejadas que uma negativa pode ter sobre si mesma e sobre terceiros. Nesse sentido, diante do fato de que o receptor em lista e seus familiares não podem entrar em contato com a família potencialmente doadora para expor suas necessidades, é papel do profissional de saúde oferecer esse direito e até, pode-se dizer, privilégio, aos responsáveis pelo paciente. Sugere-se que, de maneira respeitosa e titulada às condições cognitivas e emocionais do interlocutor, o entrevistador informe que a maioria das famílias doadoras relata posteriormente ter obtido algum alívio em permitir que, mesmo após falecido, seu ente querido tenha salvado outras vidas.[5,6]

Entretanto, a despeito dos efeitos positivos que a doação proporciona à maioria dos familiares doadores, não se pode garantir que todas as famílias tenham o mesmo desfecho. Esse argumento, portanto, não deve ser utilizado de maneira determinística durante a entrevista familiar, pois nesse caso uma influência intencional e efetiva que altere as percepções reais da família, prometendo um efeito que não pode ser garantido, consiste em manipulação; portanto, contraindicada.

Do mesmo modo, não se pode permitir que uma família não doadora deixe o hospital com a dor da perda de um ente querido potencializada pela percepção de culpa por não salvar outros pacientes. Pressioná-la ao consentimento contra sua vontade, em prazo inadequado ou sem as informações necessárias sob alegação de que se arrependerão ou, pior, de que outrem venha a sofrer ou mesmo falecer na fila de espera por um órgão devido à negativa, consiste em coação.[7]

A família potencial doadora tem o direito, mas não o dever, da doação.

Entrevista familiar – uma questão de formação profissional

Políticas de treinamento ostensivo da equipe multiprofissional, baseado no desenvolvimento de habilidades comunicativas em situações críticas, reduziram sobremaneira as taxas de negativa familiar na Espanha, país considerado modelo no processo de doação e transplante, a despeito de não haver mudança no comportamento da população frente ao processo de doação de órgãos.

O alto índice de consentimento familiar nesse país é observado também em situações que envolvem imigrantes ou estrangeiros que lá se encontram temporariamente. As teorias que defendem aspectos culturais da população como responsáveis pelos índices de negativa familiar à doação de órgãos não podem ser validadas à luz dos fatos expostos.[8] A iniciativa espanhola foi replicada no Brasil com resultados semelhantes.

O estado de Santa Catarina tem seguido o modelo espanhol há 13 anos. Muito embora o estado experimente as limitações financeiras e estruturais de um país em desenvolvimento, o investimento em treinamento de comissões hospitalares de transplante resultou em redução de até 45% nas taxas de negativa familiar no período, a despeito da ausência de investimento em campanhas publicitárias direcionadas à população em geral. Essa iniciativa, aliada a estratégias de melhoria na detecção de potenciais doadores e sua manutenção até o diagnóstico de morte encefálica, concorreu para o aumento de 172% na taxa de doadores por milhão de população (pmp) observada no período. Esse incremento permitiu ao estado atingir a marca de 40,4 doadores/pmp em 2018, taxa que o situa entre as melhores regiões do mundo nesse aspecto.[9]

Fatores relacionados ao consentimento

Cada entrevista é diferente, pois depende não só das condições cognitivas e emocionais dos familiares, mas também da heterogeneidade nas manifestações do luto pela perda. Entretanto, é possível e sugerido estabelecer um modelo semiestruturado, com fases distintas e que não devem se misturar, sob risco de desfechos indesejados:[10]

Preparação

- É fundamental entender os detalhes do caso, a estrutura da família, identificar os principais membros e permitir tempo para que se desloquem ao hospital para a comunicação. Não é recomendado restringir o número de participantes: todos que são relevantes devem estar presentes.

- Deve-se dispor de tempo (a variabilidade de duração desse processo é enorme) e definir os objetivos da reunião entre a equipe e a família a fim de minimizar a necessidade de improvisação. Recomenda-se que não só a equipe que entrevista, mas também o médico que comunica a morte, sejam treinados em habilidades comunicativas em situações críticas.

- A entrevista precisa ser conduzida em local tranquilo, com privacidade e, de preferência, perto de onde se encontra o paciente, pois frequentemente a família desejará vê-lo.

- Se o estado do doador e a situação da família permitirem, é preferível conduzir a entrevista durante o dia, quando os participantes estarão mais dispostos e com maior receptividade.

A Figura 13.1[11] resume os principais aspectos a serem observados nessa etapa.

Comunicação

- Durante as etapas do diagnóstico, é fundamental estabelecer uma relação de ajuda profissional que permita o desenvolvimento de confiança. A autenticidade na interação confere segurança, o respeito pelos valores do paciente e da família, bem como por suas reações diante do impacto da comunicação de um desfecho indesejado, reforçando o vínculo. As expressões de empatia facilitam o entendimento e aceitação, por parte da família, de que o que sentem é normal. O objetivo do profissional é auxiliar a família a navegar no processo do luto, ajudando-a a desenvolver suas próprias capacidades latentes, com vistas a enfrentar a situação adversa que se apresenta.

- Uma vez concluído o diagnóstico de morte encefálica, este deve ser comunicado aos familiares pelo médico responsável pelo paciente. Esse processo deve seguir as recomendações já exploradas em outros

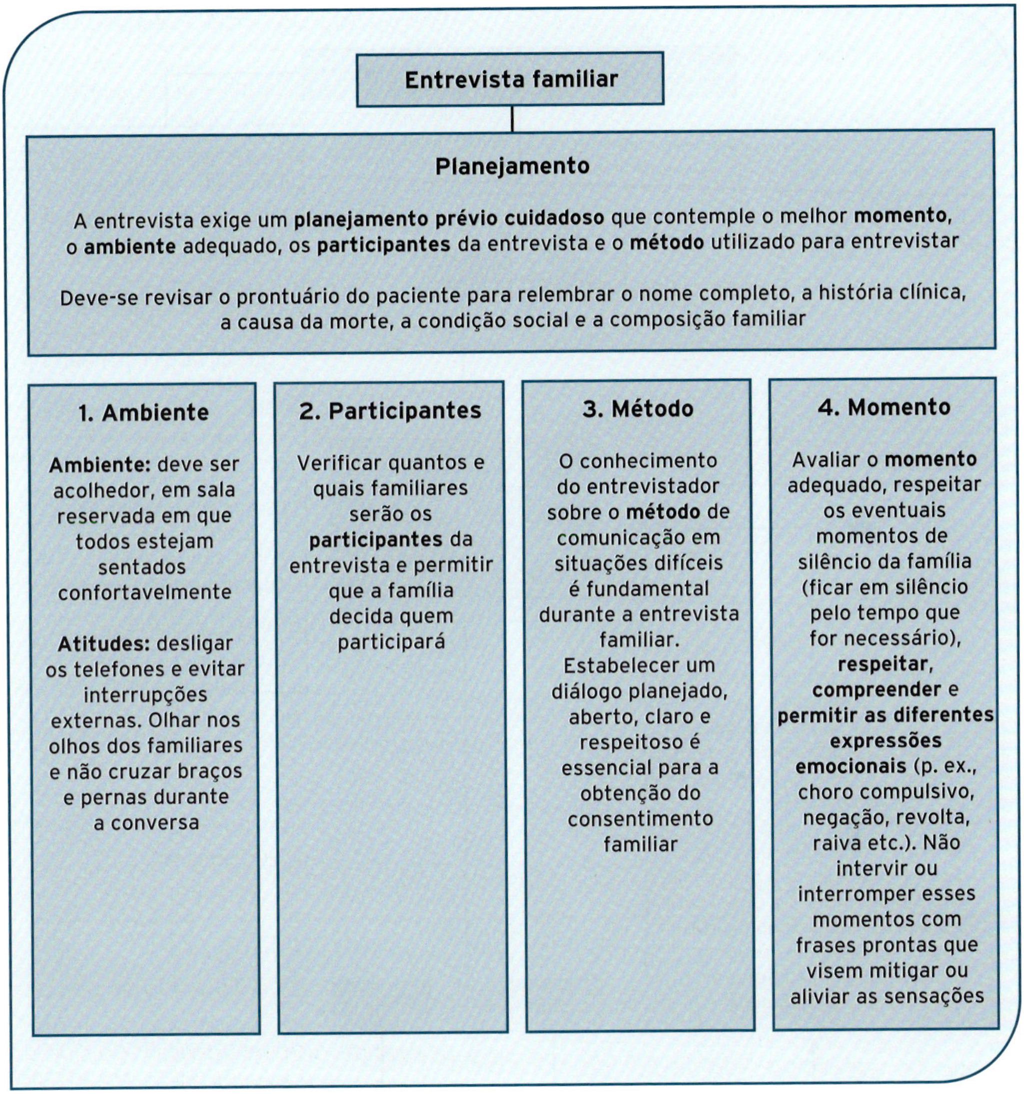

Capítulo 13 — Comunicação no Contexto de Doação de Órgãos

Entrevista familiar

Planejamento

A entrevista exige um **planejamento prévio cuidadoso** que contemple o melhor **momento**, o **ambiente** adequado, os **participantes** da entrevista e o **método** utilizado para entrevistar

Deve-se revisar o prontuário do paciente para relembrar o nome completo, a história clínica, a causa da morte, a condição social e a composição familiar

1. Ambiente

Ambiente: deve ser acolhedor, em sala reservada em que todos estejam sentados confortavelmente

Atitudes: desligar os telefones e evitar interrupções externas. Olhar nos olhos dos familiares e não cruzar braços e pernas durante a conversa

2. Participantes

Verificar quantos e quais familiares serão os **participantes** da entrevista e permitir que a família decida quem participará

3. Método

O conhecimento do entrevistador sobre o **método** de comunicação em situações difíceis é fundamental durante a entrevista familiar. Estabelecer um diálogo planejado, aberto, claro e respeitoso é essencial para a obtenção do consentimento familiar

4. Momento

Avaliar o **momento** adequado, respeitar os eventuais momentos de silêncio da família (ficar em silêncio pelo tempo que for necessário), **respeitar, compreender** e **permitir as diferentes expressões emocionais** (p. ex., choro compulsivo, negação, revolta, raiva etc.). Não intervir ou interromper esses momentos com frases prontas que visem mitigar ou aliviar as sensações

Figura 13.1. Entrevista familiar. (Fonte: Modificada de Segovia, 2017.[11])

capítulos sobre conferência familiar, comunicação empática, titulação de informações de acordo com as preferências e capacidades comunicativas dos familiares, bem como aspectos verbais e não verbais do discurso. Sugere-se que os entrevistadores acompanhem essa etapa, inclusive enquanto o médico-assistente esclarece as dúvidas dos familiares, mas que não interferiram nessa primeira fase do contato.

- À medida que a família manifesta o entendimento e a aceitação da morte, tanto do ponto de vista cognitivo quanto emocional, a comunicação pode ser, paulatinamente, direcionada à discussão das necessidades da família, como trâmites funerários, aspectos legais da liberação do corpo ou quaisquer outras pendências.

- Antes de oferecer a doação, a equipe precisa estar segura de que a família

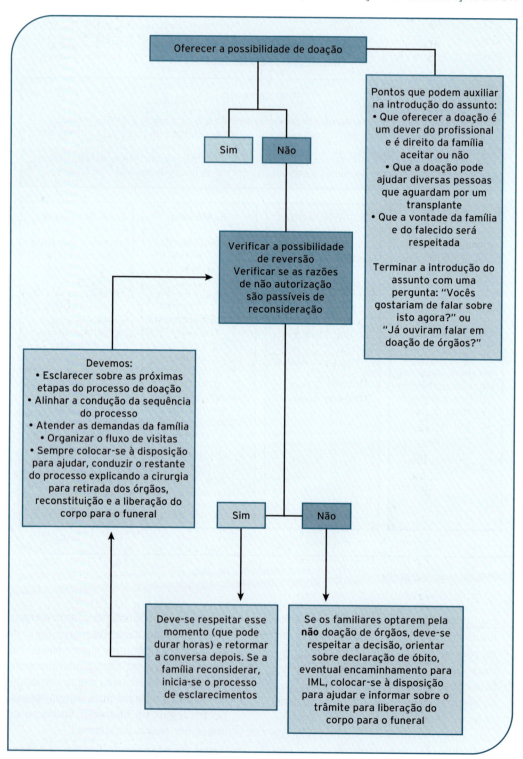

Figura 13.2. Etapas da entrevista. (Fonte: Modificada de Segovia, 2017.[11])

compreendeu a morte encefálica e de que não há outros problemas ou preocupações que possam interferir na fase seguinte. Um dos principais erros com relação à entrevista é dar prioridade à necessidade do profissional de realizar a oferta, com receio de perder a oportunidade, em vez de se centrar nas necessidades da família e detectar, na sequência, o momento adequado para prosseguir.

Oferta de doação de órgãos

- A solicitação do consentimento para a doação deve ser realizada pelo entrevistador de forma clara, direta e sem rodeios, como uma opção, um direito, um privilégio e uma maneira de ajudar outros. Podem ser utilizados argumentos baseados na solidariedade, altruísmo e generosidade.
- Em caso de recusa, deve-se utilizar técnicas de reversão. Contudo, a família é que define o final da entrevista, se assim desejar.
- Sugere-se pedir à família que formule as razões para a negativa. Dessa maneira, pode-se arguir com base em informações e fatos (integridade do corpo, tempo para entrega do corpo, possibilidade de funeral com urna aberta, aspectos religiosos, entre outros).
- Se a instituição disponibiliza alguma ajuda a famílias doadoras, não se recomenda a utilização desse argumento para a reversão de uma resposta negativa.
- Há maior probabilidade de consentimento quando é dado à família tempo adequado para a definição da doação. Pode ser necessário proporcionar privacidade ou continuar a entrevista em outro momento.
- Independentemente do resultado, é sugerido terminar a entrevista com sinais de condolência e afeto, mantendo a relação de ajuda até o final.

Ainda que os detalhes e a distribuição temporal das etapas da entrevista variem muito entre cada caso, sugere-se um modelo semiestruturado (Figura 13.2) que auxilia o entendimento das etapas a serem seguidas.[11]

Considerações finais

A doação de órgãos é, além de um direito, um privilégio. Informar a uma família que seu ente querido pode ajudar outras pessoas mesmo depois de falecido é um ato nobre e dever de todo profissional que se depara com essa possibilidade. Contudo, em vista das particularidades do momento e circunstâncias em que essa oportunidade surge, o profissional de saúde precisa ser treinado e sensível a fim de conduzir o processo de maneira ética, cálida e, assim, ajudar os familiares do falecido a enfrentar a situação e permitir uma decisão autônoma, em consonância com os valores do paciente. Isso significa também compreender que nem toda a entrevista familiar para doação conduzida adequadamente resultará em consentimento.

Referências bibliográficas

1. Westphal GA, Garcia VD, de Souza RL, et al. Guidelines for the assessment and acceptance of potential brain-dead organ donors. Rev Bras Ter Intensiva. 2016; 28(3):220-55.
2. Brazilian Transplantation Registry. Transplant Statistics. Disponível em: http://www.abto.org.br/abtov03/Upload/file/RBT/2017/rbt-imprensa-leitura compressed.pdf. Acessado em 30 jul 2019.
3. de Moraes EL. A recusa familiar no processo de doação de órgãos e tecidos para transplante [dissertação]. São Paulo: Universidade de São Paulo, Escola de Enfermagem; 2007.
4. Brasil. Lei nº 9434, de 04 de fevereiro de 1997. Coleção de Leis do Brasil. 1997; 2:641.
5. Prottas J, Batten HL. Health Professionals and Hospital Administrators in Organ Procurement: Attitudes, reservations and their resolutions. Am J Publ Health. 1988; 78:642-5.
6. Kentish-Barnes N, Cohen-Solal Z, Souppart V. Being Convinced and Taking Responsibility: A Qualitative Study of Family Members'

6. Experience of Organ Donation Decision and Bereavement After Brain Death. Crit Care Med. 2019; 47(4):526-34.
7. García Férez J, Alarcos, FJ. 10 palabras clave en Humanizar la Salud. Madri; 2002.
8. Domínguez-Gil B, Martín MJ, Valentín MO, et al. Decrease in refusals to donate in Spain despite no substantial change in the population's attitude towards donation. Cells Tissues Organs. 2010; 13:17e24.
9. De Andrade J, Figueiredo KF. Impact of Educational and Organizational Initiatives in Organ Donation in a Southern Brazilian State in the Last Decade. Transplant Proc. 2019; 51:625-31.
10. Matesanz R. Guía Buenas Prácticas em el proceso de la Donación de Órganos. ONT/MS-ES; 2011.
11. Segovia C. Comunicação em Situações Críticas. Porto Alegre: Hospital Moinhos de Vento; 2017.

14

Manejo de Conflitos em UTI

Raquel Pusch
Lara Patricia Kretzer

O ambiente de cuidado do paciente crítico pode ser um ambiente estressor, dada a gravidade dos pacientes e seu estado emocional. Conflitos são, portanto, comuns, nem sempre podem ser evitados, e podem ter consequências sérias como comprometimento da qualidade de atenção ao paciente e do bem-estar da equipe.[1] O estudo Conflicus, um dos poucos estudos sobre o tema, incluiu 323 unidades de terapia intensiva (UTI) de 24 países e identificou que 71,6% dos participantes tiveram a experiência de conflito na semana anterior. Os conflitos mais comuns foram entre equipe médica e equipe de enfermagem (32,6%), interequipe de enfermagem (27,3%) e entre equipe e família (26,6%). Esses conflitos foram reportados como sérios por 52% dos participantes, perigosos por 52% e danosos por 83%. Os fatores percebidos como causas de conflitos incluíram comportamentos individuais (como animosidade e falta de confiança), falhas de comunicação e dificuldades associadas ao final de vida. Entre as dificuldades associadas ao cuidado do paciente em final de vida que foram mais citadas estavam a falta de apoio psicológico, processos de tomada de decisão inadequados, sintomas mal controlados e falta de inclusão de perspectivas familiares.[2]

A alta prevalência de conflitos em UTI alerta para a importância de a equipe multiprofissional ser treinada para identificar precocemente as fontes de conflito, compreender os riscos e oportunidades que os conflitos podem trazer e saber como resolvê-los sem comprometer a qualidade da atenção ao paciente ou a integridade do trabalho da própria equipe. Nesse sentido, reconhecer estratégias de comunicação que podem contribuir com o não escalonamento e a resolução do conflito pode ser salutar. Adotar modelos de manejo de conflitos também pode contribuir positivamente.[3]

Manejo de conflitos

Pode-se entender o termo manejo de conflito como o ato de criar significado ao que está ocorrendo em determinado momento e que traz insatisfação a ambos os lados.

Sabe-se que o conflito é normal nos relacionamentos, e é o próprio conflito o motor de mudanças. Além disso, transformar o conflito em mudanças construtivas é criar significado ao que está ocorrendo.

Segundo Lederach, o conflito é uma oportunidade.[4] A palavra oportunidade pode ter dois significados. Inicialmente, é a raiz de um verbo: formar, moldar, construir. Em um segundo momento, ela é um adjetivo que significa uma força positiva.

Deve-se procurar compreender o conflito, e não negar nem evitar, bem como a realidade de que o conflito, muitas vezes, tem padrões desconstrutivos e disruptivos. Deveríamos ver o conflito como uma oportunidade para crescer e aumentar a compreensão sobre nós mesmos, a situação e os outros. O conflito pode ser compreendido ainda como um modo que a vida encontra para nos ajudar a parar, avaliar e prestar atenção.

Para Curle, o conflito gera vida.[5] Por meio do conflito nós reagimos, inovamos e mudamos. O conflito pode ser entendido como o motor de mudança, como aquilo que mantém os relacionamentos e as estruturas sociais honestas.

O conflito, para Kriesberg, é um processo de mudança que possui um poder transformativo com o qual o estado destrutivo pode tornar-se construtivo.[6] Complementa que essa mudança só será possível se o líder souber enxergar, compreender e reagir às questões que envolve o conflito. Sugere que as seguintes perguntas sejam realizadas: "Quais processos foram gerados pelo conflito em si?" e "Como se pode iniciar um novo processo que leve o conflito numa direção construtiva?"

Como transformar os conflitos em qualidade relacional

As perguntas que não querem calar são: "Como abordar o conflito de modo a reduzir as adversidades e aumentar a equidade?" e "Como desenvolver a capacidade de interagir de modo construtivo?"

Para Mayer, a resposta é simples. A transformação do conflito põe foco na qualidade dos relacionamentos. A qualidade relacional não é estática; é necessária uma relação contínua para se ter evolução e desenvolvimento.[7] A continuidade relacional cuida das questões pendentes e aumenta a compreensão mútua, gerando respeito e aproximação.

Para Lederach,[4] a transformação do conflito se dá por meio do diálogo como ferramenta para promover a mudança, isto é, desenvolver a capacidade de comunicar-se para trocar ideias, encontrar definições comuns e buscar alternativas que levem a soluções.

Conflito e mudança

Nossa vida é uma vida de relações, o que é normal e perene. O conflito impacta as situações e modifica as relações de várias maneiras. Para Lederach, é possível analisar os conflitos e mudanças a partir de quatro categorias, citadas na Tabela 14.1.[4]

Tanto a resolução de conflitos como a transformação de conflitos estão relacionadas aos padrões de comportamento. Ambas são sensíveis ao impulso de resolver o problema, trazendo alívio para a dor e a ansiedade por meio da negociação de respostas aos problemas apresentados.

Um episódio de conflito é a expressão visível de que algo não está bom, pois gera atenção e energia em torno de um conjunto específico de questões que precisam ser tratadas. É importante na identificação do conflito a atenção ao epicentro do mesmo, pois se concentra aí a origem daquilo que precisa ser resolvido. O foco no epicentro oferece uma gama de questionamentos, os quais darão a direção das tratativas. Por exemplo: "Quais mudanças serão capazes de atender ao que é solicitado?" e "Qual aprendizado devemos construir com esse conflito?"

Devemos, continuamente, ter em mente que a mudança construtiva requer uma vontade de pensar em novos modos de interação e de construir relacionamentos e estruturas que contemplem o futuro.

No fundo, a transformação de conflitos se concentra em criar respostas adaptativas

TABELA 14.1	CATEGORIAS PARA LIDAR COM CONFLITOS E MUDANÇAS
Categorias	O que fazer
Pessoal	Procurar minimizar os efeitos destrutivos do conflito e maximizar o potencial de crescimento e bem-estar da pessoa
Relacional	Tentar minimizar a comunicação disfuncional e maximizar o entendimento Trazer à tona e trabalhar os medos e as esperanças com relação às emoções e/ou fatos
Estrutural	Compreender e tratar as causas subjacentes e condições que dão origem à expressão nociva do conflito
Cultural	Identificar e compreender os padrões culturais que contribuem para o aumento das expressões nocivas do conflito

aos conflitos humanos por meio de processos de mudança que aumentem a equidade e reduzam as injustiças.

Desenvolver capacidades comunicativas para lidar com conflitos requer dedicação e empenho. Com isso, a moeda de troca é a habilidade de evitar a urgência que pressiona por soluções rápidas e as ansiedades que, muitas vezes, acompanham o sistema de relacionamento.

Por fim, podemos trabalhar para criar processos e espaços onde as pessoas se sintam suficientemente seguras para serem honestas consigo mesmas e com os outros ao falarem sobre medos, esperanças, dores e responsabilidades.

Referências bibliográficas

1. Wujtewicz M, Wujtewicz MA, Owczuk R. Conflicts in the intensive care unit Anaesthesiol Intensive Ther. 2015; 47(4):360-2.
2. Azoulay E, Timsit JF, Sprung CL, Soares M, Businová K, Lafabrie A, et al. Prevalence and Factors of Intensive Care Units Conflicts - The Conflicus Study. Am J Respir Crit Care Med. 2009; 180:853-60.
3. Saltman DC, O'Dea NA, Kidd MR. Conflict management: a primer for doctors in training. Postgrad Med J. 2006; 82:9-12.
4. Lederach JP. Transformação de Conflitos. São Paulo: Palas Athena; 2012.
5. Curle A. Another Way. Positive Response to Contemporary Violence. Jon Carpenter Publishing; 1995.
6. Kriesberg L. Constructive Conflicts. From Escalation to Resolution. New York: Rowman and Litlefield Publishers; 2003.
7. Mayer B. The Dynamics of Conflict Resolution. Practitioner's Guide. São Francisco: Jossey-Bass; 2007.

Leitura sugerida

1. Mery M. Manual de negociação complexa. São Paulo: Senac; 2016.
2. Briquet EC. Manual de Mediação. Rio de Janeiro: Vozes; 2016.

Comunicação no Contexto de Eventos Adversos

Raquel Pusch

Entendendo eventos adversos

Eventos adversos (EA) são definidos como complicações indesejadas decorrentes do cuidado prestado aos pacientes não atribuídas à evolução natural da doença de base. Podem ser compreendidos como uma ocorrência indesejável que:

- Resulta em morte.
- Resulta em ameaça à vida.
- Requer hospitalização ou prolongamento da hospitalização.
- Resulta em incapacidade persistente ou significativa.
- Resulta em efeitos clínicos significativamente importantes.

No estudo de Vincent, do New England, os eventos adversos afetam, em média, 10% das admissões hospitalares e constituem ,atualmente, um dos maiores desafios para o aprimoramento da qualidade na área da saúde: a sua presença reflete o marcante distanciamento entre o cuidado ideal e o cuidado real.

Segundo Reason, quando os eventos adversos são decorrentes de erros, são denominados EA evitáveis. Para ele, "90% de todos os erros são isentos de culpa, mas algumas pessoas conscientemente criam condições propícias para os seus próprios erros". Cabe ressaltar que 50% a 60% dos EA são considerados passíveis de prevenção. Em geral, a ocorrência desses eventos inesperados não acarreta danos importantes aos pacientes. Entretanto, incapacidade permanente e óbito podem ocorrer.

Quando há a incidência de erros, estes devem ser comunicados aos familiares. Esse mecanismo de comunicação chama-se *disclosure*, que significa: "ato de revelar um erro médico ou relacionado à assistência, ou qualquer desfecho não esperado do tratamento".

Segundo Mehter, alguns estados americanos adotaram leis que protegem o uso do pedido de desculpas como forma do profissional assumir o erro, e o *disclosure*, em algumas instituições, tem relação com redução de processos médicos.

Mecanismos de comunicação em contextos adversos

O protocolo do *disclosure* tem a intenção de orientar os profissionais de saúde na condução da comunicação aos familiares nas tratativas de eventos adversos.

Porém, antes da primeira reunião, a equipe deverá se reunir e discutir questões que irão permear as seguintes demandas:

- Discutir como será a conduta da equipe se os familiares solicitarem a mudança de médico/enfermeiro.
- Discutir a disponibilidade da instituição para assumir as despesas decorrentes a partir do evento adverso, como exames, procedimentos, prolongamento da permanência no hospital etc.
- A equipe deve discutir como será a conduta se houver a solicitação de uma segunda opinião.
- Discutir o que será feito se houver a solicitação de alta pedido por parte dos familiares.

Para se realizar o *disclosure*, parte-se do princípio que os familiares têm o direito de saber a verdade sobre o tratamento e sobre o que está acontecendo com o seu ente querido.

A seguir, a descrição do sistema CANDOR de comunicação, como opção de condução para realização do *disclosure* (Figura 15.1).

1. Identificação, notificação do evento adverso. A identificação do evento adverso é prioridade zero! Garantir o tratamento adequado ao paciente, identificar os indivíduos-chave envolvidos no evento. Se o EA envolveu equipamentos, ter a certeza de que os mesmos foram levados para investigação.
2. Na fase dois, garantir imediatamente a ativação do sistema *disclosure*, que se propõe à coleta das informações.
3. Na fase três, deve-se ser ágil, pois o objetivo é realizar o *disclosure* em até 60 minutos. O EA deve ser declarado a toda equipe. Além disso, determina-se quem da equipe participará da reunião com familiares para comunicar o EA.

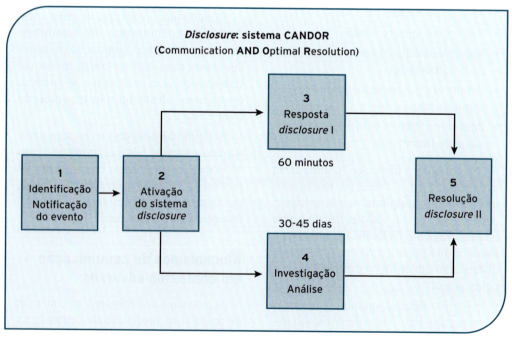

Figura 15.1. *Disclosure*: sistema CANDOR. Algoritmo elaborado pela autora no site https://www.ahrq.gov/professionals/quality-patient-safety/patient-safety-resources/resources/candor/index.html.

4. Na fase quatro, há de 30 a 40 dias para se realizar a investigação dos fatos e análise minuciosa do EA.
5. A fase cinco é a fase final do *disclosure*. Nessa fase, deve ocorrer o esclarecimento dos fatos e pedido de desculpas.

O papel fundamental da comunicação é a entrega de mensagens de um indivíduo para outro. Entretanto, em ambientes de alto risco, como a unidade de terapia intensiva (UTI), comunicação é muito mais que apenas falar; ela deve preencher requisitos básicos, notadamente em situações críticas, e ser unificada, quando distribuída em um grupo de pessoas com diferentes funções que possuem a mesma necessidade de acesso à informação. A composição de um time deve deixar claro o papel de cada um e quais instruções devem ser seguidas. Nesse momento, comunicar clara e objetivamente é fundamental.

Comunicação inadequada ou insuficiente entre profissionais de saúde foi a causa-raiz mais frequente de eventos-sentinela reportados à Joint Commission entre 2004 e 2010.

Especificamente, a passagem de informações na troca de plantões (*handover*), embora seja, por definição, a transferência da responsabilidade do cuidado de pacientes, tem relação com falhas de comunicação e quebra significativa da continuidade de cuidados de um paciente.

Nelson, em sua pesquisa, mostra que as reuniões de família podem ser realizadas de maneira simples e também as falhas que interferem na comunicação.

A pesquisa mostra que é primordial a disponibilidade do médico nas reuniões e nas questões relacionadas ao tempo de conversa com o familiar. Além disso, mostra que há falta de treinamento adequado para uma comunicação eficaz; que as diferenças culturais e de linguagem atrapalham a comunicação; e que o estresse emocional da equipe médica, a falta de espaço adequado para a abordagem das famílias e a falta de estruturação da conversa e da definição de objetivos interferem na efetividade da reunião.

Para ele, a falha na comunicação tem quatro domínios principais:
1. Atividades/tarefas: o fundamental não é realizado.
2. Omissões: diferentes tipos de informação não são passados entre as partes.
3. Erros: informações erradas são efetivamente compartilhadas e mantidas.
4. Quebra da continuidade do cuidado, colocando em risco o paciente.

O principal componente de uma correta comunicação é a criação de um modelo mental, ou a formatação da percepção de quem recebe a informação. Essa formatação passa pela preparação do receptor da informação, criação de métodos de questionamento do conteúdo passado, além de gerar momentos específicos entre as partes envolvidas. Uma simples narrativa não é suficiente para o processo ocorrer de modo adequado.

Scheunemann, em seu trabalho, mostra alguns tipos de intervenções para melhorar a comunicação em terapia intensiva, sendo elas: informação impressa, comunicação estruturada e postura ética. Contudo, o meio que dá margem a mais erros é o escrito, principalmente se não for acompanhado de informação verbal face a face, com padronização do documento para o receptor.

A maneira mais adequada de manter a informação autêntica entre partes, com margem mínima para distorções, é a gestão à vista da comunicação, com quadros informativos das prioridades e alertas situacionais, sempre acompanhada da conversação face a face, por meio de processo padronizado, com um mínimo de interrupções e em momentos definidos.

A assertividade em mostrar as prioridades e chamar atenção para situações de alerta são fundamentais em ambientes de alto risco como em UTI.

Há vários métodos de abordagem que sugerem sucesso na comunicação. Dinkin trata em seu livro duas maneiras de abordagem à família em UTI: ações reativas e ações preventivas. No Quadro 15.1, são explicados claramente os estágios de cada etapa.

Fase I

Essa fase inclui reuniões com familiares, as quais têm por objetivo realizar diagnósticos, identificar as demandas dos familiares e o funcionamento desse sistema (p. ex., reuniões com familiares com forte apelo emocional). Muitas vezes, o sentimento de culpa nos familiares vem acompanhado de declarações de defesa e/ou ataque aos profissionais de UTI.

Observam-se ainda, nesse estágio, os conflitos entre os familiares. Isto é, posições e entendimentos diferentes entre os membros da família, em que cada qual enxerga sob sua própria ótica uma determinada situação. Um exemplo disso é quando ocorrem acusações e provocações entre os familiares.

Vale lembrar que, nesse estágio, deve-se avaliar se houve falha da equipe na condução do acolhimento desse sistema familiar, e deixar clara a disponibilidade para reparar e conduzir da melhor maneira possível a continuidade do vínculo com a família.

QUADRO 15.1 — MODELO DE ABORDAGEM E COMUNICAÇÃO - DINKIN

Fase I	Fase II	Fase III	Fase IV
• Coletar a maior quantidade possível de informação • Identificar questões e preocupações de relevância • Preparar as partes envolvidas para uma possível reunião • Esclarecer o papel e a importância das partes na resolução do conflito	• Discutir com outros profissionais (especialistas) questões técnicas específicas • Desenvolver plano de ação para uma eventual reunião conjunta	• Ajude as partes a entender como a situação impactou cada pessoa envolvida (principalmente o paciente) • Ajude as partes a entender o impacto do problema em nível de ambiente (principalmente para outros pacientes) • Esclareça os objetivos principais (prioridades) • Esclareça os objetivos secundários	• Identificar, após a fase III, questões adicionais e pontos para resolução completa do conflito • Criar um plano de ação
REALIZAR REUNIÕES SEPARADAS ENTRE AS PARTES	DESENVOLVER UMA LISTA DE QUESTÕES	CONDUZIR UMA REUNIÃO CONJUNTA	FACILITAR A RESOLUÇÃO DO PROBLEMA

Adaptado de Dinkin S, 2012.[4]

DICAS

Ações reativas
- Escute efetivamente (fale pouco, escute sempre).
- Responda sempre de forma respeitosa.
- Procure utilizar-se de perguntas e questões.

Negociação: conheça o outro lado
- Estreite a relação (mostre-se interessado).
- Mantenha a calma (não tome para você as provocações).
- Seja objetivo em seus argumentos (seja claro e focado).
- Exponha ao outro lado que a prioridade é a segurança do paciente.

Fase II

Nesse estágio, é importante desenvolver uma lista de questões relevantes a serem tratadas com os familiares. Inclui-se, aqui, mapear todos os fatos de modo independente, bem como mapear os sentimentos e desejos da família (entender ao máximo o ponto de vista do outro lado, pois sempre haverá uma solicitação a ser atendida por parte dos familiares).

Mapear os sentimentos do colaborador: frustração no atendimento ao paciente, decepção quanto a eventual falha, esperança quanto à resolução do problema (aqui, também, sempre haverá uma solicitação).

Analisar os "gargalos" e áreas de conflito a serem discutidas coletivamente, o que ajuda a criar na equipe uma sensação de pertencimento e a gerar alternativas para soluções do conflito.

Fase III

Nessa fase, é importante que a liderança conduza uma reunião com as partes envolvidas, sempre lembrando que estamos falando de ações reativas. As partes têm que se enxergar como seres humanos, e não como inimigos (p. ex., família *versus* representante da UTI).

Na declaração de abertura da reunião, deve-se reforçar o propósito da reunião e as regras, para que haja diálogo saudável entre as partes. O autor sugere algumas técnicas:

- *Icebreaker* (quebra-gelo): consiste em uma conversa para firmar algo em comum com os participantes, tentando deixar o ambiente mais positivo. Nesse momento, não associar a conversa com o assunto principal.
- Discussão ou questão de impacto: conduzir a discussão, abordando o motivo para o qual todos estão ali. Evitar espaço para emoções.
- Discussão das demais questões: entendimento claro da perspectiva das partes envolvidas.

Fase IV

Nessa etapa, identificam-se as resoluções obtidas no modelo Dinkin. Avalia-se a melhoria da falha do processo e a qualidade da comunicação para com a família. Enfatiza-se também que outros pacientes não sofrerão com o mesmo problema e, por fim, observam-se as necessidades adicionais da família.

Dinkin explora, ainda, as formas de abordagem de famílias em UTI sob a ótica de ações preventivas, que consiste em se antecipar às problemáticas mais comuns que causam conflitos, sendo elas: questões relacionadas à comunicação e à atitude do profissional e as questões relacionadas aos cuidados de final de vida. Ações preventivas nesses três quesitos podem minimizar significativamente eventos que geram estresse em UTI.

Referências bibliográficas

1. The Agency for Healthcare Research and Quality (AHRQ) is 1 of 12 agencies within the United States Department of Health and Human Services (HHS). Disponível em: https://www.ahrq.gov/cpi/about/index.html
2. Nelson EJ. Family meeting made simpler: A toolkit for the intensive care unit. J Crit Care. 2009; 24:626e7-e14.

3. Scheunemann LP. Randomized, Controlled Trials of Interventions to Improve Communication in Intensive Care. A Systematic Review. Crit Care Chest; 2010.
4. Dinkin S. The Exchange Strategy for Managing Conflict in Healthcare. McGraw-Hill Education; 2012.
5. Reason J. Human Error. Cambridge University Press; 1991.
6. Vincent CA, Taylor-Adams S, Stanhope N. A framework for the analysis of risk and safety in Medicine. Br Med J. 1998; 316:1154-7.
7. Joint Commission for the Accreditation of Healthcare Organizations. Sentinel Event Alert; 2002.
8. Mehter HM, McCannon JB, Clark JA, et al. Physician approaches to conflict with families surrounding end-of-life decision-making in the ICU. Ann Am Thorac Soc. 2018; 15(2):241-9.

Seção 3

Humanização

Coordenador: Regis Goulart Rosa

16

O Ser Humano em UTI

Regis Goulart Rosa
Marcelo Kern

O que faz nos sentirmos vivos como indivíduos únicos? A capacidade de compreender e refletir sobre o ambiente em que vivemos e a maneira de nos relacionarmos politicamente com os demais indivíduos e a natureza para, assim, sermos reconhecidos como somos, é provavelmente a melhor resposta para essa pergunta. A possibilidade de receber e sentir diferentes afetos e de ter a autonomia respeitada são expressões importantes desse relacionamento político.

Ao ousar escrever sobre humanização em cuidados intensivos, logo nos vêm as seguintes perguntas com relação às práticas atuais de cuidados intensivos: o que justifica a restrição de contato do paciente com o seu mundo afetivo (familiares e amigos) em um momento de extrema necessidade de proximidade, companhia e compaixão? Por que a administração de cuidados de forma fria e impessoal? Qual o motivo da não inclusão de pacientes e/ou seus representantes legítimos no processo de tomada de decisão? Por que deixar o conforto e o suporte emocional em segundo plano? Como justificar a subvalorização de habilidades de comunicação e empatia entre os profissionais de saúde? Imediatamente surge a comparação com estruturas sociais nas quais, de algum modo, ocorre um processo de desidentificação e de perda de autonomia do ser humano, semelhante ao que se dá nos pacientes criticamente enfermos. Essas estruturas recebem autoridade e poder a ponto de se apropriar, de forma nem sempre legítima, do indivíduo. Isso é o que ocorre em presídios, antigos manicômios e, de maneira extrema e mais radical, o que se deu nos campos de concentração nazistas. Nesses locais, poderiam nos raspar o cabelo, nos dar um "nome de guerra", um número de identificação, um uniforme padronizado e nos privar de nossas necessidades e preferências. Manter a identidade individual e a autonomia nessas condições passava a ser uma tarefa quase impossível. É como se "morrêssemos" de alguma maneira.

Nos hospitais, principalmente nas unidades de tratamento intensivo (UTI), a estrutura assistencial, pela justificativa de proporcionar atendimento especializado por profissionais preparados para lidar com enfermidades graves, se apodera do paciente, restringindo visitas e interações com o ambiente, dando-lhe um número de identificação e privando-o, muitas vezes, de suas preferências, valores e relações político-afetivas. Entendemos que essa prática constitui um recurso utilizado pelo hospital para obter resultados mais eficientes e maior controle sobre os aspectos fisiológicos do paciente e organizacionais do cuidado que podem (em tese) interferir na recuperação, mas a que custo?

Para Giorgio Agamben,[1] estar vivo não se refere apenas a noções médicas ou científicas. Atributos políticos e filosóficos são muito mais específicos ao ser humano, sendo, portanto, o que nos diferencia mais precisamente dos demais animais.[1] A vida despida de relação política, ou seja, uma vida apenas biológica, nos reduz a uma vida nua, desidentificada e solitária e, por vezes, sem propósito. Ademais, reconhece-se que apenas sobreviver à doença crítica é um desfecho insuficiente, e que devemos buscar, também, a melhor qualidade de vida, em longo prazo, dos pacientes egressos de UTI e seus familiares. Nesse sentido, a maneira como tratamos o ser humano frágil sob nossos cuidados e seus entes queridos, em muito, pode influenciar a ocorrência de sequelas físicas, cognitivas e emocionais após a hospitalização.[2]

Estudos clínicos estão em andamento, no sentido de verificar o melhor modo de implementação de ações de humanização no contexto de cuidados intensivos (por meio dos cuidados centrados no paciente e na família, por exemplo). Se os resultados de tais estudos, no que se refere a desfechos clínicos, frustrarem as expectativas da comunidade médico-científica, mesmo assim, a tentativa de restabelecer prerrogativas fundamentais da vida humana, em um momento tão difícil para o indivíduo que é o da possibilidade iminente da morte, justificam inteiramente essa mudança de prática assistencial.

Nos capítulos a seguir, propomos uma reflexão de como harmonizar a humanização dos cuidados intensivos com aspectos éticos, legais; e, não menos importante, com fatores relacionados à segurança do paciente e à organização do cuidado.

Referências bibliográficas

1. Agamben G. Homo Sacer: O poder soberano e a vida nua. Horizonte: Editora UFMG; 2010.
2. Azoulay E, Vincent JL, Angus DC, et al. Recovery after critical illness: putting the puzzle together-a consensus of 29. Crit Care. 2017; 21(1):296.

17

Respeito, Empatia e Hospitalidade

Alcina Juliana Soares Barros

A escolha de se tornar um profissional de saúde exige que o indivíduo compreenda as diferentes dimensões do trabalho que desenvolverá, o qual irá muito além do uso de conhecimento técnico-científico. Sabe-se que os modernos cuidados prestados em unidades de terapia intensiva (UTI) salvam vidas; entretanto, os substanciais esforços e custos financeiros relacionados são, para muitos, associados com importante sofrimento.[1] Nos pacientes mais graves, a experiência do tratamento intensivo é frequentemente vinculada com o desenvolvimento de sequelas físicas e cognitivas, e impacto psicológico negativo.[1] Para aqueles que cuidarão diretamente desses pacientes – mais vulneráveis e com menor autonomia – deve-se ter sempre em mente o compromisso com o respeito, a empatia e a hospitalidade, bem como se deve reconhecer que existe uma assimetria entre o papel dos profissionais – os quais detêm o saber e fornecem os cuidados – e o papel dos pacientes e familiares ou responsáveis – que recebem os serviços prestados e as informações partilhadas.

Diferentemente de outras áreas de saúde, o paciente em tratamento na UTI, pela gravidade de sua condição clínica, necessita de uma alta intensidade de cuidados, envolvendo múltiplas intervenções medicamentosas, cirúrgicas e tecnológicas, e variados profissionais de saúde tomando decisões.[2,3] Ademais, em diversos casos, existirá uma distância entre as expectativas da família e dos membros da equipe de cuidados, por um lado, e os resultados obtidos durante o tratamento, por outro. Mesmo o adequado empenho da equipe não garantirá um ótimo desfecho, visto que os pacientes críticos poderão: ter uma má evolução, vir a óbito ou apresentar sequelas graves e duradouras. A gratificação pelas múltiplas horas de trabalho dos médicos, enfermeiros, técnicos de enfermagem, fisioterapeutas, farmacêuticos, nutricionistas, psicólogos etc., envolvidos nos cuidados dos pacientes na UTI, transpõe aspectos salariais e está, verdadeiramente, na recuperação da saúde ou na qualidade de vida daqueles sob seus cuidados, as quais, infelizmente, não são possíveis em vários casos.

Respeito

O respeito pela dignidade e direito de outras pessoas consiste em um princípio ético fundamental, sendo essencial no cuidado de pacientes.[3] Significa ter um sentimento que conduz um ser humano a tratar outro ser humano com grande atenção e consideração. No tratamento de pacientes críticos, a questão do reconhecimento da humanidade do enfermo pelos profissionais de saúde é extremamente importante e tem o potencial de influenciar positivamente a qualidade dos cuidados prestados.

Muitas vezes, o profissional de saúde, de modo não intencional e até mesmo inconsciente, pode, com o tempo, passar a racionalizar as situações críticas, em uma busca de se afastar de sentimentos dolorosos desencadeados pela verificação de suas limitações e das situações trágicas da vida. Essa racionalização, se excessiva, pode transformar o paciente presente no leito e, muitas vezes desacordado, em um objeto de cuidados, não mais um ser humano completo, individual e comunicante, contribuindo assim para maior insatisfação e, até mesmo, piores desfechos de saúde.

Um desafio presente nesse contexto é que a equipe de saúde terá que estender essa atenção e consideração para os familiares e responsáveis pelo paciente. Esclarecimentos sobre as medidas diagnósticas e terapêuticas serão necessários e, se o paciente não tem condições de decidir sobre seus cuidados, os familiares ou responsáveis serão mobilizados. Para que eles tenham os elementos imprescindíveis para uma melhor decisão centrada nos valores, objetivos e necessidades do paciente, os profissionais devem fornecer de maneira clara e compreensível a maior quantidade de informações, e dar suporte para a inclusão do familiar nesse processo de decisão compartilhada.

Outro ponto relevante é a equipe de saúde separar o seu desejo de curar e aliviar sofrimento do desejo do paciente e/ou familiares/responsáveis sobre até que ponto o tratamento deve seguir. Em alguns casos, pode haver uma dissonância nesses polos e o diálogo será o melhor meio para se chegar a uma solução. Se o paciente expressou sua vontade quando mantinha um estado pleno de lucidez, e ela foi verificada pelos profissionais de saúde ou documentada pelos familiares em algum registro oficial e válido, essa vontade necessita ser considerada em respeito ao princípio bioético da autonomia. Se os familiares demonstram dificuldades em aceitar um prognóstico ruim e o paciente está sobrevivendo completamente dependente de aparelhos, sem vida de relação ou às custas de sofrimento físico e emocional, a equipe deve considerar maiores esclarecimentos sobre o quadro do paciente e a participação de um psicólogo ou psiquiatra para abordar a família acerca da garantia do melhor interesse do paciente, perda e luto.

Empatia

A empatia recebe diferentes definições na literatura. Alguns pesquisadores a conceituam como um atributo cognitivo que envolve a habilidade de compreender as experiências internas e perspectivas do paciente e a capacidade de comunicar esse entendimento.[4] Outros descrevem quatro componentes para ela: (1) emotivo, que é a habilidade de imaginar e partilhar um estado psicológico ou sentimentos de um paciente; (2) moral, que é a motivação interna do profissional de saúde para expressar empatia; (3) cognitivo, que é a habilidade intelectual para identificar e entender as perspectivas e emoções do paciente; e (4) comportamental, que é a habilidade de comunicar esse entendimento acerca das perspectivas e emoções do paciente.[4]

Mais especificamente, dentro da Psicologia, a empatia representa a capacidade de se perceber o quadro interno de referência de outra pessoa, com a acurácia, os componentes emocionais e os significados pertencentes a essa outra pessoa como se fosse ela, mas sem perder essa condição de "como se".[5]

Ela é amplamente endossada como uma qualidade desejável em médicos e nos demais profissionais de saúde e se correlaciona com maiores níveis de satisfação do paciente, aderência às recomendações médicas, melhores resultados e economia em tempo e despesas de tratamento.[4,5] Não obstante, há alguma concordância de que a empatia praticada nas atividades clínicas, aqui incluindo a terapia intensiva, envolve a compreensão da perspectiva do paciente, ressonância emocional e expressão de cuidado e interesse, algumas vezes referidas como as dimensões cognitiva, afetiva e comportamental da empatia. Sua prática, pelos profissionais de saúde, reduz *burnout*, aumenta o bem-estar, aumenta a classificação de competência clínica e reduz riscos médico-legais.[4]

Após essa breve revisão do conceito, ratifica-se o valor da empatia no tratamento de pacientes críticos. Os profissionais capazes de se colocarem "como se" estivessem vivenciando a situação dos pacientes e familiares podem entender com maior acurácia seus desejos, anseios, preocupações e reações e, desse modo, responder de maneira mais continente, coerente e tranquilizadora.

Hospitalidade

Estar disposto a fornecer uma boa acolhida aos pacientes em tratamento na UTI é uma das responsabilidades dos profissionais de saúde envolvidos nos cuidados. A hospitalidade se expressa em atitudes simples, como: fornecer explicações para dúvidas dos pacientes e familiares, estar disposto a responder às solicitações com gentileza e interesse, e demonstrar paciência em momentos de desestabilização emocional do paciente ou familiares.

Os dias em que o paciente permanecerá em UTI representam, muito provavelmente, o período mais vulnerável da história de vida daquela pessoa. A partir dessa visão, a equipe de cuidados fica diante de dois importantes aspectos: a alta responsabilidade e a necessidade de tornar esse momento o menos desagradável possível. Medidas para alívio de sintomas físicos, como adequado controle da dor, controle de estímulos luminosos e barulho, otimização da temperatura do ambiente, escuta das demandas do paciente e seus familiares, respeito às preferências individuais e suporte psicológico, são alguns exemplos do que pode ser oferecido para uma melhor experiência em UTI.

Repercussões da prática do respeito, empatia e hospitalidade em UTI

A qualidade dos serviços técnicos fornecidos aos pacientes críticos é extremamente importante para a boa condução dos casos. Entretanto, a qualidade das relações entre os profissionais que trabalham em UTI, os pacientes e seus familiares também deve ser priorizada. Particularmente, uma boa relação entre os profissionais de saúde e o paciente trará a este e seus familiares um sentimento de segurança e confiança de que as melhores medidas estão sendo tomadas pelo bem do paciente.

Os profissionais são cientes de que suas atividades não possuem compromisso de fim, mas sim de meio, isto é, utilizar da melhor forma os seus conhecimentos para os cuidados do paciente. O paciente e sua família, por sua vez, precisam saber, observar e sentir que esses profissionais estão dedicados e comprometidos com as tarefas, empreendendo todos os esforços para auxiliar o paciente, e que são capazes de tolerar e manejar momentos difíceis junto deste e de seus familiares.

Essas questões são importantes, inclusive para a prevenção de processos contra os profissionais de UTI. Pacientes ou familiares insatisfeitos com os resultados podem considerar que houve erro na conduta ou nas decisões, o que poderá desencadear processos nas instâncias ético-profissional, criminal e cível.

A prática constante do respeito, da empatia e da hospitalidade em UTI poderá também trazer mais tranquilidade e harmonia para o ambiente, reduzir as pressões do trabalho e gerar um maior reconhecimento e valorização dos profissionais dessa seção hospitalar, tanto por pacientes e familiares, quanto por outros setores do hospital. A UTI deixa de ser sinônimo de frieza e tecnicismo, ambiente de quase confinamento e poucas palavras, para se tornar um lugar de cuidados humanizados, de esperança e aprendizado sobre lidar com outros seres humanos em condições precárias de saúde.

Referências bibliográficas

1. Montgomery H, Grocott M, Mythen M. Critical care at the end of life: balancing technology with compassion and agreeing when to stop. Br J Anaesth. 2017 dez; 119 (Suppl 1):i85-9.
2. Baggs JG, Gray EM. Improving Medical ICU Outcomes: promoting Respect and Ongoing Safety Through Patient Engagement Communication and Technology Study. Crit Care Med. 2017 ago; 45(8):1424-5.
3. Geller G, Branyon ED, Forbes L K, Topazian RJ, Weir BW, Carrese JA, et al. ICU-RESPECT: An Index to Assess Patient and Family Experiences of Respect in the Intensive Care Unit. J Crit Care. 2016 dez; 36:54-9.
4. Kelm Z, Womer J, Walter JK, Feudner C. Interventions to cultivate physician empathy: a systematic review. BMC Med Educ. 2014; 14:219.
5. Ross J, Watling C. Use of empathy in psychiatric practice: constructivist grounded theory study. B J Psych Open. 2017; 3:26-33.

18

Cuidados Personalizados

Andréia Martins Specht
Sofia Louise Santin Barilli

A proposta de cuidados individualizados não é recente, e aplica-se a diferentes perfis de atenção em saúde.[1,2] Há um interesse crescente em valorizar as ações éticas e humanas no cuidado direto ao paciente, com objetivo de aumentar a qualidade do cuidado prestado e também transcender os cuidados tradicionais enraizados no emprego de tecnologias mais duras.[3] Busca-se, portanto, uma forma de cuidado centrado na pessoa, em seus desejos e necessidades.[2,4]

Os cuidados personalizados são orientados com vistas à melhora do bem-estar e ao aumento da autonomia e da qualidade de vida, alcançando desse modo a atenção integral, que inclui aspectos emocionais e físicos.[5] Os pacientes admitidos em unidades de terapia intensiva (UTI) apresentam comprometimentos orgânicos que exigem um cuidado especializado em um ambiente controlado. Nesse contexto, a adoção de protocolos rígidos, direcionando intervenções idênticas a diferentes perfis de pacientes, parece não ser satisfatória quando colocada diante de situações multicausais e com diferentes possibilidades de resposta do indivíduo; portanto, há a necessidade de personalização da assistência.[6] Ainda, a internação na UTI pode provocar a interrupção no modo de viver, alterações nas relações e papéis do sujeito, e perda de autonomia, o que, em muitos momentos, leva o paciente crítico a tornar-se incapaz de escolher, opinar e executar ações de autocuidado.[7] Diante disso, devido às inúmeras demandas próprias ao paciente crítico, a adoção de diferentes iniciativas vem ressignificando as práticas de atenção com vistas ao desenvolvimento do cuidado integral de maneira singular.

A humanização está presente nas relações de cuidado que são estabelecidas em UTI, é amplamente empregada e permeia todas as ações do cuidado, com uso de tecnologia leve e baixo custo.[8,9] Trata-se de um movimento de ressignificação da função do hospital e dos cuidados à saúde, que passa por questões como o bem-estar e a consideração das características e necessidades individuais.[10] Nas UTIs, busca-se a aproximação das equipes junto aos seus pacientes, ao invés de se relacionarem com eles por meio de aparelhos de monitorização, de modo a abranger a promoção de saúde e sua reabilitação, e o bem-estar biopsicossocial.[10] Portanto, pensar em uma prática assistencial que considere os usuários de saúde e seus familiares seres humanos com sentimentos e opiniões, e não apenas como um objeto de trabalho dos profissionais de saúde, é uma necessidade urgente e desafiadora.[11]

Na última década, a abordagem dos pacientes críticos, particularmente com relação à sedação e à analgesia, foi modificada, com o objetivo de mantê-los mais acordados, a fim de facilitar o desmame da ventilação mecânica e a mobilização precoce.[12] Embora atualmente os pacientes estejam menos sedados, muitas vezes ainda apresentam más recordações ou memórias distorcidas com relação à internação em UTI, favorecendo a ocorrência de estresse pós-traumático, sintomas de ansiedade e depressão.[13]

Assim, quando se pensa em humanização de cuidados intensivos, é preciso tentar fazer com que o período de internação em UTI seja o menos traumático possível para o paciente e a sua família. O impacto que tal experiência pode ter na vida do paciente egresso de UTI, por muito tempo após a alta, vem sendo mais estudado nos últimos anos. As recomendações atuais para tentar preveni-lo se baseiam no cuidado centrado no paciente e na família, considerando suas individualidades. A utilização de um diário, durante a internação em UTI (confeccionado com fotografias, descrição de fatos e sentimentos, pelos familiares e profissionais de saúde), tem sido implementada e estudada como estratégia para melhor elaboração do período em questão. Mesmo que a literatura a respeito da efetividade do diário ainda seja incipiente, seus resultados são promissores, e é bastante plausível que a sua implementação atue como ferramenta de auxílio na minimização de sequelas psicológicas e emocionais que afetam pacientes e familiares nos meses seguintes à internação em UTI e, por isso, vem sendo encorajada.[14,15]

Associada de maneira direta às medidas de humanização, está também a oferta, ao paciente, da lista de desejos, na qual poderá sinalizar algo que gostaria de fazer e que lhe proporcionaria bem-estar. A solicitação é avaliada pela equipe de saúde, considerando o contexto clínico em que o paciente se encontra e a rotina assistencial da UTI, para que o pedido possa ser efetivamente atendido. Seja um passeio no pátio ou jardim, a visita de um ente querido em horário diferenciado, a comemoração de datas pessoais ou até mesmo uma preferência alimentar, o objetivo é melhorar a autoestima e encorajar o paciente durante o processo de tratamento. Em boa parte das vezes em que a lista de desejos é aplicada, os pedidos são simples e fáceis de serem realizados, não sobrecarregando nem onerando a equipe e a família.

Ainda considerando o impacto que o período de internação em UTI pode gerar, quando questionados, pacientes críticos sobreviventes referiram a privação do sono como uma das principais fontes de recordações ruins durante a internação em UTI.[16] Fatores ambientais presentes em UTI, como ruído e luminosidade, influenciam na qualidade do sono dos pacientes. A necessidade de ações sistemáticas de cuidado e monitorização intensiva também são contribuintes, assim como condições inerentes ao paciente, à clínica da doença e à terapêutica instituída (p. ex., uso de ventilação mecânica).[17] Como consequência, a arquitetura do sono desses pacientes é alterada, com predomínio das fases leves e de pouco sono reparativo, além de interrupções frequentes e alterações do ciclo circadiano.[18] Embora se saiba que a privação e a má qualidade do sono possam resultar em consequências metabólicas, pulmonares e cardiovasculares,[17] seu impacto sobre certos desfechos, assim como as melhores estratégias para a sua promoção, ainda necessitam de maiores esclarecimentos.

Enquanto isso, devem-se oferecer ao paciente as condições necessárias para que possa ter um sono reparador. Para isso, garantir o conforto do paciente também deve estar entre as prioridades assistenciais. Muitas vezes, isso envolve alívio da dor, ajustes no ventilador mecânico e, até mesmo, administração de medicamentos, quando necessário. Para isso, os níveis de ruído e luminosidade devem ser controlados (ajustar alarmes de monitores e ventiladores, reduzir conversas na unidade, diminuir volume do telefone e fechamento de portas). Além disso, pode-se encorajar o paciente a utilizar tampões de ouvido e máscaras para olhos. Atividades assistenciais, como cuidados de higiene, administração de medicamentos e coleta de exames, podem ser organizadas de maneira a minimizar as interrupções do sono noturno, a fim de buscar a manutenção dos ciclos sono-vigília.[17,19,20]

Além do alívio físico, o conforto do paciente envolve também, quando possível, respeitar as suas preferências, muitas vezes sinalizadas pelos familiares. A utilização de itens pessoais – óculos, aparelhos auditivos, rádio, revistas, livros de interesse pessoal e música – além de auxiliarem na reorientação do paciente, e assim prevenir a ocorrência de *delirium*, também podem possibilitar relaxamento e redução da ansiedade.[12,21]

A implementação de *rounds* interdisciplinares centrados no paciente à beira do leito facilita a comunicação efetiva, tanto entre os profissionais quanto entre paciente, familiares e equipe. A presença de diferentes especialidades garante que as informações sejam trocadas de maneira completa e auxilia a tomada de decisão, considerando diferentes aspectos da gestão do cuidado.[22]

O plano individual de cuidados inclui decisões multiprofissionais, de acordo com a avaliação de condições, que dão conta de aspectos como a mobilização precoce, progressiva e sustentada durante o período de internação em UTI.[23] Entre os motivos para a mobilização do paciente crítico, estão os benefícios como atenuar as complicações associadas ao imobilismo, a prevenção de sequelas de fraqueza muscular, a redução da necessidade de sedação e a redução da ocorrência de *delirium*.[24] A implementação de medidas de mobilização são definidoras de melhora da função respiratória, redução dos efeitos adversos da imobilidade, melhora do nível de consciência, aumento da independência funcional, melhora da aptidão cardiovascular, aumento do bem-estar psicológico, recuperação mais rápida do paciente, diminuição nos tempos de permanência em ventilação mecânica, internação em UTI e internação hospitalar, além de outros benefícios demonstrados.[25]

De maneira complementar, a presença de familiares junto ao paciente durante a internação, por meio da visita ampliada, vem sendo proposta na perspectiva de benefício para diferentes desfechos avaliados,[26,27] como redução de *delirium*, aumento da satisfação e redução dos sintomas de ansiedade e depressão nos familiares e pacientes, minimização do medo e insegurança com relação ao ambiente e aos cuidados do paciente grave.

Contemplando todos os aspectos apresentados anteriormente, a transição do cuidado se dá de forma transversal, pois envolve a troca de informações, entre profissionais de saúde, a respeito de um paciente, acompanhada de transferência do controle ou responsabilidade sobre este.[28] A comunicação é o fator mais importante durante esse processo,[29] que é considerado um momento crítico devido ao risco elevado de erros (informações incompletas, incorretamente compreendidas ou até mesmo omitidas).[30] Somado a isso, no cenário da terapia intensiva, vários fatores atuam como barreiras à eficácia das transferências de cuidado, desde a complexidade do paciente crítico até o fato de os pacientes serem vistos por múltiplas equipes durante o seu tratamento. Isso resulta em maior probabilidade de ruídos de comunicação, podendo gerar impacto na tomada de decisões subsequentes, eventos adversos e menor qualidade da assistência.[28,30]

A fim de prevenir erros de comunicação e garantir a segurança e a eficácia da transferência de pacientes, os profissionais da equipe multiprofissional podem adotar diferentes estratégias. Métodos de auxílio à memória, assim como ferramentas padronizadas, têm sido apontados como úteis na prática de trabalho e, até mesmo, na implementação de protocolos estruturados de passagem de plantão.[28,29]

Independentemente do método utilizado para otimizar a comunicação entre os profissionais e garantir uma transição de cuidados segura e efetiva nos mais diversos momentos, os profissionais devem comprometer-se com a instrumentalização das equipes que se tornarão as responsáveis pelo cuidado do paciente, com vistas a dar seguimento ao plano terapêutico. É importante salientar que características e informações peculiares sejam apresentadas de maneira destacada, gerando formas de alerta, instrumentalizando, assim, os profissionais para uma assistência segura e individualizada.

O emprego de inúmeras iniciativas multiprofissionais, com vistas à adoção do cuidado personalizado em UTI, busca qualificar o cuidado prestado ao paciente com adoção de tecnologias leves e de baixo custo. Nessa perspectiva, é esperado que a experiência da internação em UTI seja menos impactante junto aos pacientes e suas famílias.

Referências bibliográficas

1. Concepción YE. Intervención personalizada a cuidadores primarios de mujeres con cáncer avanzado de mama que reciben Cuidados Paliativos. Rev Cuba Enferm. 2010; 26(3):130-43.
2. Moore L, Britten N, Lydahl D, et al. Barriers and facilitators to the implementation of person-centered care in different health care contexts. Scand J Caring Sci. 2017; 31:662-73.
3. Gómara AO. Visibilizando los cuidados enfermeros a través de la Relación de Cuidado. Index Enferm. 2013; 22(3):124-6.
4. Richards MK, Goldin AB. Patient-centered care and quality: activating the system and the patient. Semin Pediatr Surg. 2015; 24(6):319-22.
5. Grupo de Investigación A.MAS. Cuidados Invisibles. In: Seminario en Zaragoza; 2013 jun.
6. Sugeira S, Naylorb S. Critical Care and Personalized or Precision Medicine: who needs whom? J Crit Care. 2018; 43:401-5.
7. Gomes AGA, Carvalho MFO. The patient's perspective regarding hospitalization experience in intensive care unit (ICU): integrative literature review. Rev SBPH. 2018; 21(2):167-85.
8. Brasil. Ministério da Saúde. Política Nacional de Humanização. Série B. Textos Básicos de Saúde, Cadernos Humaniza SUS; 2010.
9. Ferreira GF, Inoue KC. Humanization care in intensive care unit: a perspective of who receives. Rev Tendên Enferm Profis. 2012; 4(4):829-32.
10. Lima AB, Rosa DOS. O sentido da vida familiar do paciente crítico. Rev Esc Enferm USP. 2008; 42(3):547-53.
11. Luiz FF, Caregnato RCA, Costa MR. Humanization in the Intensive Care: perception of family and health care professionals. Rev Bras Enferm. 2017; 70(5):1040-7.
12. Marra A, Frimpong K, Ely EW. The ABCDEF Implementation Bundle. Korean J Crit Care Med. 2016; 31(3):181-93.
13. Guttormson JL. "Releasing a lot of poisons from my mind": patients' delusional memories of Intensive Care. Heart Lung. 2014; 43(5):427-31.
14. Ullman AJ, Aitken LM, Rattray J, et al. Intensive care diaries to promote recovery for patients and families after critical illness: a Cochrane Systematic Review. Int J Nurs Stud. 2015; 52(7):1243-53.
15. Blair KTA, Eccleston SD, Binder HM, et al. Improving the patient experience by implementing an ICU diary for those at risk of Post-intensive Care Syndrome. J Patient Exp. 2017; 4(1):4-9.
16. Chahraoui K, Laurent A, Bioy A. Psychological experience of patients 3 months after a stay in the intensive care unit: A descriptive and qualitative study. J Crit Care. 2015; 30(3):599-605.
17. Beltrami FG, Nguyen X, Pichereau C, et al. Sono na Unidade de Terapia Intensiva. J Bras Pneumol. 2015; 41(6):539-46.
18. Elliott R, McKinley S, Cistulli P, et al. Characterisation of sleep in intensive care using 24-hour polysomnography: an observational study. Crit Care. 2013; 17(2):R46.
19. Patel J, Baldwin J, Bunting P, et al. The effect of a multicomponent multidisciplinary bundle of interventions on sleep and delirium in medical and surgical intensive care patients. Anaesthesia. 2014; 69(6):540-9.
20. Kamdar BB, King LM, Collop NA, et al. The effect of a quality improvement intervention on perceived sleep quality and cognition in a medical ICU. Crit Care Med. 2013; 41(3):800-9.
21. Souza TL, Azzolin KO, Fernandes VR. Cuidados multiprofissionais para pacientes em delirium em terapia intensiva: revisão integrativa. Rev Gaúcha Enferm. 2018; 39:e2017-0157.

22. Cao V, Tan LD, Horn F, et al. Patient-Centered Structured Interdisciplinary Bedside Rounds in the Medical ICU. Crit Care Med. 2018; 46:85-92.
23. Fraser D, Forman W, Fortes M, et al. Early mobility in the intensive care unit: a community hospital's experience. Crit Care Nurse. 2014; 34(2):E10-E10.
24. Denehy L, Lanphere J, Needham DM. Ten reasons why ICU patients should be mobilized early. Intensive Care Med. 2017; 43(1):86-90.
25. Mota CM, Silva VG. A segurança da mobilização precoce em pacientes críticos: uma revisão de literatura. Interfaces Científicas Saúde Ambiente. 2012; 1(1):83-91.
26. Rosa RG, Falavigna M, Silva DB, Sganzerla D, et al. Effect of Flexible Family Visitation on Delirium Among Patients in the Intensive Care Unit The ICU Visits Randomized Clinical Trial. JAMA. 2019; 322(3).216-28.
27. Slota M, Shearm D, Potersnak K, et al. Perspectives on family centered, flexible visitation in the intensive care unit setting. Crit Care Med. 2003; 31(5 Suppl):s362-6.
28. D'Empaire PP, Amaral ACK. What every intensivist should know about handovers in the intensive care unit. Rev Bras Ter Intensiva. 2017; 29(2):121-3.
29. A nurse's guide for successful care transition and handoff communication. Perfect Serve; 2017.
30. Santos APL, Ferrão S. Comunicação efetiva na transferência da pessoa em situação crítica: revisão de literatura. Lisboa; 2015.

19

Flexibilização dos Horários de Visita

Cassiano Teixeira
Daiana Barbosa da Silva
Regis Goulart Rosa

Introdução

A internação em unidade de tratamento intensivo (UTI) costuma ser um estressor significativo para os pacientes e seus familiares. A falta de proximidade, nesse momento crítico de suas vidas, pode se constituir em fonte adicional de incerteza, medo e insegurança.[1,2] Adicionalmente, os familiares sentem-se mais satisfeitos e apresentam menor carga de sintomas de ansiedade e depressão com a extensão do tempo de visita.[3,4] Diretrizes de sociedades médicas e de enfermagem entendem que políticas de visitas abertas ou flexíveis, ou seja, com menor restrição de tempo, devem ser adotadas com o intuito de melhorar o cuidado centrado no paciente e na família.[5,6]

As políticas restritivas de visita à UTI estão arraigadas, principalmente, no aumento teórico do risco de estresse fisiológico, complicações infecciosas e desorganização dos cuidados.[1] No entanto, esses riscos teóricos não são confirmados pela literatura atual.[4,7,8] Além disso, um horário flexível de visitas à UTI tem sido proposto como um meio de melhorar os resultados da unidade por meio do conceito de "cuidado centrado no paciente e na família".[9] Essas práticas parecem associar-se à redução do tempo de internação na UTI[10] e há a sugestão de que a presença de familiares possa reduzir a ocorrência de *delirium* nos pacientes.[7,11,12]

Assim, os objetivos deste capítulo são: (1) descrever sobre a epidemiologia mundial e nacional da política de visitação em UTI; (2) descrever sobre os possíveis benefícios e riscos da maior presença do familiar no contexto de cuidados intensivos; (3) discutir sobre as principais barreiras para a implementação da flexibilização dos horários de visita; e (4) sugerir maneiras de implementação de uma política de visitação flexível em UTI.

Epidemiologia da visitação familiar em UTI

As políticas de visitação em UTI de adultos variam nas diferentes partes do mundo; porém, na maioria dos países, visitantes somente são permitidos em determinados períodos do dia (Tabela 19.1).[13-20]

Diretrizes, editoriais e artigos de pontos de vista são contundentes em apoiar políticas de visitas mais liberais, advogando inclusive a presença de familiares 24 horas com o paciente.[1,2,5,6,21] Entretanto, esse apoio tem base, principalmente, em válidos argu-

TABELA 19.1 — EPIDEMIOLOGIA MUNDIAL DA VISITAÇÃO FAMILIAR EM UTI

País	Ano de publicação do estudo	Nº de UTI	Proporção de UTI sem restrições de horários de visita
França[14]	2016	188	23,9%
Reino Unido[15]	2010	206	19,9%
EUA[16]	2013	695 (*hospitals*)	19,6%
Espanha[17]	2015	135	3,8%
Brasil[18]	2014	162	2,6%
Holanda[19]	2013	55	2,4%
Itália[20]	2008	257	< 1%

mentos de "humanização" e não em extensa pesquisa sobre o assunto.[7] A baixa adoção de políticas de visitação mais liberais sugere preocupações quanto ao cuidado do paciente e ao bem-estar da equipe.[22,23] Além disso, diferenças culturais e estruturais parecem pontuar a escolha por políticas de visitação mais liberais ou mais restritivas.[7] Países em desenvolvimento e latinos parecem ter mais restrições com relação às visitas que países desenvolvidos e anglo-saxões. Enquanto na França, 24% das UTI têm visita liberada 24 horas por dia[14] e a média de tempo de visita em UTI com modelos restritivos é de 4,7 horas, só uma das 257 UTI na Itália relatou apresentar visita liberada, em um estudo, e a mediana de tempo de visita foi de apenas 1 hora.[20] No Brasil, a maioria das UTI tem uma política restritiva de visitas familiares.[18] Das 162 UTI participantes em uma *survey*, apenas 2,6% delas relataram apresentar visita liberada 24 horas por dia, e em 69,1% delas a visita era limitada a 1-2 horas divididas em dois a três períodos ao longo do dia. No Irã, quase 40% das UTI não permitem visita familiar ao paciente de UTI.[24]

Possíveis benefícios da política de visitação flexível

Uma revisão sistemática, composta predominantemente por pequenos estudos observacionais e do tipo antes e depois, sugere que políticas flexíveis de visitação em UTI estão associadas a maior satisfação com os cuidados entre pacientes e familiares, menor incidência de *delirium* e menor intensidade de sintomas de ansiedade em pacientes.[7] Um ensaio-piloto clínico randomizado demonstrou redução nas complicações cardiocirculatórias entre pacientes internados em UTI durante os períodos de visitação sem restrições, possivelmente devido à redução da ansiedade e também ao estabelecimento de um perfil hormonal mais favorável.[8] Um ensaio clínico randomizado de larga escala em UTI de hospitais públicos e filantrópicos brasileiros demonstrou maior satisfação e redução de sintomas de ansiedade e depressão em familiares com um modelo de visita familiar flexível (até 12 horas por dia) com suporte de educação para os familiares visitantes.[3,4]

Delirium

A menor ocorrência de *delirium* é um achado possível ao se permitir maior contato do paciente com os familiares.[25,26] Uma coorte belga, com mais de 500 pacientes, demonstrou que a ausência de visita associou-se ao aumento do risco de desenvolver *delirium* em três vezes entre pacientes internados em UTI.[25] Dois estudos brasileiros, do tipo antes e depois, encontraram redução de 50% na incidência de *delirium* com a implementação da flexibilização dos horários de visita.[11,12] No primeiro, a redução na incidência de *delirium* (9,6% *vs.* 20,5%; risco relativo [RR] = 0,50; intervalo de confiança de 95% [IC95%] = 0,26 a 0,95; p = 0,03) resultou do aumento do tempo de visitação de 4,5 horas para 12 horas diárias.[11] A análise de subgrupos sugeriu que pacientes idosos e mais graves teriam um benefício maior com a possibilidade da permanência dos familiares por mais tempo. Interessantemente, nesse estudo, a flexibilização dos horários de visita também resultou em redução da duração do tempo de *delirium* ou coma (de 3 dias para 1,5 dia, p = 0,03) e do tempo de permanência na UTI (de 4 para 3 dias, p = 0,04). No segundo estudo, a redução na incidência de *delirium* resultou da implementação de uma política de visita prolongada de 24 horas.[12] Os autores mostraram que a adesão dos familiares ao modelo de visitação flexível nos turnos da manhã, tarde e noite aumentou, enquanto a incidência de *delirium* diminuiu de 12,1% para 6,7% (razão de *odds* [RO] = 0,52; IC95% = 0,28 a 0,96; p = 0,03). Curiosamente, a política de visita de 24 horas por dia foi o único fator de proteção para a ocorrência de *delirium* (RO = 0,36; IC95% = 0,17 a 0,74; p = 0,005) após ajuste da análise para fatores de confusão. Contudo, em um ensaio clínico randomizado multicêntrico recente, com mais de 1.600 pacientes, a implementação de um modelo de visita ampliada em 36 UTIs (12 horas por dia) não resultou em redução significativa de *delirium* (18,9% *vs.* 20,1%; RR = 0,91; IC95% = 0,73 a 1,15; p = 0,44).[4]

O pouco tempo de implementação (mediana de três meses) e a inclusão de uma população de baixo risco para *delirium* podem explicar os resultados neutros desse estudo.

Sugere-se que a presença da família no cenário de cuidados críticos possa contribuir para melhor controle da dor, reduzir o uso de sedativos e participar da mobilização e reorientação/estimulação cognitiva dos pacientes.[27] Esses benefícios têm sido associados à menor incidência de *delirium* em estudos que avaliam intervenções não farmacológicas multicomponentes de prevenção do *delirium*[28] e constituem a justificativa para o componente F (engajamento familiar e empoderamento) do pacote ABCDEF,[21] uma abordagem baseada em evidências para prevenir o *delirium*.

Depressão e ansiedade nos pacientes e familiares

Uma meta-análise, avaliando desfechos clínicos relacionados à visita familiar em UTI, demonstrou não haver diferença quanto à presença de sintomas depressivos nos pacientes (diferença de média [DM] = -1,91; IC95% = -4,35 a 0,52) com a mudança da política de visitas.[7] Já os sintomas de ansiedade foram menos intensos nos pacientes expostos à visita estendida (DM = -2,20; IC95% = -3,80 a -0,61). Sugere-se que a menor intensidade dos sintomas de ansiedade possa dever-se a efeito de conforto e de suporte emocional ocasionados pela presença dos familiares por mais tempo.

O impacto do horário flexível de visitas à UTI sobre os sintomas de ansiedade e depressão nos membros da família foi estudado em um ensaio clínico randomizado.[4] A comparação do modelo de visita familiar flexível (12 horas por dia; associado a suporte de educação aos familiares) com o modelo usual de visita restrita (mediana de 1,5 hora por dia) resultou em menor prevalência de ansiedade (13,4% *vs.* 28,2%; razão de prevalência [RP] = 0,48; IC95% = 0,35 a 0,66;

$p < 0,001$) e depressão (8,1% vs. 17,7%; RP = 0,46; IC95% = 0,28 a 0,76; $p = 0,001$) com o modelo de visita familiar flexível.

Satisfação dos pacientes e familiares

Poucos estudos avaliaram a satisfação do paciente com a visita estendida comparada à visita restrita. Em um estudo, uma escala tipo Likert, com cinco itens, foi usada, sendo 20 pacientes entrevistados no período de visita restrita e 12 pacientes no período de visita estendida.[29] O escore de satisfação aumentou de 3,15 para 4,42 ($p < 0,005$). Já a satisfação familiar, foi avaliada em mais estudos, com efeito favorável à visitação familiar flexibilizada tanto em estudos observacionais[7] como em um ensaio clínico randomizado.[4] Familiares manifestam maior satisfação com a visita flexibilizada nos seguintes domínios de satisfação: proximidade com relação ao paciente, acesso à informação, suporte emocional e reasseguramento prestados pela equipe de saúde, e conforto.[4]

Mortalidade e qualidade assistencial

Uma revisão sistemática incluiu três estudos que compararam a mortalidade em UTI de acordo com as diferentes políticas de visitação.[7] Em um total de 60.509 pacientes, não foi encontrada diferença de mortalidade quanto à política de visitação (RO = 0,71; IC95% = 0,38 a 1,36). O mesmo achado de neutralidade quanto ao impacto em mortalidade foi encontrado em um ensaio clínico randomizado.[4] Contudo, um estudo observacional encontrou associação entre políticas mais liberais de visitação com menor mortalidade hospitalar e melhor eficiência nos cuidados, o que pode sugerir associação entre qualidade assistencial e maior tempo de visitação.[30] Esse achado corrobora a hipótese de associação entre desenvolvimento organizacional/estrutural e maior possibilidade de visitas flexibilizadas.

Possíveis riscos da política de visitação flexível

A visão dos profissionais que trabalham em UTI parece ser diferente da visão dos familiares com relação às políticas de visita. Embora os enfermeiros concordem que políticas de visitas mais liberais sejam positivas para os pacientes, há o receio de que esse modelo dificulte o cuidado do paciente e leve a uma maior carga de trabalho.[7,22,23]

Alguns estudos mostraram que os profissionais de UTI podem perceber nas visitas uma fonte de maior carga de trabalho e de desorganização no atendimento ao paciente, em vez de considerar as famílias como fontes potenciais de garantia de conforto e bem-estar dos pacientes.[22,23] Em um estudo de centro único, 59% dos funcionários de UTI afirmaram que a política de visitação aberta prejudicou a organização do atendimento ao paciente, e 72% acreditavam que seu trabalho sofreu mais interrupções devido à presença prolongada de famílias na UTI.[22]

Burnout nos profissionais de saúde

A ocorrência de *burnout* nos profissionais de UTI associa-se a uma percepção de pior qualidade do cuidado prestado por eles aos pacientes e uma sensação de menor segurança dos pacientes.[31,32] Um estudo, do tipo antes e depois, com nove UTIs mostrou um aumento significativo nos níveis de *burnout* entre os seus profissionais após uma liberalização parcial das políticas de visita.[33] Esse estudo mostrou um aumento da ocorrência de *burnout*, medido pela ferramenta Maslach-Jackson Burnout Inventory (MBI), de 34,5% para 42,6% ($p = 0,001$) após a extensão do tempo de visita dos familiares na UTI. Em contraste, o ensaio clínico randomizado de Rosa e cols. não evidenciou diferenças significativas na prevalência de *burnout* em profissionais de UTI (médicos, enfermeiros, técnicos de enfermagem ou fisioterapeutas) expostos ao modelo de visita flexível ou visita restrita (22,0% vs. 24,8%; RP = 0,89; IC95% = 0,70 a 1,14; p = 0,36).[4] As diferenças entre os dois estudos pode dever-se ao fato que, no segundo, a flexibilização dos horários de visita foi acompanhada de educação dos familiares visitantes, o que pode ter minimizado o impacto do aumento dos horários de visita na atividade assistencial, hipótese que é corroborada pelo achado desse mesmo estudo de ausência de diferença na percepção de organização dos cuidados entre a visita flexível e a visita restrita.

Satisfação dos profissionais de saúde

A satisfação dos profissionais foi avaliada em cinco estudos.[4,7] Dois estudos, ao usarem a ferramenta Questionnaires Measuring Satisfaction with Old and New Visitation Policies, sugeriram maior satisfação dos profissionais com a visita estendida. A satisfação quanto à vista estendida parece ser menor nos enfermeiros que nos médicos. Enquanto 87,0% de 69 médicos foram favoráveis à nova política, apenas 62,7% de 126 enfermeiros foram favoráveis (p = 0,001).[7] Há também a sensação de aumento de carga de trabalho relacionada à maior permanência do familiar em UTI.[22,23] O único ensaio clínico randomizado a avaliar a satisfação de profissionais de saúde não encontrou diferença entre os modelos de visita flexível e visita restrita.[4]

Risco de infecção

Políticas mais liberais de visita parecem ser seguras quanto ao risco de infecção em pacientes. Embora um estudo tenha mostrado maior contaminação microbiana ambiental durante uma política aberta de visitação em UTI,[8] outros não mostraram uma associação entre o horário flexível de visita em UTI e aumento de infecções nosocomiais.[4,7] A metanálise de Nassar e cols. não demonstrou diferenças na incidência de infecções nosocomiais relacionadas às diferentes políticas de visita (RO = 0,98; IC95% = 0,68 a 1,42).[7]

Barreiras à implantação de uma política de visitação flexível

A implementação de uma política de visitação à UTI familiar flexível, embora promissora devido ao seu baixo custo e potencial para melhorar a qualidade do atendimento, exige um processo organizacional complexo, visto que múltiplas populações envolvidas nesse contexto podem ser afetadas pela intervenção e de diferentes maneiras. Além disso, a maior parte das evidências relativas a essa intervenção é originada de estudos observacionais e do tipo antes e depois.

Receios dos profissionais quanto à infecção, desorganização do serviço e aumento dos conflitos são frequentes e exigem uma grande mobilização de toda a equipe do hospital e, principalmente, da UTI para o sucesso da implementação.

Formas de implementação

O impacto das estratégias educacionais direcionadas aos visitantes de UTI, no contexto das políticas flexíveis de visitação familiar, para prevenir a desorganização do atendimento ao paciente e o *burnout* entre os profissionais de UTI, ainda é pouco explorado. O único estudo que atrelou educação de familiares visitantes ao modelo de visita flexibilizada demonstrou que a implementação em larga escala foi exequível e segura.[4] Os autores acreditam que uma política de visitação flexível baseada na educação de membros da família pode reduzir o risco teórico de aumento da carga de trabalho da equipe de UTI, desorganização do atendimento e infecções adquiridas em UTI. O maior acesso à informação pode ter um efeito positivo na satisfação dos membros da família, nos próprios pacientes e nos profissionais de UTI. Além disso, pode resultar em menor tempo de permanência em UTI, mediado, por exemplo, por uma menor incidência de *delirium*. Além disso, uma melhor compreensão da condição pela família pode até evitar atrasos na alta da UTI.

As intervenções visando à extensão do tempo de visita familiar em UTI podem ser classificadas como complexas, pois há a necessidade de uma série de adaptações da UTI, como mudanças nos processos (horários para execução de procedimentos e *rounds*), adaptações estruturais (cadeiras à beira do leito), necessidade de maior organização da portaria, educação dos membros da família, e engajamento e treinamento da equipe multidisciplinar de UTI em técnicas de empatia e comunicação.

Todos os visitantes devem realizar adequada higienização das mãos, lavando-as com sabonete antisséptico ou usando fórmulas à base de álcool, e usar aventais descartáveis e/ou equipamento de proteção individual, quando apropriado (p. ex., precaução de contato ou precauções contra gotículas). Devem também receber orientações verbais e escritas sobre os requisitos mínimos para promover um ambiente seguro e repousante aos pacientes em UTI, além de seguir as normas estabelecidas pela unidade.

Conclusões

A política de visita de familiares à UTI envolve o trinômio paciente, familiar e equipe. Acreditamos que a evidência atual, apesar de escassa, demonstra que a abertura das portas das nossas UTI aos familiares é necessária, factível e segura, desde que a sua implementação seja encarada metodicamente e com seriedade.

Embora a visita flexível pareça ser benéfica e segura aos pacientes e familiares, mais estudos ainda são necessários. Ensaios clínicos randomizados devem focar em métodos custo-efetivos de implementação, desenvolvimento de estratégias efetivas de educação, suporte emocional para familiares visitantes e otimização do processo de comunicação entre equipe, familiares e pacientes.

Referências bibliográficas

1. Berwick DM, Kotagal M. Restricted visiting hours in ICUs: time to change. JAMA. 2004; 292:736-7.
2. Netzer G, Iwashyna TJ. Fair Is Fair: Just Visiting Hours and Reducing Inequities. Ann Am Thorac Soc. 2017; 14(12):1744-6.
3. Rosa RG, Falavigna M, Robinson CC, et al. Study protocol to assess the effectiveness and safety of a flexible family visitation model for delirium prevention in adult intensive care units: a cluster-randomised, crossover trial (The ICU Visits Study). BMJ Open. 2018; 8(4):e021193.
4. Rosa RG, Falavigna M, da Silva DB, et al. Effect of Flexible Family Visitation on Delirium Among Patients in the Intensive Care Unit: The ICU Visits Randomized Clinical Trial. JAMA. 2019; 322(3):216-28.
5. Davidson JE, Aslakson RA, Long AC, et al. Guidelines for Family-Centered Care in the Neonatal, Pediatric, and Adult ICU. Crit Care Med. 2017; 45:103-28.
6. Family Visitation in the Adult Intensive Care Unit. Crit Care Nurse. 2016; 36:e15-8.
7. Nassar Jr AP, Besen BAMP, Robinson CC, et al. Flexible Versus Restrictive Visiting Policies in ICUs: A Systematic Review and Meta-Analysis. Crit Care Med. 2018; 46(7):1175-80.
8. Fumagalli S, Boncinelli L, Lo Nostro A, et al. Reduced cardiocirculatory complications with unrestrictive visiting policy in an intensive care unit: Results from a pilot, randomized trial. Circulation. 2006; 113:946-52.
9. Giannini A, Garrouste-Orgeas M, Latour JM. What's new in ICU visiting policies: can we continue to keep the doors closed? Intensive Care Med. 2014; 40:730-3.
10. Goldfarb MJ, Bibas L, Bartlett V, et al. Outcomes of Patient- and Family-Centered Care Interventions in the ICU: A Systematic Review and Meta-Analysis. Crit Care Med. 2017; 45(10):1751-61.
11. Rosa RG, Tonietto TF, da Silva DB, et al. Effectiveness and Safety of an Extended ICU Visitation Model for Delirium Prevention: A Before and After Study. Crit Care Med. 2017; 45(10):1660-7.
12. Westphal GA, Moerschberger MS, Vollmann DD, et al. Effect of a 24-h extended visiting policy on delirium in critically ill patients. Intensive Care Med. 2018; 44(6):968-70.
13. Kleinpell R, Heyland DK, Lipman J, et al. Patient and family engagement in the ICU: report from the task force of the World Federation of Socie-

ties of Intensive and Critical Care Medicine. J Crit Care. 2018; 48:251-6.
14. Garrouste-Orgeas M, Vinatier I, Tabah A, et al. Reappraisal of visiting policies and procedures of patient's family information in 188 French ICUs: a report of the Outcome Research Group. Ann Intensive Care. 2016; 6:82.
15. Hunter JD, Goddard C, Rothwell M, et al. A survey of intensive care unit visiting policies in the United Kingdom. Anaesthesia. 2010; 65:1101-5.
16. Liu V, Read JL, Scruth E, et al. Visitation policies and practices in US ICUs. Crit Care. 2013; 17(2):R71.
17. Escudero D, Martín L, Viña L, et al. Visitation policy, design and comfort in Spanish intensive care units. Rev Calid Asist. 2015; 30(5):243-50.
18. Ramos FJ, Fumis RR, de Azevedo LC, et al. Intensive care unit visitation policies in Brazil: a multicenter survey. Rev Bras Ter Intensiva. 2014; 26:339-46.
19. Noordermeer K, Rijpstra TA, Newhall D, et al. Visiting Policies in the Adult Intensive Care Units in the Netherlands: Survey among ICU Directors. ISRN Crit Care; 2013.
20. Giannnini A, Miccinesi G, Leoncino S. Visiting policies in Italian intensive care units: a nationwide survey. Intensive Care Med. 2008; 17:1256-62.
21. Gianinni A. When the Letter "F" Meets the Letter "D": Beneficial Impact of Open Visiting and Family Presence on Incidence of Delirium Among ICU Patients. Crit Care Med. 2017; 45(10):1785-6.
22. da Silva Ramos FJ, Fumis RR, Azevedo LC, et al. Perceptions of an open visitation policy by intensive care unit workers. Ann Intensive Care. 2013; 3:34.
23. Garrouste-Orgeas M, Philippart F, Timsit JF, et al. Perceptions of a 24-hour visiting policy in the intensive care unit. Crit Care Med. 2008; 36:30-5.
24. Haghbin S, Tayebi Z, Abbasian A, et al. Visiting hour policies in intensive care units, Southern Iran. Iran Red Crescent Med J. 2011; 13:684-6.
25. Van Rompaey B, Elseviers MM, Schuurmans MJ, et al. Risk factors for delirium in intensive care patients: a prospective cohort study. Crit Care. 2009; 13:R77.
26. Martinez FT, Tobar C, Beddings CI, et al. Preventing delirium in an acute hospital using a non-pharmacological intervention. Age Ageing. 2012; 41:629-34.
27. Teixeira C, Rosa RG. The rationale of flexible ICU visiting hours for delirium prevention. J Emerg Crit Care Med. 2018; 2:81.
28. Siddiqi N, Harrison JK, Clegg A, et al. Interventions for preventing delirium in hospitalised non-ICU patients. Cochrane Database Syst Rev. 2016; 3:CD005563.
29. Roland P, Russell J, Richards KC, et al. Visitation in critical care: Processes and outcomes of a performance improvement initiative. J Nurs Care Qual. 2001; 15:18-26.
30. Soares M, Silva UV, Homena WS Jr, et al. Family care, visiting policies, ICU performance, and efficiency in resource use: Insights from the ORCHESTRA study. Intensive Care Med. 2017; 43:590-1.
31. Shirom A, Nirel N, Vinokur AD. Overload, autonomy, and burnout as predictors of physicians' quality of care. J Occup Health Psychol. 2006; 11:328-42.
32. Reader TW, Cuthbertson BH, Decruyenaere J. Burnout in the ICU: Potential consequences for staff and patient well-being. Intensive Care Med. 2008; 34:4-6.
33. Giannini A, Miccinesi G, Prandi E, et al. Partial liberalization of visiting policies and ICU staff: A before-and-after study. Intensive Care Med. 2013; 39:2180-7.

20

Promoção do Bem-estar do Paciente

Angélica Gomides dos Reis Gomes
Cecília Gómez Ravetti
Vandack Nobre

Introdução

Os pacientes criticamente enfermos, internados em unidade de terapia intensiva (UTI), estão expostos a diversas condições estressantes e potencialmente desconfortáveis.[1] Melhorar o conforto e tornar a estadia em UTI menos dolorosa representa, ao mesmo tempo, uma inquestionável necessidade dos cuidados intensivos atuais e um grande desafio para a equipe assistencial. A UTI, apesar de ser um ambiente caracterizado pelo emprego de suporte intensivo de vida, comumente envolvendo tratamentos e monitorizações invasivas, frequentemente demanda a instituição de cuidados paliativos, os quais, por sua vez, exigem abordagem ampla e interdisciplinar do paciente e da sua família.[2] Cumpre ressaltar que cuidados paliativos não são indicados exclusivamente para pacientes sem perspectivas de sobreviver em UTI, mas sim para todos aqueles com risco elevado de morte, em que o tratamento específico das doenças crônicas e/ou agudas encontra limitações significativas.

Este capítulo propõe uma abordagem sobre como reduzir situações de desconforto físico e psicossocial dos pacientes e familiares envolvidos com o atendimento em UTI, utilizando recursos da medicina baseada em evidências.

Principais motivos de desconforto de pacientes internados em UTI

As principais condições estressantes e causadoras de desconforto dos pacientes internados em UTI são: privação de sono, restrição no leito, sede, sensação de boca seca, dor, ansiedade, limitação do contato com entes queridos, escassez de informações, desconforto térmico e falta de privacidade.[1] A seguir, será discutida cada uma dessas condições.

Privação do sono

A privação do sono é comum entre pacientes internados em UTI, geralmente tem causa multifatorial e pode estar associada à ocorrência de *delirium*.[3] Esses pacientes apresentam alterações importantes na fisiologia do sono, com fragmentação e redução da duração em várias de suas fases e desorganização do ritmo circadiano. As principais causas incluem fatores endógenos, como gravidade da doença ou histórico prévio de insônia, e fatores exógenos como excesso de ruído, cuidados contínuos de enfermagem (mudanças de posição, alimentação, higienização e aspirações) e a exposição contínua à luz. Falta de atividade física, interferências na secreção da melatonina (por sepse, exposição contínua à luz ou ventilação mecânica), efeitos adversos de fármacos, e a sedação também podem estar envolvidos.[4]

O excesso de ruído é um grande fator desencadeante de distúrbio do sono em UTI, e independente do uso de protetor auricular e ocular.[5] Entretanto, estudos com pessoas sadias em ambientes simulados não evidenciam associação entre ruído e níveis de melatonina sérica, o que reforça a etiologia multicausal desse distúrbio.[6] Contudo, o uso de melatonina oral, tampões de ouvido e protetores oculares em ambiente simulado de UTI se associa à melhora da qualidade subjetiva e da estrutura do sono medida por meio de polissonografia.[6] Outros estudos que testaram o efeito do uso de protetor auricular e ocular na qualidade subjetiva do sono de pacientes em UTI, também mostraram melhora em diversos parâmetros avaliados,[7] inclusive quando combinado com musicoterapia.[8] A exposição à música não comercial aplicada de modo isolado durante 45 minutos também mostrou melhorar a qualidade do sono,[9] assim como a massagem combinada com aromaterapia.[10] Medidas simples realizadas durante o período noturno (manter as portas dos quartos fechadas; ligar o modo noturno dos monitores; reduzir o volume dos telefones; não fazer discussão clínica à beira do leito; orientar funcionários, acompanhantes e visitantes a falar em voz baixa; oferecer protetores auriculares e oculares durante a noite; usar a iluminação de cabeceira com sensores de luz para realizar atividades de cuidados noturnos; e o escurecimento/desligamento das telas dos monitores fora de uso) podem melhorar a eficiência do sono, reduzir o número de despertares, assim como reduzir a incidência e duração do *delirium*.[3] De modo semelhante, um sistema de iluminação cíclico, que simula a luz natural, pode ser agradável para pacientes internados em UTI, promovendo maior contato entre esses pacientes e a equipe assistencial, e proporcionando sentimentos de calma e segurança aos pacientes.[11]

Sede e sensação de boca seca

A sede é um sintoma frequente, intenso e angustiante. Embora ela possa ser teoricamente evitada e/ou tratada, há poucos dados disponíveis para ajudar os profissionais a identificar os pacientes que mais sofrem com esse sintoma. Altas doses de opioides ou de diuréticos, uso de inibidores seletivos de recaptação de serotonina e hipocalcemia são preditores da queixa de sede, enquanto a não administração de líquidos por via oral e o acometimento do trato gastrointestinal (TGI) são preditores de sua manifestação e intensidade. Já o estresse desencadeado pela sede tem associação com ventilação mecânica, balanço hídrico negativo, uso de anti-hipertensivos e acometimento do TGI.[12] Entre as terapias disponíveis para aliviar a sede e a sensação de boca seca, estão: produtos tópicos que contêm azeite, betaína e xilitol; saliva artificial e estimulante do fluxo salivar.[13,14] Além disso, o uso de umidificadores aquecidos em substituição aos umidificadores de bolhas em pacientes que recebem oxigenoterapia de alto fluxo reduziu significativamente a sensação de boca seca.[15] Um conjunto de medidas simples para controle da sede, o qual inclui uso de toalhas úmidas para a higiene oral, *sprays* de água gelada estéril e uso de hidratante labial, é capaz de reduzir significativamente o sintoma de sede e a sensação de boca seca.[16]

Dor

Assim como a sede, a dor é uma das queixas mais frequentemente relatadas por pessoas criticamente enfermas. O seu controle efetivo requer o uso de instrumentos de avaliação apropriados, mesmo para pacientes incapazes de autorrelatar a dor, e de protocolos terapêuticos bem estruturados para o gerenciamento e avaliação desta.[17] O envolvimento de terapias não farmacológicas exige cuidadosa formação dos profissionais de saúde e, portanto, um tempo considerável para a sua implantação e obtenção de resultados. Além disso, para o seu melhor controle, deve haver reorganização dos cuidados e redefinição dos papéis da equipe assistencial para, na medida do possível, reduzir procedimentos que, potencialmente, gerem dor.[18] A prevenção da dor pode estar associada a um melhor controle da resposta aguda ao estresse, o que poderia, por sua vez, aumentar a estabilidade fisiológica,[13] reduzir a incidência de *delirium*[19] e de estresse pós-traumático.[20]

A Critical Care Pain Observation Tool (CPOT) e a Behavorial Pain Scale (BPS) permanecem como as escalas mais robustas para avaliar a dor em adultos criticamente doentes incapazes de autorrelatá-la.[17] O CPOT classifica o paciente avaliando a expressão facial, os movimentos do corpo, a tensão muscular e se ele está ou não intubado.[21] A BPS avalia a expressão facial, os movimentos de membros superiores, a tolerância à ventilação mecânica (em pacientes intubados) e a verbalização (em pacientes não intubados).[22]

A avaliação sistemática da dor e da agitação por enfermeiros, definidas por BPS > 5[23] ou Escala de Avaliação Numérica (NRS) > 3;[24] e escala RASS (Escala de Agitação e Sedação de Richmond) > +1,[25] respectivamente, associada à capacitação da equipe médica em analgesia e sedação, reduz a incidência de dor e agitação, a taxa de dor intensa, a duração da ventilação mecânica e a taxa de infecções nosocomiais.[19]

O tratamento farmacológico para aliviar a dor deve levar em conta os complexos mecanismos fisiopatológicos que acompanham a falência orgânica múltipla. Os opioides continuam sendo os principais medicamentos utilizados; porém, outros analgésicos como acetaminofeno, cetamina, lidocaína, medicações para dor neuropática e anti-inflamatórios não esteroidais também podem ser usados, inclusive em associação, para um melhor controle álgico.[13,17] Os cuidados à beira do leito em UTI podem incluir procedimentos que causam dor, justificando muitas vezes a administração preventiva de analgésicos antes dessas intervenções. Medidas não farmacológicas associadas também devem ser administradas antes da realização de procedimentos dolorosos, como troca de curativos em queimados, remoção do tubo ou retirada de drenos torácicos.[17]

Intervenções não farmacológicas para tratamento da dor, como massagem, musicoterapia e técnicas de relaxamento, custam pouco, são seguras e fáceis de administrar, e podem contribuir para a melhora do sintoma.[13] Massoterapia manual por 15 minutos, seguida por período de descanso de 30 minutos, duas a três vezes nas primeiras 24 horas pós-cirurgia cardíaca, mostrou potencial de reduzir a intensidade da dor.[26] O efeito da aplicação de compressas frias e musicoterapia, individualmente ou combinadas, é capaz de reduzir a dor após a remoção do dreno torácico.[27] Do mesmo modo, sons agradáveis e naturais resultaram em redução nas escalas de dor.[28] A eletroacupuntura, uma variação moderna de um tratamento tradicional chinês, pode ser útil para a sedação e analgesia, reduzindo doses de medicamentos como midazolam e propofol.[29,30]

Ansiedade

A ansiedade é a queixa psicológica mais frequente em pacientes internados em UTI, e está relacionada a piores desfechos imediatos e tardios, como agitação, *delirium* e transtorno de estresse pós-traumático.[1] O transtorno de estresse pós-traumático é uma consequência comum dos cuidados intensivos, e pode afetar os pacientes e seus familiares. História pessoal de doenças psiquiátricas, uso de benzodiazepínicos e memórias angustiantes ou assustadoras de experiências em UTI são fatores de risco para o desenvolvimento dessas patologias.[31]

O uso do Reiki em pacientes sob ventilação mecânica por mais de 48 horas pode reduzir o tempo de permanência em UTI e de ventilação assistida.[32] Ouvir as canções favoritas, receber massagem sueca, ou uma combinação de ambas, foram eficazes na redução da intensidade da dor e ansiedade, além de aumentar o nível de relaxamento em pacientes queimados.[33] A seleção de músicas feita pelo paciente pode reduzir a ansiedade e a quantidade de sedação em comparação aos cuidados habituais ou ao uso isolado de protetor auricular; redundando em melhor adaptação dos pacientes à ventilação mecânica.[34] Assim como a música, a aromaterapia também pode reduzir a ansiedade, quando utilizada por pelo menos 30 minutos e, se combinadas, essas duas medidas são eficazes no controle da ansiedade em pacientes em ventilação mecânica. Quando comparadas, a intervenção musical mostrou-se superior à aromaterapia.[35] Os sons naturais agradáveis também são um método fácil, simples, seguro e eficaz para reduzir as respostas fisiológicas potencialmente prejudiciais decorrentes da ansiedade, como pressão arterial, tanto sistólica quanto diastólica, frequência cardíaca e frequência respiratória.[28]

Os horários flexíveis de visita à UTI parecem reduzir os sintomas de *delirium* e ansiedade entre os pacientes, além de melhorar a satisfação dos familiares, quando comparados a modelos restritos de visitação.

Restrição no leito

A restrição no leito ocorre por diversos motivos, como presença de acessos venosos, intubação traqueal, drenos ou cabos de monitorização, entre outros. Em um estudo recente, restrição no leito foi a segunda maior causa de desconforto em pacientes criticamente enfermos, atrás apenas da privação de sono.[18]

A mobilização e a reabilitação precoces podem reduzir a incidência e a duração do *delirium*, reduzir o tempo de internação e diminuir custos hospitalares, melhorando desfechos clínicos e, principalmente, a qualidade de vida.[37] Mobilização precoce é aquela que se inicia dentro de 48 horas da intubação e 72 horas da admissão em UTI.[38] Um consenso internacional sobre a mobilização segura de pacientes sob ventilação mecânica resumiu as considerações de segurança nesses casos. As contraindicações para a mobilização precoce, definidas por esse consenso, foram a posição prona, uso de terapia vasodilatadora por via parenteral, bradicardia com necessidade de tratamento farmacológico ou inserção de marca-passo, agitação ou agressividade (RASS > +2), tratamento de hipertensão intracraniana, precauções com coluna vertebral e convulsões.[39] A intubação endotraqueal (fração de oxigênio inspirado inferior a 0,6, saturação de oxigênio superior a 90% e frequência respiratória menor que 30 respirações/minuto) não representa contraindicação para a mobilização precoce.[39] A indicação de mobilização em pacientes com vasopressores deve ser individualizada, levando-se em consideração que a sua implementação parece ser segura em pacientes que recebem baixas doses de aminas vasoativas e que se encontram com a hemodinâmica compensada.[38] Além disso, medidas de "desmonitorização" e retirada de invasões, quando possível, podem melhorar a mobilidade do paciente e reduzir a sensação de restrição e de desconforto.

Um estudo, que avaliou a eficácia da combinação da interrupção diária da sedação com a terapia física e ocupacional, mostrou segurança e boa tolerância dessas condutas, resultando em melhor desfecho funcional na alta hospitalar, menor duração do *delirium* e mais dias livres de ventilação mecânica.[40] A mobilização dos pacientes com acessos venosos centrais para terapia de substituição renal contínua também mostrou-se segura.[41] Dessa maneira, a mobilização precoce guiada por metas (SOMS) melhorou a mobilização do paciente, diminuiu o tempo de permanência em UTI e melhorou a mobilidade funcional à alta hospitalar.[42]

Limitação do contato com entes queridos

A UTI é um ambiente altamente estressante e pode ser um agravante nos sintomas psíquicos dos pacientes e seus familiares. Familiares de indivíduos gravemente enfermos relatam conflitos com a equipe assistencial, têm baixa compreensão do prognóstico, dificuldade em tomar decisões e vivenciam sintomas de ansiedade, depressão e estresse pós-traumático.[43] Para os pacientes, a sensação de isolamento e a restrição do tempo de visitas são queixas frequentes.[18] A participação da família no atendimento e na assistência ao paciente por meio da estimulação auditiva, afetiva e tátil, por exemplo, pode colaborar para a sua recuperação, melhorando, inclusive, a pontuação na Escala de Coma de Glasgow em pacientes com trauma cranioencefálico.[44] Do mesmo modo, a estimulação afetiva familiar precoce, mediante visitas por familiares duas vezes por dia, mostrou-se mais efetiva que a estimulação sensorial, realizada por desconhecidos, na melhoria do nível de consciência em pacientes comatosos com lesões cerebrais.[45]

A visita irrestrita em UTI, embora relacionada à maior contaminação microbiana ambiental medida no ar do corredor e nas superfícies próximas ao paciente, não aumentou as complicações infecciosas, ao passo que diminuiu as complicações cardiovasculares dos pacientes, possivelmente por meio da redução da ansiedade e perfil hormonal mais favorável.[36,46] A visita estendida é percebida favoravelmente pelos pacientes e pelas famílias.[36,47]

Melhorar a estrutura de apoio à família, a qualidade de comunicação em UTI e a satisfação dos familiares por meio de intervenção multiprofissional é uma ferramenta importante no processo de implantação do modelo flexível de visita e, por vezes, pode até reduzir o tempo de permanência em UTI.[48] A leitura de uma brochura com contribuições multidisciplinares sobre o papel do familiar responsável pelas decisões de saúde do paciente foi considerada aceitável e importante para quase todos os representantes.[43] A abordagem desse mesmo perfil de familiar por facilitadores entre médicos e famílias, a comunicação adaptada às necessidades da família e a mediação de conflitos reduziram os sintomas depressivos dos familiares aos seis meses, os custos e a duração da internação.[49] Por outro lado, as reuniões familiares realizadas por teleconferência ou presencialmente não mostraram diferenças no grau de satisfação entre os dois grupos, na frequência de interrupção de cuidados invasivos considerados excessivos em pacientes paliativos ou no tempo total de permanência hospitalar.[50]

Com o objetivo de avaliar a eficácia e a segurança de um modelo flexibilizado de visita familiar em UTI, um ensaio clínico randomizado pragmático está sendo conduzido em UTI de hospitais públicos e filantrópicos brasileiros.[51] Esse estudo trará resultados importantes, que poderão dar suporte a políticas de visitação em UTI no contexto brasileiro.

Escassez de informações

A prestação de cuidados focada no paciente e que promova a tomada de decisão compartilhada é amplamente defendida e recomendada.[52] Fornecer informação é um elemento importante na reabilitação efetiva dos pacientes críticos, mas, para ser eficaz, a transferência de informações precisa levar em consideração aspectos como capacidade cognitiva dos pacientes, a presença de fadiga e eventuais dificuldades de comunicação pelo uso de dispositivos como ventilação mecânica invasiva e não invasiva.

Pacientes dependentes de ventilador, muitas vezes, experimentam dificuldades com uma das funções humanas mais básicas: a comunicação. Embora existam várias ferramentas de comunicação assistida, essas são usadas com pouca frequência em pacientes em UTI.

Uma revisão sistemática sobre comunicação em pacientes críticos em ventilação mecânica identificou o uso de quatro tipos de intervenção de comunicação: as placas de comunicação (capazes de melhorar a comunicação e aumentar a satisfação do paciente, mas que podem consumir muito tempo e limitar a capacidade de produzir novos enunciados); tubos de traqueostomia próprios para permitir a fonação; a chamada eletrolaringe, cuja eficácia foi demonstrada principalmente em pacientes traqueostomizados; e dispositivos computadorizados de comunicação aumentativa e alternativa (AAC), que são sensíveis ao toque ou detecção de olho/piscar. Foi, então, desenvolvido um algoritmo para a avaliação e seleção de um protocolo de comunicação com pacientes intubados conscientes e inconscientes em UTI. De modo geral, esse algoritmo propõe que: se o paciente estiver inconsciente, medidas para melhorar o nível de consciência deverão ser tomadas; já se o paciente estiver consciente, deve-se seguir para etapas de avaliação das ferramentas de comunicação a serem aplicadas. Se o paciente estiver com as habilidades motoras finas intactas e puder escrever, providenciar papel e caneta. Se não puder escrever, usar placas de comunicação, ferramentas de ajuda de comunicação de saída de voz e ferramentas computadorizadas de AAC. Se o paciente estiver com as habilidades motoras grosseiras intactas, usar ferramentas computadorizadas de AAC com controle de interruptor único e controle de olhar fixo; e, se não for possível, usar AAC computadorizada sensível ao olhar ou piscar de olhos. Se o paciente estiver com habilidades motoras orais intactas, tiver traqueostomia, possuir estruturas laríngeas intactas e tolerar desinsuflar o balonete, sugere-se usar valva de uma via; mas, se esse mesmo paciente não tolerar o balonete desinsuflado, ou estiver muito secretivo, sugere-se usar eletrolaringe. Se ele não estiver muito secretivo, sugere-se o uso de tubo de traqueostomia para a fala. Para pacientes com habilidades motoras orais intactas e intubados, sugere-se usar eletrolaringe. Embora as evidências sejam limitadas, os resultados sugerem que a maioria dos métodos de comunicação são eficazes na melhora da comunicação entre pacientes sob ventilação mecânica e profissionais de saúde.[53]

O desenvolvimento de novas tecnologias de comunicação pode ser útil para facilitar a troca de informações entre equipe de saúde, pacientes e familiares, possibilitando melhora na qualidade assistencial e redução dos transtornos mentais relacionados à internação em UTI. Com relação aos aparelhos celulares por pacientes, acompanhantes e profissionais de saúde, o uso desses dispositivos poderia estar associado a risco aumentado de infecções hospitalares, e interferir no funcionamento de aparelhos eletrônicos da UTI. Estudo realizado na Índia sugeriu que o uso do telefone celular nas proximidades da bomba de infusão durante ligações (durações entre 1'40" a 14'30") associou-se à variação média no volume administrado de 2,66 mL, sem interferências no ventilador mecânico ou na monitorização.[54] Novos estudos, com tecnologias mais recentes e o uso de outras funções dos celulares (p. ex., envio de mensagens), precisam ser realizados para definir o real risco associado ao uso desses dispositivos no ambiente de terapia intensiva.

Em um estudo recente, não houve diferença estatisticamente significativa entre o número de bactérias isoladas nos celulares de profissionais de UTI e de estudantes de medicina, embora a frequência e forma de limpeza dos mesmos tenham sido diferentes.[55] Outros estudos foram conduzidos, mas nenhum deles comparou o aumento de infecções ocorridas em unidades onde havia uso de celular com unidades onde seu uso não era permitido.[56,57]

A efetividade de livretos e folhetos informativos na melhoria das informações fornecidas aos pacientes e aos seus responsáveis não mostrou redução da ansiedade, da depressão e do impacto do evento.[52,58] Um estudo, envolvendo cuidadores familiares principais, sugeriu que é possível oferecer melhor apoio psicológico aos familiares de pessoas gravemente doentes, por meio do fornecimento de informação e educação com tecnologia móvel interativa. Os resultados preliminares desse estudo sugerem que o uso dessa tecnologia em UTI também pode aumentar a satisfação dos familiares.[59]

Desconforto térmico

O desconforto térmico, caracterizado como sensação de frio ou calor, está entre as dez queixas principais dos pacientes criticamente enfermos.[18] Apesar disso, não há estudos randomizados específicos que compararam a eficácia de medidas isoladas nesse sintoma. Existem diretrizes para projeto de UTI que possibilitariam melhor controle da temperatura do ambiente por meio da exposição à luz solar natural.[60] A elevação da temperatura tornaria o ambiente mais agradável termicamente. Em contrapartida, se a temperatura for superior a 24 °C, poderia implicar na proliferação de bactérias, aumentando o risco de contaminação no ambiente.[61] A melhor prática atual é a de se manter a temperatura ambiente em faixas consideradas mais confortáveis, em torno de 24 °C. Em pacientes com indicação de oxigenoterapia de alto fluxo, existem poucos estudos, os quais mostraram aumento do conforto com controle de temperatura e de umidade.[15,62-64]

Falta de privacidade

A falta de privacidade é uma queixa frequente entre os pacientes internados em UTI.[18] O paciente em cuidados críticos tem a sua privacidade atingida sob três aspectos principais: atuação dos profissionais de saúde que são responsáveis pelos cuidados pessoais e de higiene do paciente, presença de outros pacientes que estão internados no mesmo ambiente e separados apenas por cortinas ou paredes finas e a presença dos próprios familiares que, muitas vezes, têm que tomar decisões pelos pacientes. Entretanto, não há estudos bem delineados que tenham avaliado intervenções para a melhoria do conforto do paciente sob o aspecto da privacidade.

Em 2012, o Colégio Americano de Cuidados em Medicina Intensiva elaborou uma diretriz de *design* de UTI com o objetivo de descrever e detalhar as condições ideais para a construção de uma UTI. Esse documento sugere que os quartos individuais sejam superiores aos quartos coletivos em termos de segurança do paciente, além de melhorarem a privacidade e a qualidade do sono.[65,66]

O compartilhamento de informações de alta qualidade com os tomadores de decisões substitutos poderia melhorar a comunicação e a tomada de decisões e minimizar as consequências psicológicas da permanência em UTI para pacientes e familiares. No entanto, há riscos de divulgação indesejada de informações confidenciais. Abordagens para identificar o equilíbrio ideal entre o acesso a informações digitais de saúde para facilitar o envolvimento e proteger a privacidade do paciente ainda são necessárias.[67]

Considerações finais

Os pacientes internados em UTI estão submetidos a diversas situações estressantes e geradoras de desconforto. A Figura 20.1 sintetiza as principais queixas desses pacientes e as soluções propostas para o seu tratamento. Os cuidados intensivos de saúde com foco no bem-estar do paciente, conforme detalhado neste capítulo, por meio de medidas simples e de baixo custo, envolvendo terapias farmacológicas e não farmacológicas, além da assistência multiprofissional, resultam em melhores desfechos assistenciais em curto e longo prazos para os pacientes e seus familiares.

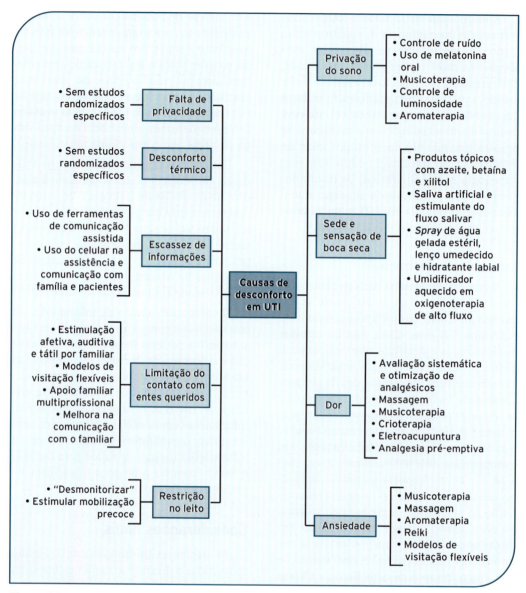

Figura 20.1. Tratamentos para as principais causas de desconforto em pacientes criticamente enfermos. (Elaborada pelos autores.)

Referências bibliográficas

1. Kalfon P, Mimoz O, Auquier P, Loundou A, Gauzit R, Lepape A, et al. Development and validation of a questionnaire for quantitative assessment of perceived discomforts in critically ill patients. Intensive Care Med. 2010; 36(10):1751-8.
2. Coelho CBT, Yankaskas JR. New concepts in palliative care in the intensive care unit. Rev Bras Ter Intensiva. 2017; 29(2):222-30.
3. Patel J, Baldwin J, Bunting P, Laha S. The effect of a multicomponent multidisciplinary bundle of interventions on sleep and delirium in medical and surgical intensive care patients. Anaesthesia. 2014; 69(6):540-9.

4. Drouot X, Cabello B, d'Ortho MP, Brochard L. Sleep in the intensive care unit. Sleep Med Rev. 2008; 12(5):391-403.
5. Jones C, Dawson D. Eye masks and earplugs improve patient's perception of sleep. Nurs Crit Care. 2012; 17(5):247-54.
6. Huang HW, Zheng BL, Jiang L, Lin ZT, Zhang G Bin, Shen L, et al. Effect of oral melatonin and wearing earplugs and eye masks on nocturnal sleep in healthy subjects in a simulated intensive care unit environment: Which might be a more promising strategy for ICU sleep deprivation? Crit Care. 2015; 19(1):1-11.
7. Scotto CJ, McClusky C, Spillan S, Kimmel J. Earplugs improve patients' subjective experience of sleep in critical care. 2009; 14(4):180-4. Disponível em: http://onlinelibrary.wiley.com/o/cochrane/clcentral/articles/787/CN-00721787/frame.html.
8. Hu R, Jiang X, Hegadoren KM, Zhang Y. Effects of earplugs and eye masks combined with relaxing music on sleep, melatonin and cortisol levels in ICU patients: a randomized controlled trial. Crit Care. 2015; 19(115):1-9.
9. Su CP, Lai HL, Chang ET, Yiin LM, Perng SJ, Chen PW. A randomized controlled trial of the effects of listening to non-commercial music on quality of nocturnal sleep and relaxation indices in patients in medical intensive care unit. J Adv Nurs. 2013; 69(6):1377-89.
10. Özlü ZK, Billican P. Effects of aromatherapy massage on the sleep quality and physiological parameters of patients in a surgical intensive care unit. Afr J Tradit Complement Altern Med. 2017; 14(3):83-8.
11. Engwall M, Fridh I, Johansson L, Bergbom I, Lindahl B. Lighting, sleep and circadian rhythm: An intervention study in the intensive care unit. Intensive Crit Care Nurs. Churchill Livingstone. 2015 dez; 31(6):325-35. Disponível em: https://www.sciencedirect.com/science/article/pii/S0964339715000439?via%3Dihub. Acessado em 23 set 2018.
12. Stotts NA, Arai SR, Cooper BA, Judith E, Puntillo KA. Predictors of Thirst in Intensive Care Unit Patients. J Pain Symptom Manag. 2016; 49(3):530-8.
13. Puntillo K, Nelson JE, Clinic C, Campbell M. Palliative care in the ICU: relief of pain, dyspnea, and thirst – A report from the IPAL-ICU Advisory Board. Intensive Care Med. 2014; 40(2):235-48.
14. Ship JA, McCutcheon JA, Spivakovsky S, Kerr AR. Safety and effectiveness of topical dry mouth products containing olive oil, betaine, and xylitol in reducing xerostomia for polypharmacy-induced dry mouth. J Oral Rehabil. 2007; 34(10):724-32.
15. Chanques G, Constantin JM, Sauter M, Jung B, Sebbane M, Verzilli D, et al. Discomfort associated with underhumidified high-flow oxygen therapy in critically ill patients. Intensive Care Med. 2009; 35(6):996-1003.
16. Puntillo K, Arai SR, Cooper BA, Stotts NA, Nelson JE. A randomized clinical trial of an intervention to relieve thirst and dry mouth in intensive care unit patients. Intensive Care Med. 2014; 40(9):1295-302.
17. Devlin JW, Skrobik Y, Gélinas C, Needham DM, Slooter AJC, Pandharipande PP, et al. Clinical Practice Guidelines for the Prevention and Management of Pain, Agitation/Sedation, Delirium, Immobility, and Sleep Disruption in Adult Patients in the ICU. Crit Care Med. 2018; 46:825-73. Disponível em: http://insights.ovid.com/crossref?an=00003246-201809000-00029.
18. Kalfon P, Baumstarck K, Estagnasie P, Geantot MA, Berric A, Simon G, et al. A tailored multicomponent program to reduce discomfort in critically ill patients: a cluster-randomized controlled trial. Intensive Care Med. 2017; 43(12):1829-40.
19. Chanques G, Jaber S, Barbotte E, Violet S, Sebbane M, Perrigault PF, et al. Impact of systematic evaluation of pain and agitation in an intensive care unit. Crit Care Med. 2006; 34(6):1691-9.
20. Jones C, Bäckman C, Capuzzo M, Flaatten H, Rylander C, Griffiths RD. Precipitants of post-traumatic stress disorder following intensive care: a hypothesis generating study of diversity in care. Intensive Care Med. 2007; 33:978-85.
21. Gélinas C, Fortier M, Viens C, Fillion L, Puntillo K. Pain assessment and management in critically ill intubated patients: a retrospective study. Am J Crit Care. 2004; 13(2):126-35.
22. Rebuck JA, Rasmussen JR, Olsen KM. Clinical aspiration-related practice patterns in the intensive care unit: A physician survey. Crit Care Clin. 2001; 29(12):2239-44.
23. Payen J, Bru O, Bosson J, Lagrasta A, Novel E, Deschaux I, et al. Assessing pain in critically ill sedated patients by using a behavioral pain scale. Crit Care Med. 2001; 29(12):2258-63.
24. Hamill-Ruth RJ, Marohn ML. Evaluation of pain in the critically ill patient. Crit Care Clin. 1999; 15(1):35-54.
25. Ely EW, Truman B, Shintani A, Thomason JWW, Wheeler AP, Gordon S, et al. Monitoring Sedation Status Over Time in ICU Patients – Reliability and Validity of the Richmond Agitation-Sedation Scale (RASS). J Am Med Assoc.

2003; 289(22):2983-91. Disponível em: http://jama.ama-assn.org/content/289/22/2983.short.
26. Boitor M, Martorella G, Arbour C, Michaud C, Gélinas C. Evaluation of the Preliminary Effectiveness of Hand Massage Therapy on Postoperative Pain of Adults in the Intensive Care Unit after Cardiac Surgery: A Pilot Randomized Controlled Trial. Pain Manag Nurs. 2015; 16(3):354-66.
27. Yarahmadi S, Mohammadi N, Ardalan A, Najafizadeh H, Gholami M. The combined effects of cold therapy and music therapy on pain following chest tube removal among patients with cardiac bypass surgery. Complement Ther Clin Pract. 2018; 31:71-5.
28. Saadatmand V, Rejeh N, Heravi-Karimooi M, Tadrisi SD, Vaismoradi M, Jordan S. Effects of Natural Sounds on Pain: A Randomized Controlled Trial with Patients Receiving Mechanical Ventilation Support. Pain Manag Nurs. 2015; 16(4):483-92. doi: 10.1016/j.pmn.2014.09.006.
29. Zheng X, Meng JB, Fang Q. Electroacupuncture reduces the dose of midazolam monitored by the bispectral index in critically ill patients with mechanical ventilation: An exploratory study. Acupunct Med. 2012; 30(2):78-84.
30. Nayak S, Wenstone R, Jones A, Nolan J, Strong A, Carson J. Surface electrostimulation of acupuncture points for sedation of critically ill patients in the intensive care unit – a pilot study. 2008; 26(1):1-7.
31. Gawlytta R, Wintermann G-B, Böttche M, Niemeyer H, Knaevelsrud C, Rosendahl J. Posttraumatische Belastungsstörung nach Intensivtherapie. Med Klin Intensivmed Notfmed. 2017; 1-5.
32. Saiz-Vinuesa MD, Rodríguez-Moreno E, Carrilero-López C, Vitoria JG, Garrido-Moya D, et al. Efectividad de aplicación de reiki para disminuir el fracaso en el destete ventilatorio. Ensayo clínico. Enferm Intensiva. 2016; 27(2):51-61.
33. Najafi Ghezeljeh T, Mohades Ardebili F, Rafii F. The effects of massage and music on pain, anxiety and relaxation in burn patients: Randomized controlled clinical trial. Burns. 2017; 43(5):1034-43. doi: 10.1016/j.burns.2017.01.011.
34. Chian LL, Weinert CR, Heiderscheit A, Tracy MF, Skaar DJ, Guttormson JL, et al. Effects of patient-directed music intervention on anxiety and sedative exposure in critically ill patients receiving mechanical-ventilatory support: a randomized clinical trial. J Am Med Assoc. 2012; 309(22):2335-44.
35. Lee C-H, Lai C-L, Sung Y-H, Lai MY, Lin C-Y, Lin L-Y. Comparing effects between music intervention and aromatherapy on anxiety of patients undergoing mechanical ventilation in the intensive care unit: a randomized controlled trial. Qual Life Res. 2017; 26(7):1819-29. Disponível em: http://link.springer.com/10.1007/s11136-017-1525-5.
36. Nassar Junior AP, Besen BAMP, Robinson CC, Falavigna M, Teixeira C, Rosa RG. Flexible Versus Restrictive Visiting Policies in ICUs. Crit Care Med. 2018; 46(7):1175-80.
37. Joseph B, et al. The Mobility and Impact of Frailty in the Intensive Care Unit. Surg Clin North Am. 2017; 97:1199-213.
38. Hodgson CL, Capell E, Tipping CJ. Early Mobilization of Patients in Intensive Care: Organization, Communication and Safety Factors that Influence Translation into Clinical Practice. Crit Care. 2018; 22(1):77.
39. Hodgson CL, Stiller K, Needham DM, Tipping CJ, Harrold M, Baldwin CE, et al. Expert consensus and recommendations on safety criteria for active mobilization of mechanically ventilated critically ill adults. Crit Care. 2014; 18(6):1-9.
40. Schweickert WD, Pohlman MC, Pohlman AS, Nigos C, Pawlik AJ, Esbrook CL, et al. Early physical and occupational therapy in mechanically ventilated, critically ill patients: a randomised controlled trial. Lancet. 2009; 373(9678):1874-82. doi: 10.1016/S0140-6736(09)60658-9.
41. Wang YT, Haines TP, Ritchie P, Walker C, Ansell TA, Ryan DT, et al. Early mobilization on continuous renal replacement therapy is safe and may improve filter life. Crit Care. 2014; 18(4):1-10.
42. Schaller SJ, Anstey M, Blobner M, Edrich T, Grabitz SD, Gradwohl-Matis I, et al. Early, goal-directed mobilisation in the surgical intensive care unit: a randomised controlled trial. Lancet. 2016; 388(10052):1377-88. doi: 10.1016/S0140-6736(16)31637-3.
43. Turnbull AE, Chessare CM, Coffin RK, Needham DM. A brief intervention for preparing ICU families to be proxies: A phase I study. PLoS One. 2017; 12(10):1-15.
44. Abbasi M, Mohammadi E, Sheaykh Rezayi A. Effect of a regular family visiting program as an affective, auditory, and tactile stimulation on the consciousness level of comatose patients with a head injury. Japan J Nurs Sci. 2009; 6(1):21-6.
45. Salmani F, Mohammadi E, Rezvani M, Kazemnezhad A. The effects of family-centered affective stimulation on brain-injured comatose patients' level of consciousness: A randomized controlled trial. Int J Nurs Stud. 2017; 74:44-52.

46. Fumagalli S, Boncinelli L, Lo Nostro A, Valoti P, Baldereschi G, Di Bari M, et al. Reduced cardiocirculatory complications with unrestrictive visiting policy in an intensive care unit: Results from a pilot, randomized trial. Circulation. 2006; 113(7):946-52.
47. Garrouste-Orgeas M, Philippart F, Timsit JF, Diaw F, Willems V, Tabah A, et al. Perceptions of a 24-hour visiting policy in the intensive care unit. Crit Care Med. 2008; 36(1):30-5.
48. White DB, Angus DC, Shields A-M, Buddadhumaruk P, Pidro C, Paner C, et al. A Randomized Trial of a Family-Support Intervention in Intensive Care Units. N Engl J Med. 2018; 378(25):2365-75. Disponível em: http://www.nejm.org/doi/10.1056/NEJMoa1802637.
49. Curtis JR, Treece PD, Nielsen EL, Gold J, Ciechanowski PS, Shannon SE, et al. Randomized trial of communication facilitators to reduce family distress and intensity of end-of-life care. Am J Respir Crit Care Med. 2016; 193(2):154-62.
50. de Havenon A, Petersen C, Tanana M, Wold J, Hoesch R. A pilot study of audiovisual family meetings in the intensive care unit. J Crit Care. 2015; 30(5):881-3. doi: 10.1016/j.jcrc.2015.05.027.
51. Cassiano T, Cabral RC, Daniel S, Maicon F, Siqueira SMM, de Moares MR, et al. Porto Alegre: Projeto UTI Visitas. 2017; p. 1-46.
52. Bench S, Day T, Heelas K, Hopkins P, White C, Griffiths P. Evaluating the feasibility and effectiveness of a critical care discharge information pack for patients and their families: a pilot cluster randomised controlled trial. BMJ Open. 2015; 5(11):e006852.
53. ten Hoorn S, Elbers PW, Girbes AR, Tuinman PR. Communicating with conscious and mechanically ventilated critically ill patients: A systematic review. Crit Care. 2016; 20(1):1-14. doi: 10.1186/s13054-016-1483-2.
54. Hans N, Kapadia FN. Effects of mobile phone use on specific intensive care unit devices. Indian J Crit Care Med. 2008; 12(4):170-4.
55. Kotris I, Drenjančević D, Talapko J, Bukovski S. Identification of microorganisms on mobile phones of intensive care unit health care workers and medical students in the tertiary hospital. 2017; 14:85-90.
56. Foong YC, Green M, Zargari A, Siddique R, Tan V, Brain T. Mobile phones as a potential vehicle of infection in a hospital setting. J Occup Environ Hyg. 2015; 12(10):D232-5.
57. Badr RI, Badr HI, Ali NM. Mobile phones and nosocomial infections. Int J Infect Control. 1996; 5-9.
58. Carson SS, Cox CE, Wallenstein S, Hanson LC, Danis M, Tulsky JA, et al. Effect of palliative care-led meetings for families of patients with chronic critical illness : A randomized clinical trial. J Am Med Assoc. 2016; 316(1):51-62.
59. Chiang VCL, Lee RLP, Ho FM, Leung CK, Tang YP, Wong WS, et al. Fulfilling the psychological and information need of the family members of critically ill patients using interactive mobile technology: A randomised controlled trial. Intensive Crit Care Nurs. 2017; 41:77-83. doi: 10.1016/j.iccn.2017.03.006.
60. Gabor JY, Cooper AB, Crombach SA, Lee B, Kadikar N, Bettger HE, et al. Contribution of the intensive care unit environment to sleep disruption in mechanically ventilated patients and healthy subjects. Am J Respir Crit Care Med. 2003; 167(5):708-15.
61. ABNT. Tratamento de ar em estabelecimentos assistenciais de saúde (EAS) - Requisitos para projeto e execução das instações. ABNT NBR 7256:2005; 2005. p. 1-22.
62. Mauri T, Galazzi A, Binda F, Masciopinto L, Corcione N, Carlesso E, et al. Impact of flow and temperature on patient comfort during respiratory support by high- flow nasal cannula. Crit Care. 2018; 22:1-8.
63. Klingenberg C, Pettersen M, Hansen EA, Gustavsen LJ, Dahl IA, Leknessund A, et al. Patient comfort during treatment with heated humidified high flow nasal cannulae versus nasal continuous positive airway pressure: a randomised cross-over trial. Arch Dis Child Fetal Neonatal Ed. 2014; 99(2):F134-7.
64. Cuquemelle E, Pham T, Papon J-F, Louis B, Danin P-E, Brochard L. Heated and Humidified High-Flow Oxygen Therapy Reduces Discomfort During Hypoxemic Respiratory Failure. Respir Care. 2012; 57(10):1571-7. Disponível em: http://openurl.ingenta.com/content/xref?-genre=article&tissn=0020-1324&volume=57&tissue=10&tspage=1571.
65. Thompson DR, Hamilton DK, Cadenhead CD, Swoboda SM, Schwindel SM, Anderson DC, et al. Guidelines for intensive care unit design. Crit Care Med. 2012; 40(5):1586-600.
66. Chaudhury H, Mahmood A, Valente M. Advantages and disadvantages of single- versus multiple-occupancy rooms in acute care environments: A review and analysis of the literature. Environ Behav. 2005; 37(6):760-86.
67. Brown SM, Aboumatar HJ, Francis L, Halamka J, Rozenblum R, Rubin E, et al. Balancing digital information-sharing and patient privacy when engaging families in the intensive care unit. J Am Med Inform Assoc. 2016; 23(5):995-1000.

21

Promoção do Bem-estar dos Entes Queridos do Paciente

Wilson José Lovato
Júlia Batista de Carvalho
Regis Goulart Rosa

Introdução

A admissão de um paciente em uma unidade de tratamento intensivo (UTI) costuma ser um evento estressante para seus familiares e amigos próximos.[1] O pouco tempo de visita, a falta de comunicação, o escasso suporte emocional e a insuficiente inclusão no processo de tomada de decisão figuram entre as maiores necessidades apontadas por familiares de pacientes internados em UTI[2] e serão, portanto, abordadas como ações de humanização dos cuidados neste capítulo.

O papel da família é de grande importância durante o adoecimento de um de seus componentes. Entretanto, a proximidade de pacientes com seus entes queridos, condição essencial para que o suporte familiar ocorra, geralmente é prejudicada no cenário de cuidados intensivos.[3] Essa separação imposta pela maioria dos modelos organizacionais de UTI tem o potencial de impactar, negativamente, os níveis de estresse agudo tanto de pacientes quanto de seus familiares em um momento crítico das suas vidas.[4,5] Soma-se a esse problema, a frequente ineficiência dos processos de comunicação que assola o ambiente de UTI.[6] A comunicação ineficaz, nesse contexto, pode amplificar incertezas, inseguranças, medos e sintomas de ansiedade e depressão e, ainda, prejudicar a inclusão dos entes queridos do paciente em processos de individualização dos cuidados, tomada de decisão e reabilitação. Esses efeitos negativos, por sua vez, podem resultar em insatisfação e, também, em sequelas em longo prazo na saúde mental daqueles mais próximos do paciente – o que é denominado síndrome pós-cuidados intensivos da família.[7]

Assim, os efeitos de ações que incluem o aumento do tempo de visitas em UTI, a otimização da comunicação, o suporte para o compartilhamento de decisões, o apoio emocional e a educação podem contribuir para o bem-estar e a proteção da saúde mental dos entes queridos de pacientes internados em UTI.

Necessidades dos familiares em UTI

As necessidades dos familiares de pacientes criticamente enfermos, geralmente, são divididas em quatro categorias: cognitivas, emocionais, sociais e práticas (Tabela 21.1).[8] A necessidade cognitiva diz respeito, principalmente, à demanda por

TABELA 21.1	NECESSIDADES DE FAMILIARES EM UTI
Domínio	Componentes
Necessidades cognitivas	Acesso a informações (estado do paciente, diagnóstico, prognóstico, possíveis sequelas, rotinas de cuidados intensivos) e educação sobre o estado do paciente e rotinas de cuidados intensivos
Necessidades emocionais	Possibilidade de expressão dos sentimentos, suporte emocional, reasseguramento, acompanhamento psicológico/psiquiátrico
Necessidades sociais	Suporte social e suporte por pares (p. ex., outros familiares de pacientes críticos)
Necessidades práticas	Flexibilização dos horários de visita em UTI, suporte para participação do processo decisório e conforto durante a estadia na UTI

informação, idealmente provida de maneira clara, objetiva e o mais precocemente possível. O acesso à informação com relação ao estado e prognóstico do paciente é considerado a principal necessidade dos familiares em UTI, e está diretamente correlacionado com níveis de satisfação com os cuidados.[6] As necessidades emocionais emergem dos altos níveis de estresse agudo que acometem os familiares de pacientes criticamente enfermos. Estudos demonstram que mais de 50% dos familiares de pacientes admitidos em UTI apresentam níveis elevados de sintomas de ansiedade ou depressão, os quais costumam ser mais intensos em familiares do sexo feminino, jovens, responsáveis pela tomada de decisão, com histórico prévio de ansiedade ou depressão e familiares de pacientes jovens.[2,9] As necessidades sociais dizem respeito às relações dos familiares entre si e sua rede de apoio, incluindo suporte social e por pares. As necessidades práticas mais relatadas por familiares de pacientes críticos incluem visitas ao paciente e suporte para o processo de tomada de decisão.[10]

Intervenções para suprir as necessidades dos familiares em UTI

Flexibilização dos horários de visita

A flexibilização dos horários de visita em UTI está associada a maior satisfação dos familiares de pacientes criticamente enfermos e, possivelmente, redução dos níveis de estresse agudo e melhoria da qualidade do sono.[4,11] Além de permitir maior proximidade com relação ao paciente em um momento que demanda compaixão e companheirismo, modelos flexibilizados de visitação estão associados a melhoria do acesso à informação e engajamento no cuidado e reabilitação do paciente.[5]

Apesar do maior acesso ao paciente figurar entre as maiores necessidades apontadas por familiares em UTI, a maioria das UTIs brasileiras ainda adota modelos restritivos de visitação,[12] possivelmente por riscos supostamente atrelados à maior permanência de familiares no ambiente de cuidados intensivos como desorganização dos cuidados e infecções. Interessantemente, esses riscos não são confirmados pelos estudos publicados sobre a temática,[4] e a implementação de políticas flexíveis de visitação familiar têm sido recomendadas por diretrizes de sociedades profissionais como uma estratégia de otimização dos cuidados centrados nos pacientes e seus familiares.[13,14] Uma discussão mais detalhada sobre o papel da flexibilização dos horários de visita na humanização dos cuidados intensivos está presente no Capítulo 19 deste livro (Flexibilização dos Horários de Visita).

Comunicação

Ações voltadas para melhorar o processo de comunicação têm o potencial de aumentar a satisfação e a percepção de individualização do cuidado em familiares de pacientes criticamente enfermos.[2,6,15] Além disso, estratégias de comunicação proativas, com maior número de conferências e maior tempo de conversação, estão associadas a menor estresse psicológico em familiares após UTI.[16]

Entes queridos de pacientes, geralmente, valorizam habilidades de comunicação tanto quanto, ou mais que, habilidades técnicas dos profissionais de saúde nos cuidados intensivos.[2,6] Familiares apreciam informações claras e regulares; porém, geralmente, relatam dificuldades para obter e entender as informações prestadas pela equipe de saúde,[17] reforçando a importância da frequência, objetividade e qualidade das informações prestadas.

As estratégias de melhoria da comunicação, em uma UTI, devem ser diversificadas e envolver múltiplos profissionais e momentos.[18] A seguir, estão listadas algumas dessas ações.

Capacitação de profissionais de saúde

Idealmente, a capacitação em técnicas de empatia e comunicação em situações críticas deve envolver a equipe de profissionais de UTI em sua totalidade e, também, todos aqueles profissionais com contato direto com os pacientes ou seus familiares/amigos. O desenvolvimento de um programa de treinamento com cursos de imersão, *workshops*, simulações realísticas e educação continuada é recomendado.[18,19] Dentre as técnicas de comunicação em situações críticas, destaca-se o protocolo SPIKES,[20] o qual sistematiza o processo de comunicação em *setting up* (preparação do profissional e espaço físico adequado para a comunicação), *perception* (verificação de até que ponto o paciente e/ou familiar tem consciência da doença crítica do paciente), *invitation* (avaliação do quanto o paciente e/ou familiar deseja saber sobre a doença crítica), *knowledge* (transmissão da informação propriamente dita) e *strategy and summary* (comunicação do plano terapêutico, do que pode vir a acontecer, e resumo de tudo o que foi comunicado). A Tabela 21.2 propõe dez ações de comunicação embasadas no protocolo SPIKES para profissionais de saúde durante a comunicação de uma notícia difícil.

Reunião inicial com os familiares

A reunião inicial com os familiares mais próximos do paciente deve ser o mais precoce possível (idealmente, na admissão do paciente na UTI).[21] Essa reunião inicial deve contemplar informações sobre o estado do paciente, prognóstico e plano terapêutico. Além disso, recomenda-se aproveitar esse momento para esclarecer o funcionamento da unidade (rotinas assistenciais, cuidados usuais prestados aos pacientes críticos, aspectos ligados à segurança do paciente) e o processo de obtenção de informações: pontos focais para a comunicação sobre o estado do paciente, local e hora de conferência com equipe assistencial e *rounds* multidisciplinares.

Conferências com a equipe assistencial

Conferências da equipe assistencial com os familiares próximos do paciente devem ser realizadas rotineiramente durante a internação

TABELA 21.2	AÇÕES ESSENCIAIS PARA A COMUNICAÇÃO DE NOTÍCIAS DIFÍCEIS
Reservar tempo suficiente e ininterrupto para a conversa	
Utilizar local reservado, tranquilo e sem interrupções	
Conhecer os detalhes do caso	
Avaliar quanto o familiar sabe do caso e o quanto deseja saber a mais	
Usar linguagem simples e direta (sem jargões médicos)	
Falar menos e escutar mais	
Exercitar a empatia e a escuta ativa	
Dar oportunidade para que perguntas sejam feitas	
Delinear um plano terapêutico	
Resumir o que foi comunicado	

na UTI, em frequência e duração suficiente para sanar as incertezas.[21] Recomenda-se a participação de profissionais que tenham seguimento longitudinal do paciente e da família, e habilidade para comunicar informações difíceis. Além de informações sobre estado, prognóstico e tratamento, deve-se prover suporte para a participação dos familiares no processo de compartilhamento de decisão, reasseguramento e suporte emocional.

Participação em *round* multidisciplinar

A participação de familiares em *rounds* multidisciplinares pode ser benéfica para todos os envolvidos no processo de cuidado: paciente, familiares e profissionais de saúde.[22] O familiar pode contribuir para a equipe multidisciplinar entender melhor o paciente (preferências, hábitos, fatores de risco para complicações) e, assim, facilitar o cuidado centrado no indivíduo. Além disso, o familiar pode ajudar o próprio paciente a compreender as informações prestadas pela equipe da UTI sobre o seu estado e tratamento, favorecendo o engajamento na reabilitação. A participação dos familiares em *rounds* multidisciplinares pode contribuir, ainda, para a participação no compartilhamento de decisões,[23] uma vez que a participação frequente no *round* resultará em maior conhecimento a respeito das possibilidades terapêuticas, paliativas e de reabilitação.

Conferência de final de vida

A conferência de final de vida, idealmente, deve ser oferecida para todos os familiares de pacientes em cuidados paliativos exclusivos ou com alto risco de óbito.[24] Nesse momento, é importante o apropriado esclarecimento sobre a indicação e os objetivos dos cuidados paliativos. Suporte emocional costuma ser bastante demandado nessa reunião. Um ensaio clínico randomizado demonstrou redução de sintomas de ansiedade, depressão e estresse pós-traumático após 90 dias em familiares por meio do uso do método mnemônico VALUE[16] (*value* – dar valor ao que é dito pelos familiares; *acknowledge*

– reconhecer e dar suporte às emoções manifestadas; *listen* – escutar ativamente; *understand* – fazer questões que permitam um melhor entendimento do paciente como pessoa; e *elicit* – elucidar questões levantadas pelos familiares) durante conferências de final de vida. O uso do VALUE, nesse estudo, demandou maior número de conferências e maior tempo de conversação com os familiares comparativamente ao manejo usual.

Suporte para o compartilhamento de decisões

Decisão compartilhada trata-se de um processo colaborativo que permite ao paciente, aos seus representantes legítimos (geralmente familiares) e aos profissionais de saúde a tomada de decisões em conjunto, levando-se em consideração a melhor evidência científica e, também, os valores, preferências e objetivos do paciente.[23] Essas decisões englobam, além de ações usuais de diagnóstico, tratamento e reabilitação, decisões a respeito de limitação ou suspensão de intervenções fúteis de suporte de vida.

A inclusão dos representantes no processo decisório se justifica pela frequente incapacidade de pacientes criticamente enfermos tomar decisões a respeito do seu próprio cuidado; contudo, caso o paciente apresente juízo crítico pleno, recomenda-se que a vontade do próprio paciente seja priorizada, respeitando, assim, a sua autonomia. A decisão compartilhada é recomendada por diretrizes de sociedades profissionais como importante ação de cuidados centrados no paciente em UTI.[25,26] Em familiares, a não inclusão no processo de tomada de decisão está associada a insatisfação e sintomas de estresse pós-traumático.[27,28] Por outro lado, delegar amplamente aos familiares as decisões em saúde, sem o adequado suporte, também pode causar estresse psicológico.

Como ações de boas práticas para a inclusão dos familiares no processo de compartilhamento de decisões, no contexto de cuidados intensivos,[23] recomenda-se:

- Profissionais de saúde devem engajar-se no processo de decisão compartilhada para a definição dos objetivos gerais dos cuidados intensivos e em casos nos quais as decisões terapêuticas possam afetar as preferências, valores e objetivos do paciente (Tabela 21.3).

TABELA 21.3	EXEMPLOS DE DECISÕES EM UTI QUE DEMANDAM DECISÃO COMPARTILHADA
Intubação orotraqueal e ventilação mecânica em um paciente com doença crônica avançada, sem opção terapêutica e que se apresenta com insuficiência respiratória	
Realização de hemicraniectomia descompressiva *vs.* tratamento usual em um paciente com acidente vascular cerebral hemorrágico extenso com edema cerebral e sinais de mau prognóstico neurológico	
Limitação ou suspensão de intervenções de suporte de vida em paciente com doença crítica grave em evolução inexorável para óbito	
Se a qualidade de vida atual do paciente é suficientemente satisfatória a ponto de ele querer ser submetido a intervenções de suporte de vida, caso haja a necessidade	

- O processo de decisão compartilhada deve, inicialmente, levar em consideração três elementos fundamentais: troca de informação, deliberação e decisão. A troca de informação consiste na comunicação entre pacientes/responsáveis e profissionais de saúde, para se obter informações necessárias para realizar uma conduta centrada nas necessidades do paciente. Na deliberação, ocorre a discussão entre pacientes/responsáveis e profissionais de saúde a respeito de qual opção é a melhor para o paciente. Frequentemente, essa etapa inclui esclarecimento de dúvidas, troca de opiniões, correção de mal-entendidos e avaliação dos prós e contras de cada opção. Finalmente, na etapa de decisão, pacientes/responsáveis e profissionais de saúde devem chegar a um acordo sobre a melhor decisão a ser realizada.
- O processo de decisão compartilhada deve ser adaptado de acordo com as preferências do paciente. Apesar de que muitos pacientes e familiares preferem um meio-termo entre a decisão centrada na opinião da equipe e a decisão centrada na opinião dos pacientes/responsáveis, existem indivíduos que preferem que o processo de decisão compartilhada seja adaptado a um desses dois polos. Por exemplo, quando o familiar responsável entende claramente as preferências do paciente e demanda maior independência no processo decisório, essa independência na escolha entre opções medicamente aceitas é aceitável.
- Os profissionais de saúde responsáveis pela coordenação do processo de decisão compartilhada devem possuir habilidades de comunicação.

Suporte emocional

Familiares de pacientes internados em UTI, frequentemente, necessitam lidar com estresse emocional devido ao *status* do paciente, incerteza a respeito das possibilidades de reabilitação ou sequela e a própria carga de sofrimento psicológico.[29] A doença crítica leva os familiares a experimentarem uma alta exposição a sintomas de ansiedade, depressão e estresse agudo, os quais aumentam o risco de desenvolvimento de complicações na sua saúde mental em longo prazo: ansiedade generalizada, síndrome do pânico, depressão maior, estresse pós-traumático e luto complicado.[2] Mais de dois terços dos visitantes de pacientes graves apresentam sintomas de ansiedade ou depressão, e mais da metade apresenta sintomas de estresse agudo.[2] Seis meses após UTI, sintomas de ansiedade, depressão e estresse pós-traumático afetam aproximadamente 15% a 30% dos familiares.[2]

O adequado suporte emocional durante a fase aguda da doença crítica pode mitigar esses riscos, contribuindo para a reabilitação do paciente e do familiar.[13]

O suporte emocional do familiar pode ser promovido por meio de diversas ações de baixo custo, as quais incluem:

Escuta ativa e empatia pela equipe de UTI

O impacto desse tópico é detalhado no Capítulo 17 deste livro (Respeito, Empatia e Hospitalidade). Resumidamente, uma postura suportiva do profissional de saúde, permitindo que o familiar expresse suas emoções e exercitando a compreensão da perspectiva do familiar, tem o potencial de reduzir o estresse emocional de familiares em UTI por meio de aconselhamento e reasseguramento efetivos.[30] Para esse fim, o desenvolvimento de técnicas de escuta ativa e de empatia são grandes aliados dos profissionais de UTI.

Acompanhamento psicológico e/ou psiquiátrico

O acompanhamento psicológico e/ou psiquiátrico deve ser disponibilizado para familiares sob risco aumentado de complicações na saúde mental. Indivíduos com altos níveis de sintomas de ansiedade, depressão, estresse e aqueles com manifestações comportamentais atípicas são candidatos ao acompanhamento, o qual, se necessário, deve ser mantido em médio ou longo prazo.[31]

Grupo de apoio a familiares

O suporte psicológico também pode ser promovido por meio de grupos de familiares coordenados por profissional qualificado. A participação nesses grupos pode expor os familiares a experiências significativas que podem mudar sua compreensão acerca de fatos da vida e, assim, contribuir para a aquisição de atitudes saudáveis para o enfrentamento de problemas.[32] Estudos qualitativos têm demonstrado o benefício desse tipo de estratégia no estresse psicológico de familiares no contexto de cuidados intensivos.[32]

Apoio dos pares

O apoio dos pares consiste em uma estratégia na qual pacientes ajudam pacientes.[33] O apoio dos pares pode ser definido como "um processo de empatia, que oferece conselhos e compartilha histórias entre os familiares de pacientes de UTI". O apoio por pares tem o potencial de aliviar a carga de estresse emocional entre os familiares por meio da promoção de uma cultura de resiliência e otimização da recuperação. Os benefícios potenciais são reencaminhamento mental (esperança e otimismo), modelagem de papéis efetivos, compartilhamento de informações e conselhos práticos que não estão prontamente disponíveis para os profissionais de saúde. Uma revisão sistemática recente demonstrou que o apoio por pares contribuiu para a redução da morbidade psicológica e para o aumento do suporte social em pacientes e familiares que passaram pela experiência da doença crítica.[34]

Educação

O uso de tecnologias de educação direcionadas a familiares de pacientes críticos pode contribuir para o acesso à informação e melhoria da satisfação. *Websites*, aplicativos, brochuras ou livretos com informações a respeito das peculiaridades do paciente grave, das rotinas de cuidados e de meios de obtenção de informações adicionais podem otimizar os processos de comunicação durante o curso da doença grave. Um estudo do tipo antes e depois multicêntrico demonstrou que uma brochura informativa e um *website*, desenvolvidos para sanar as necessidades de familiares, resultaram em maior compreensão e menor prevalência de sintomas de estresse.[35]

Considerações finais

Os depoimentos dos familiares de pacientes internados em UTI revelam o emaranhado de necessidades com as quais esses familiares convivem no seu dia a dia, durante a hospitalização de seu ente querido em UTI. Considera-se que essas necessidades seriam minimizadas por um adequado acolhimento aos familiares, preparando-os para a visita, além de proporcionar mais tempo para que permaneçam ao lado de seus entes queridos, escutando-os, esclarecendo suas dúvidas, atendendo suas necessidades de informação e promovendo educação e suporte emocional. Entende-se, portanto, que essa sensibilização, preparo, reconhecimento e valorização das expectativas e necessidades dos familiares, não só pela equipe de profissionais de UTI, mas também pelos gestores e demais profissionais que atuam em unidades críticas, é o caminho a ser seguido no intuito da promoção do bem-estar dos entes queridos de pacientes internados em ambiente de terapia intensiva.

Referências bibliográficas

1. Wenham T, Pittard A. Intensive care unit environment. Contin Educ Anaesth Crit Care Pain. 2009; 9(6):178-83.
2. Schmidt M, Azoulay E. Having a loved one in the ICU: the forgotten family. Curr Opin Crit Care. 2012; 18:540-7.

3. Kleinpell R, Heyland DK, Lipman J, et al. Patient and family engagement in the ICU: report from the task force of the World Federation of Societies of Intensive and Critical Care Medicine. J Crit Care. 2018; 48:251-6.
4. Nassar Jr AP, Besen B, Robinson CC, et al. Flexible versus restrictive visiting policies in ICUs: A systematic review and meta-analysis. Crit Care Med. 2018; 46:1175-80.
5. Giannini A, Garrouste-Orgeas M, Latour JM. What's new in ICU visiting policies: can we continue to keep the doors closed? Intensive Care Med. 2014; 40(5):730-3.
6. Barth AA, Weigel BD, Dummer CD, et al. Estressores em familiares de pacientes internados na unidade de terapia intensiva. Rev Bras Ter Intensiva. 2016; 28(3):323-9.
7. Davidson JE, Harvey MA. Patient and Family Post-Intensive Care Syndrome. AACN Adv Crit Care. 2016; 27(2):184-6.
8. Verhaeghe S, Defloor T, Van Zuuren F, et al. The needs and experiences of family members of adult patients in an intensive care unit: a review of the literature. J Clin Nurs. 2005; 14:501-9.
9. Pochard F, Darmon M, Fassier T, et al. Symptoms of anxiety and depression in family members of intensive care unit patients before discharge or death. A prospective multicenter study. J Crit Care. 2005; 20(1):90-6.
10. Jacob M, Horton C, Rance-Ashley S, et al. Needs of Patients' Family Members in an Intensive Care Unit With Continuous Visitation. Am J Crit Care. 2016; 25(2):118-25.
11. Day A, Haj-Bakri S, Lubchansky S, et al. Sleep, anxiety and fatigue in family members of patients admitted to the intensive care unit: a questionnaire study. Crit Care. 2013; 17(3):R91.
12. Ramos FJ, Fumis RR, de Azevedo LC, Schettino G. Intensive care unit visitation policies in Brazil: a multicenter survey. Rev Bras Ter Intensiva. 2014; 26:339-46.
13. Davidson JE, Aslakson RA, Long AC, et al. Guidelines for Family-Centered Care in the Neonatal, Pediatric, and Adult ICU. Crit Care Med. 2017; 45:103-28.
14. Family Visitation in the Adult Intensive Care Unit. Crit Care Nurse. 2016; 36:e15-8.
15. Curtis JR, Sprung CL, Azoulay E. The importance of word choice in the care of critically ill patients and their families. Intensive Care Med. 2014; 40(4):606-8.
16. Lautrette A, Darmon M, Megarbane B, et al. A communication strategy and brochure for relatives of patients dying in the ICU. N Engl J Med. 2007; 356(5):469-78.
17. Carvalho SA. Os desafios da comunicação interpessoal na saúde pública brasileira. 9 ed. Organicom. 2012. Especial; 16/17: 242-53. Disponível em: http://www.revistas.usp.br/organicom/article/view/139141/134493.
18. Briggs D. Improving communication with families in the intensive care unit. Nurs Stand. 2017; 32(2):41-8.
19. Krimshtein NS, Luhrs CA, Puntillo KA, et al. Training Nurses for Interdisciplinary Communication with Families in the Intensive Care Unit: An Intervention. J Palliat Med. 2011; 14(12):1325-32.
20. Baile WF, Buckman R, Lenzi R, et al. SPIKES-A six-step protocol for delivering bad news: application to the patient with cancer. Oncologist. 2000; 5(4):302-11.
21. Curtis JR, White DB. Practical guidance for evidence-based ICU family conferences. Chest. 2008; 134(4):835-43.
22. Au SS, Roze des Ordons A, Soo A, et al. Family participation in intensive care unit rounds: Comparing family and provider perspectives. J Crit Care. 2017; 38:132-6.
23. Kon AA, Davidson JE, Morrison W, et al. Shared Decision Making in Intensive Care Units: An American College of Critical Care Medicine and American Thoracic Society Policy Statement. Crit Care Med. 2016; 44(1):188-201.
24. Lautrette A, Ciroldi M, Ksibi H, et al. End-of-life family conferences: rooted in the evidence. Crit Care Med. 2006; 34(11 Suppl):S364-72.
25. Lanken PN, Terry PB, Delisser HM, et al. An official American Thoracic Society clinical policy statement: palliative care for patients with respiratory diseases and critical illnesses. Am J Respir Crit Care Med. 2008; 177(8):912-27.
26. Davidson JE, Powers K, Hedayat KM, et al. Clinical practice guidelines for support of the family in the patient-centered intensive care unit: American College of Critical Care Medicine Task Force 2004–2005. Crit Care Med. 2007; 35(2):605-22.
27. Huffines M, Johnson KL, Smitz Narranjo LL, et al. Improving Family Satisfaction and Participation in Decision Making in an Intensive Care Unit. Crit Care Nurse. 2013; 33(5):56-69.
28. Gries CJ, Engelberg RA, Kross EK, et al. Predictors of symptoms of posttraumatic stress and depression in family members after patient death in the ICU. Chest. 2010; 137:280-7.
29. Plaszewska-Zywko L, Gazda D. Emotional reactions and needs of family members of ICU patients. Anaesthesiol Intensive Ther. 2012; 44(3):145-9.

30. Selph RB, Shiang J, Engelberg R, et al. Empathy and life support decisions in intensive care units. J Gen Intern Med. 2008; 23(9): 1311-7.
31. Rosa RG, Ferreira GE, Viola TW, et al. Effects of post-ICU follow-up on subject outcomes: A systematic review and meta-analysis. J Crit Care. 2019; 52:115-25.
32. Oliveira LMAC, Medeiros M, Barbosa MA, et al. Support group as embracement strategy for relatives of patients in Intensive Care Unit. Rev Esc Enferm USP. 2010; 44(2): 425-32.
33. Mikkelsen ME, Jackson JC, Hopkins RO, et al. Peer support as a novel strategy to mitigate post-intensive care syndrome. AACN Adv Crit Care. 2016; 27(2):221-9.
34. Haines KJ, Beesley SJ, Hopkins RO, et al. Peer Support in Critical Care: A Systematic Review. Crit Care Med. 2018; 46(6):1522-31.
35. Mistraletti G, Umbrello M, Mantovani ES, et al. A Family information brochure and dedicated website to improve the ICU experience for patient's relatives: an Italian multicenter before-and-after study. Intensive Care Med. 2017; 43(1):69-79.

22

Prevenção da Síndrome Pós-cuidados Intensivos

Cassiano Teixeira
Péricles Almeida Delfino Duarte
Regis Goulart Rosa

Introdução

As unidades de tratamento intensivo (UTIs) se desenvolveram no decorrer das últimas décadas visando oferecer os melhores recursos humanos, organizacionais e tecnológicos com o objetivo de aumentar a sobrevida de pacientes graves.[1-3] Assim, os cuidados intensivos evoluíram focados em redução da mortalidade em curto prazo. Porém, sobreviver à doença crítica não apresentou o final feliz que nós, profissionais de UTI, imaginávamos. A redução da mortalidade nos pacientes gravemente enfermos levou os profissionais de saúde a diagnosticar e conviver com uma "nova doença", decorrente das complicações relacionadas à doença crítica e às intervenções empregadas para tratá-la. Ninguém, realmente, poderia imaginar que salvar vidas poderia resultar em sequelas duradouras e com impacto na qualidade de vida dos pacientes e seus familiares. Não estávamos preparados para enfrentar disfunções físicas, cognitivas e de saúde mental nos sobreviventes, bem como o estresse emocional e financeiro de suas famílias.

Os sobreviventes de UTI, de modo algum, podem ser considerados totalmente recuperados. A síndrome pós-cuidados intensivos (PICS – *post-intensive care syndrome*) caracteriza-se por alterações físicas, cognitivas e psicológicas que levam à redução da qualidade de vida dos pacientes[4-6] e, muitas vezes, dos seus familiares.[7] Ela ocorre devido à interação entre fatores prévios (idade, comorbidades, fragilidade e dependência funcional)[8] e relacionados à internação em UTI (gravidade da doença crítica, disfunções orgânicas, tempo de internação, *delirium* e infecções).[9-11] Alguns mecanismos comuns a qualquer doença crítica aguda, como hipóxia, hipotensão, inflamação, desregulação da glicemia, catabolismo e deficiências nutricionais, bem como consequências dos tratamentos ofertados para suporte de vida, incluindo intubação endotraqueal, ventilação mecânica, imobilização no leito, uso frequente de sedativos e interrupção do ciclo sono-vigília, podem contribuir para a ocorrência da PICS.[6]

A prevenção da PICS é parte fundamental das ações voltadas para a humanização dos cuidados intensivos. Reconhecer o potencial impacto da doença crítica e tratamentos de UTI na saúde, em longo prazo, dos sobreviventes e engajar na prevenção de incapacidades pós-UTI, podem resultar em melhoria da qualidade de vida dos pacientes e seus familiares e redução da carga de custos para a sociedade. Este capítulo tem por objetivo salientar aspectos modificáveis relacionados à UTI e ao manejo dos pacientes criticamente doentes que podem reduzir o risco de desenvolvimento da PICS.

Qual o foco da prevenção?

Redução do tempo de UTI, de ventilação mecânica e de complicações intra-hospitalares

A incidência de complicações em médio e longo prazos pós-UTI está relacionada fortemente à dificuldade de recuperação do evento agudo, ou seja, do tempo de ventilação mecânica e da UTI propriamente dita. Assim, estratégias que possam ajudar a acelerar a recuperação do paciente e reduzir o tempo de UTI, teoricamente, poderiam ser úteis na prevenção ou minimização das consequências físicas e neuropsicológicas pós-UTI.[12]

Redução da incidência e duração de delirium

O delirium e sua duração estão associados à disfunção neurocognitiva[13] e ao aumento da mortalidade no primeiro ano após a doença crítica.[11] As diretrizes para o manejo da dor, agitação e delirium[14] têm destacado a necessidade do seu reconhecimento, pois está presente em cerca de 30% dos pacientes criticamente doentes.[15] No entanto, em estudos observacionais, delirium foi corretamente diagnosticado em somente um terço dos casos.[16] Assim, o uso rotineiro de ferramentas validadas para o diagnóstico do delirium, como a Confusion Assessment Method for ICU (CAM-ICU), é fortemente recomendado pela literatura.[17]

Medidas farmacológicas[18-20] não parecem ter efeito na prevenção do delirium, diferentemente do uso de medidas preventivas não farmacológicas.[21,22] Os pacotes ABCDEF[21,23-25] (avaliar, prevenir e controlar a dor, realizar teste de ventilação espontânea com triagens de segurança e critérios de falha, escolha adequada de analgesia e sedação, avaliação e controle do delirium, mobilização precoce e exercícios, envolvimento e empoderamento da família) e eCASH[26] (manter o paciente mais alerta, calmo, confortável e cooperativo por meio de sedoanalgesia controlada e otimizada) englobam intervenções efetivas voltadas para reduzir a incidência e, consequentemente, as complicações relacionadas ao delirium.

O tratamento farmacológico do delirium com antipsicóticos também não parece trazer resultados favoráveis em curto ou longo prazo para os pacientes,[20] ressaltando a importância da sua prevenção e rápida reversão da causa primária (p. ex., infecção ou efeito adverso de fármaco).

Redução da fraqueza muscular adquirida em UTI

A incapacidade de se exercitar, de retomar suas atividades diárias e de retornar ao trabalho ocorre frequentemente nos sobreviventes de UTI,[6,27,28] e a fraqueza muscular adquirida em UTI parece ser o principal fator predisponente.[11,27,29] Polineuropatia, miopatia e atrofia por desuso podem ser detectadas precocemente por meio de testes clínicos[30,31] e eletrofisiológicos,[32] e se desenvolvem em aproximadamente um quarto dos pacientes que necessitam de suporte ventilatório por tempo prolongado.[32,33] Poucos dias de doença crítica levam a quantidades significativas de perda de massa corporal magra, apesar de nutrição ideal, causando fraqueza e, também, aumentando o risco de má cicatrização de feridas e infecções nosocomiais recorrentes.[34,35] Durante a doença aguda, ocorrem degradação e redução da síntese das proteínas musculares, o que leva a disfunções da macro e da microcirculação, o que auxilia na progressão da disfunção aguda multiorgânica[36] e disfunção persistente do músculo esquelético e das células mononucleares sanguíneas, gerando um estado inflamatório e de imunossupressão crônicos.[37] A fraqueza diafragmática segue os passos da fraqueza muscular periférica.[38] A lesão da fibra muscular passa por fases de atrofia e de remodelação, e está associada a assincronia, falha no desmame, ventilação prolongada e readmissão hospitalar.[38,39] Está também associada a aumento da mortalidade durante[33,39] e após a alta da UTI,[11,40] e a recuperação da potência muscular após a alta hospitalar pode não reduzir esse risco.[41]

Mobilização precoce, fisioterapia, adequado aporte proteico, redução da exposição a corticosteroides e bloqueadores neuromusculares, e redução do tempo de ventilação mecânica (por meio da minimização da exposição a sedativos e uso de estratégias sistemáticas de desmame ventilatório), podem contribuir para a redução da ocorrência de fraqueza muscular e suas consequências em longo prazo.

Manutenção do *continuum* do atendimento no pós-UTI

Assumindo que os cuidados intensivos de reabilitação devem ser realizados também fora do ambiente de UTI, a atenção prestada ao paciente sobrevivente de UTI (particularmente aquele com internação prolongada) deve ser proporcional ao intenso esforço dispendido pelas equipes durante a estadia na UTI. Assim, a implementação de protocolos específicos para atendimento desses pacientes nas enfermarias ou unidades de reabilitação, e também no *setting* ambulatorial, provavelmente, propiciará um melhor manejo multiprofissional e reduzirá reinternações e complicações em longo prazo.[12]

Como fazer a prevenção?

Efetivo e rápido tratamento das principais doenças e condições agudas em hospital e em UTI

Como referido anteriormente, nos últimos anos a medicina intensiva desenvolveu várias estratégias para manejo de condições agudas graves, como sepse, trauma e doenças neurológicas agudas, com importantes benefícios de redução da mortalidade em curto prazo. No entanto, apesar de parecer intuitivo que essas estratégias levem à redução de complicações em longo prazo, raros estudos focaram nesse tipo de avaliação, detendo-se, em geral, à mortalidade ou avaliações específicas (p. ex., disfunções respiratórias em sobreviventes de síndrome do desconforto respiratório agudo – SDRA, ou necessidade crônica de diálise em sobreviventes de insuficiência renal aguda). Apesar disso, recomenda-se que tais estratégias não sejam usadas apenas para objetivos em curto prazo, mas que as equipes de UTI olhem também para o futuro do paciente ao programar cada terapêutica salvadora de vida, para que assim se previnam sequelas futuras (Tabela 22.1).[42] Em paralelo, acredita-se que a implementação de clínicas pós-UTI possam, eventualmente, ajudar na avaliação de qualidade dessas estratégias intra-hospitalares.[42-45]

Melhora do ambiente de UTI

Os estressores ambientais presentes em UTI (ruídos, iluminação, temperatura, entre outros) estão relacionados a complicações em curto prazo, como modificação do padrão fisiológico do sono[46,47] e possível associação com *delirium*.[48] Com isso, têm sido sugeridas estratégias para reduzir, particularmente, o ruído e/ou iluminação desnecessários ou, eventualmente, uso de protetores auriculares ou máscaras oculares para proteger os pacientes, as quais estão associadas com maior satisfação e qualidade do sono durante a internação em UTI.[49] No entanto, o impacto de eventual modificação de cada um desses itens (ou mesmo do conjunto deles) não foi ainda estudado com relação aos potenciais efeitos em longo prazo.

Redução da sedação

Os pacientes gravemente doentes são propensos a sentir ansiedade e dor durante a doença aguda, e são tratados, sabiamente, com sedativos e analgésicos visando aliviar

TABELA 22.1		ESTRATÉGIAS VISANDO À PREVENÇÃO DA SÍNDROME PÓS-CUIDADOS INTENSIVOS (PICS)
	Estratégia	**Método**
A	Dor	• Mensuração objetiva e rotineira • Adequado controle da dor • Analgesia preemptiva (antes de procedimentos ou troca de curativos com potencial de causar dor) • Prevenção do uso desnecessário de opioides
B	Desmame precoce	• Interrupção diária da sedação • Testes diários de ventilação espontânea • Desmame ventilatório protocolizado para pacientes em ventilação prolongada
C	Sedação	• Uso de protocolo de sedação com metas objetivas • Prevenção de sedação profunda e prolongada • Redução do uso de benzodiazepínicos
D	*Delirium*	• Prevenção por meio de medidas não farmacológicas • Identificação e diagnóstico por meio de ferramentas validadas (p. ex., CAM-ICU) • Rápida reversão da causa primária
E	Mobilização precoce	• Equipe dedicada • Uso de protocolo com metas específicas
F	Engajamento familiar	• Desenvolvimento de estratégias de comunicação • Visita familiar estendida • Diários de UTI
	Qualidade do sono	• Redução de ruídos e excesso de luminosidade em horário de sono • Evitar procedimentos e monitorizações desnecessárias durante o horário do sono • Ajuste da ventilação mecânica para o sono • Oferecer protetores auriculares ou máscaras oculares
	Suporte nutricional	• Equipe dedicada • Individualização do tratamento • Continuidade do adequado suporte nutricional no período pós-UTI
	Clínicas pós-UTI	• Aconselhamento de pacientes e familiares • Reabilitação física, cognitiva e psicológica • Referenciamento para tratamentos especializados

Adaptada de Ely EW, 2017.[83]

a ansiedade, a dor e, em alguns casos, a agitação desses pacientes. Embora as medicações sedativas forneçam um benefício importante para muitos pacientes, está bem estabelecido que essas substâncias também podem afetar adversamente os resultados em UTI.[50] Sedação excessiva durante a internação em UTI leva a desfechos clínicos indesejáveis em curto[26,51] e longo[52] prazos; tendo efeito no tempo do desmame ventilatório, na capacidade do fisioterapeuta de programar mobilização precoce, na interatividade com os familiares, na disfunção cognitiva, no estresse pós-traumático, na qualidade de vida e na mortalidade.[26,51,50]

Estratégias destinadas a promover uma sedação mais leve incluem protocolos de sedação que dependem de escalas de sedação para guiar a titulação (p. ex., Richmond Agitation-Sedation Scale – RASS), interrupção diária de sedativos e prevenção de uso de benzodiazepínicos.[50] No entanto, a peça central de todas essas estratégias é o uso de um protocolo de sedação com metas objetivas.[53] Esses protocolos padronizam a tomada de decisão clínica e, portanto, reduzem a variabilidade desnecessária (ao mesmo tempo em que facilitam as variações apropriadas nos cuidados), melhorando a segurança e os resultados do paciente.

O desenvolvimento de *delirium* parece ser o elo fundamental entre a exposição aos sedativos em curto prazo e os resultados em longo prazo.[50] Um estudo demonstrou que a ausência de lembranças dos eventos ocorridos em UTI e o desenvolvimento de memórias delirantes durante a internação parecem ser os principais fatores de risco para o desenvolvimento de sintomas de estresse pós-traumático e a redução da qualidade de vida.[54] Além disso, o uso de benzodiazepínicos e opioides parece aumentar, adicionalmente, o risco de desenvolvimento desses desfechos.[54]

Controle adequado da dor

Apesar do fato de a dor ser estudada há muitos anos, ela está presente e não é bem controlada em cerca de 50% dos pacientes internados em UTI.[55] Uma das principais causas de dor em UTI são os procedimentos terapêuticos – ações inevitáveis e necessárias que são responsáveis pelas mudanças na intensidade da dor com relação ao repouso: implante de cateteres, aspiração traqueal, retirada de drenos, troca de curativos, entre outros.[55]

Atenção específica ao diagnóstico, prevenção, tratamento e controle da dor é um componente importante da alta qualidade do cuidado, pois a dor aumenta a resposta fisiológica ao estresse, piora a qualidade de vida dos pacientes e pode se tornar crônica;[5] lembrando que momentos de dor são momentos inesquecíveis para qualquer indivíduo. No conceito eCASH (analgesia confortável, mínima sedação e máxima humanização), a analgesia é o carro-chefe do cuidado centrado no paciente.[26] Atenção primária no controle da dor e comportamentos poupadores de opioides,[56,57] podem ter o potencial de diminuir a fraqueza adquirida em UTI e o *delirium* dos pacientes criticamente doentes. Mensuração rotineira da dor por meio de escalas próprias (p. ex., Escala Análogo-Visual ou Behaviour Pain Scale, para pacientes sem condições de se comunicar) também é fortemente recomendada.[55] A monitorização da dor (considerada o "quinto sinal vital") torna-se ainda mais importante ao se deparar com o possível efeito contrário do excesso (ou uso desnecessário) de sedativos/analgésicos durante o período hospitalar: a dependência de opioides, hoje considerada um problema de saúde pública nos Estados Unidos.[58]

Mobilização precoce e fisioterapia motora

Como já descrito previamente, a doença crítica pode levar ao desenvolvimento de fraqueza muscular, resultando em aumentos na mortalidade e na morbidade dos sobreviventes.[8,40,41,59] Somado a isso, até o momento, existem poucas intervenções oferecidas em

UTI que demonstrem melhora dos resultados na morbidade e na mortalidade dos sobreviventes da fase aguda. Estudos observacionais e pequenos ensaios clínicos randomizados mostraram que a mobilização precoce (começando dentro de 72 horas da admissão em UTI) é uma estratégia importante e viável para prevenir fraqueza adquirida em UTI, com melhora dos resultados funcionais na alta hospitalar, aumento dos dias livres de ventilação e redução na duração do *delirium*.[60,61]

Atualmente, o termo "mobilização" incorpora qualquer atividade física com intensidade suficiente para produzir benefícios fisiológicos, como aumento da circulação, ventilação, metabolismo muscular ou alerta. Com esse intuito, a mobilização precoce incorporou uma grande variedade de intervenções, incluindo movimentos passivos, estimulação elétrica neuromuscular, cicloergômetro elétrico, pranchas inclináveis e mobilização funcional, porém, com escassa investigação sobre seus efeitos individuais e sobre a dosagem do exercício.[60] Além disso, exercícios funcionais como sentar, ficar em pé, marcha estacionária e caminhar têm se tornado prática em UTI, mas enfrentado várias barreiras para a sua execução,[61] as quais incluem fatores relacionados aos pacientes (níveis de sedação e estabilidade fisiológica), fatores estruturais (perícia e número de pessoal), fatores processuais (falha na identificação do paciente adequado para mobilização precoce) e fatores culturais (crenças e hábitos).[61] O desenvolvimento de protocolos estruturados de mobilização e nomeação de equipes de mobilidade parece facilitar a implementação de mobilização precoce, porém, ainda sem comprovação dos efeitos em longo prazo.[60]

Poucos estudos conseguiram avaliar, adequadamente, os efeitos da mobilização precoce realizada em UTI em longo prazo.[60,62] Parte da razão para isso parece estar na dificuldade do recrutamento desse grupo populacional em estudos clínicos, heterogeneidade dos pacientes e das estratégias fisioterápicas utilizadas, grande perda de acompanhamento e inconsistência nos resultados medidos pelos ensaios clínicos randomizados.[60-62]

No entanto, mesmo sem nível de evidência elevado, aparentemente, a implementação de estratégias de mobilização e reabilitação "ultraprecoce" (ou seja, já no início do período de UTI) parece ser melhor que postergá-la para ser iniciada mais tardiamente ou mesmo após a alta da UTI.[63]

Liberação da ventilação mecânica

O músculo diafragma pode ser tão (ou mais) comprometido em pacientes críticos quanto os músculos periféricos.[64] Assim, estratégias que permitam a manutenção do *drive* ventilatório e uso do diafragma durante as fases de recuperação da insuficiência respiratória e durante o desmame (p. ex., a modalidade ventilação assistida ajustada neuralmente – NAVA), ou que melhorem o ajuste do ventilador às demandas do paciente continuamente (p. ex., ventilação assistida proporcional – PAV-*plus*, ou métodos automatizados de "alça fechada"), poderiam acelerar o tempo de desmame e, consequentemente, reduzir complicações, tempo de hospitalização e ter benefícios em longo prazo. No entanto, na prática, ainda não se têm demonstrado melhoras tão significativas no manejo do desmame quando se usam tais estratégias de ventilação mecânica (VM) tecnologicamente "inovadoras".[65]

Por outro lado, tentativas precoces de um despertar espontâneo da sedoanalgesia, associados a testes de ventilação espontânea (TVE), estão associados a maior velocidade no desmame e redução da mortalidade em um ano.[66,67] Assim, aparentemente, mais importante que a busca por modalidades ou inovações tecnológicas, a implementação de protocolos para detecção diária de pacientes que estejam "desnecessariamente" usando sedativos, ou que possam fazer um TVE (ou seja, um protocolo "*wake up and breath!*"), permitirá a liberação mais rápida da ventilação mecânica e reduzirá a incidência de complicações em médio e longo prazos, incluindo a PICS.

Suporte nutricional

Apesar das evidências da importância da desnutrição calórica, tanto no aumento da mortalidade em UTI quanto no desempenho muscular dos pacientes sobreviventes pós--UTI,[68] o suporte nutricional traz resultados controversos. O uso precoce de suporte calórico completo (ou seja, atingindo, na totalidade, os valores previstos ou medidos de gasto energético do paciente) durante os primeiros dias dos pacientes críticos, está associado ao aumento da mortalidade e piora da morbidade em curto e longo prazos, quando comparado a estratégias com menor quantidade de calorias ofertadas nesse período.[69] O papel da reposição proteica é igualmente controverso: apesar de diretrizes recomendarem alto aporte proteico na fase aguda da doença crítica, o benefício dessa estratégia nos desfechos em longo prazo ainda é incerto.[70] Portanto, o papel de diferentes estratégias de suporte nutricional na redução da fraqueza muscular adquirida em UTI (e prevenção de complicações em longo prazo) precisa ser melhor esclarecido em estudos futuros (*timing*, dose e duração da terapia).[71] A falta de uma estratégia nutricional individualizada, que considera as diferentes fases da doença crítica (dano, reparo e recuperação), pode explicar os resultados negativos de estudos recentes nos desfechos em longo prazo. Nesse sentido, a falta de adequado suporte nutricional no período pós-UTI (enfermaria e domicílio) – período no qual o paciente pode se beneficiar de um aporte nutricional mais intensivo – pode mitigar os potenciais benefícios da terapia nutricional na fase aguda da doença crítica.

Suporte familiar e cuidado centrado no paciente

Estratégias de comunicação com os familiares (troca de informações, prevenção de conflitos, cuidados de final de vida e aconselhamento de luto) têm sido reconhecidas cada vez mais como habilidades fundamentais de profissionais de UTI. Publicações destacam a necessidade de identificar melhor as necessidades dos membros da família que possam se beneficiar dessas intervenções durante e após internação em UTI, bem como o reflexo dessas estratégias, secundariamente, nos sobreviventes de UTI.[72-76]

Um estudo avaliou o impacto da intervenção psicológica precoce (ou seja, atendimento individualizado do paciente e família por um profissional psicólogo durante a UTI) nos desfechos em longo prazo. Ao avaliar pacientes com trauma, encontrou-se que pacientes que sofreram intervenção tiveram menor incidência de distúrbios psicológicos após um ano, bem como menor uso de medicações psiquiátricas.[77] A assistência psicológica dentro de uma mais ampla política de cuidado multiprofissional (ver a seguir), incluindo o uso de diários de UTI pelo paciente e pelos familiares, tem um impacto mais bem documentado na redução de complicações em longo prazo.[78]

Da mesma maneira, acredita-se que o papel do Serviço Social dentro dessa equipe possa ajudar o paciente e sua família a se prepararem para os vários problemas práticos que enfrentarão no período pós-UTI (p. ex., com relação a benefícios sociais e auxílios governamentais), uma vez que, mesmo em países desenvolvidos, o papel da privação socioeconômica nas consequências precoces e tardias pós-hospital tem sido descrito.[79]

Finalmente, uma política de visitação familiar estendida em UTI pode estar associada a menor incidência e menor tempo de *delirium*.[21] A menor ocorrência do *delirium* é um achado esperado ao permitir maior contato do paciente com os familiares. Sugere-se a presença da família no cenário de cuidados críticos como um meio de obter melhor controle da dor, reduzir o uso de sedativos e participar da reorientação e estimulação cognitiva dos pacientes. Esses benefícios têm sido associados à menor incidência de *delirium* em estudos que avaliam intervenções não farmacológicas multicomponentes para prevenir o *delirium* e constituem a justificativa para o componente F (engajamento familiar e empoderamento), do pacote ABCDEF, na abordagem baseada em evidências com objetivo de prevenir o *delirium*.[24,25]

Acompanhamento multiprofissional pós-UTI

O acompanhamento sistemático e regular de pacientes sobreviventes pós-UTI tem se popularizado nos últimos anos. Esse seguimento tem propiciado vários benefícios aos pacientes e familiares, aos serviços envolvidos e à própria comunidade científica, como: ser uma ferramenta de controle de qualidade das práticas realizadas durante a UTI; servir como motivação às equipes ao mostrar o impacto (positivo ou negativo) da correta aplicação das estratégias por elas realizadas em UTI; compreender a evolução natural das complicações subagudas e crônicas da doença crítica, bem como de situações específicas de pacientes criticamente enfermos (p. ex., ventilação mecânica prolongada, ou consequências crônicas do *delirium*); integrar o manejo e acompanhamento multiprofissional dos pacientes e seus familiares, permitindo a referência às diversas especialidades e profissionais envolvidos; diagnosticar, tratar e prevenir complicações específicas nesses pacientes (p. ex., estímulos cognitivos, reabilitação física e terapia psicológica).[43,44,80] Contudo, devido aos custos e demanda de profissionais, e à heterogeneidade dos serviços, a maneira que esse acompanhamento é feito é muito variada: avaliação telefônica, clínicas ambulatoriais estruturadas ou mesmo avaliação domiciliar. Mais importante, a eficiência desse seguimento (quando feito pela equipe de UTI) na efetiva recuperação dos pacientes, quando comparado a serviços estruturados de reabilitação, tem sido questionada.[81,82] De qualquer maneira, sejam liderados ou não pelas equipes de UTI, tais serviços de seguimento hoje são considerados peça importante dentro do sistema de saúde na continuidade do manejo dos pacientes sobreviventes pós-UTI, e hoje é uma prática recomendada por *experts*.[12]

Referências bibliográficas

1. Kaukonen KM, Bailey M, Suzuki S, Pilcher D, Bellomo R. Mortality related to severe sepsis and septic shock among critically ill patients in Australia and New Zealand, 2000-2012. JAMA. 2014; 311(13):1308-16. doi: 10.1001/jama.2014.2637.
2. Hutchings A, Durand MA, Grieve R, et al. Evaluation of modernisation of adult critical care services in England: Time series and cost effectiveness analysis. BMJ. 2009; 339(7730):1130. doi: 10.1136/bmj.b4353.
3. Rhee C, Dantes R, Epstein L, et al. Incidence and trends of sepsis in US hospitals using clinical vs claims data, 2009-2014. J Am Med Assoc. 2017; 318(13):1241-9. doi: 10.1001/jama.2017.13836.
4. Prince E, Gerstenblith TA, Davydow D, Bienvenu OJ. Psychiatric Morbidity After Critical Illness. Crit Care Clin. 2018; 34(4):599-608. doi: 10.1016/j.ccc.2018.06.006.
5. Azoulay E, Vincent JL, Angus DC, et al. Recovery after critical illness: Putting the puzzle together-a consensus of 29. Crit Care. 2017; 21(1):1-7. doi: 10.1186/s13054-017-1887-7.
6. Prescott HC, Angus DC. Enhancing recovery from sepsis: A review. J Am Med Assoc. 2018; 319(1):62-75. doi: 10.1001/jama.2017.17687.
7. Cameron JI, Chu LM, Matte A, et al. One-Year Outcomes in Caregivers of Critically Ill Patients. N Engl J Med. 2016; 374(19):1831-41. doi: 10.1056/NEJMoa1511160.
8. Rydingsward JE, Horkan CM, Mogensen KM, Quraishi SA, Amrein K, Christopher KB. Functional Status in ICU Survivors and Out of Hospital Outcomes. Crit Care Med. 2016; 44(5):869-79. doi: 10.1097/CCM.0000000000001627.
9. Sakusic A, O'Horo JC, Dziadzko M, et al. Potentially Modifiable Risk Factors for Long-Term Cognitive Impairment After Critical Illness: A Systematic Review. Mayo Clin Proc. 2018; 93(1):68-82. doi: 10.1016/j.mayocp.2017.11.005.
10. Hodgson CL, Udy AA, Bailey M, et al. The impact of disability in survivors of critical illness. Intensive Care Med. 2017; 43(7):992-1001. doi: 10.1007/s00134-017-4830-0.

11. Schuler A, Wulf DA, Lu Y, et al. The impact of acute organ dysfunction on long-term survival in sepsis. Crit Care Med. 2018; 46(6):843-9. doi: 10.1097/CCM.0000000000003023.
12. Angus DC. Surviving Intensive Care: a report from the 2002 Brussels Roundtable. Intensive Care Med. 2003; 29:368-77. doi: 10.1007/s00134-002-1624-8.
13. BRAIN-ICU Study Investigators, Pandharipande PP, Girard TD, et al. Long-Term Cognitive Impairment after Critical Illness. N Engl J Med. 2013; 369(14):1306-16. doi: 10.1056/NEJMoa1301372.
14. Baron R, Binder A, Biniek R, et al. Evidence and consensus based guideline for the management of delirium, analgesia, and sedation in intensive care medicine. Revision 2015 (DAS-guideline 2015) – short version. Ger Med Sci. 2015; 13:2-42. doi: 10.3205/000223.
15. Salluh JIF, Wang H, Schneider EB, et al. Outcome of delirium in critically ill patients: systematic review and meta-analysis. BMJ. 2015; 350:h2538. doi: 10.1136/bmj.h2538.
16. Spronk PE, Riekerk B, Hofhuis J, Rommes JH. Occurrence of delirium is severely underestimated in the ICU during daily care. Intensive Care Med. 2009; 35(7):1276-80. doi: 10.1007/s00134-009-1466-8.
17. Jones RN, Cizginer S, Pavlech L, et al. Assessment of Instruments for Measurement of Delirium Severity. JAMA Intern Med. 2018; 02459:1-9. doi: 10.1001/jamainternmed.2018.6975.
18. Santos E, Cardoso D, Neves H, Cunha M, Rodrigues M, Apóstolo J. Effectiveness of haloperidol prophylaxis in critically ill patients with a high risk of delirium: A systematic review. JBI Database Syst Rev Implement Rep. 2017; 15(5):1440-72. doi: 10.11124/JBISRIR-2017-003391.
19. Neufeld KJ, Yue J, Robinson TN, Inouye SK, Needham DM. Antipsychotic Medication for Prevention and Treatment of Delirium in Hospitalized Adults: A Systematic Review and Meta-Analysis. J Am Geriatr Soc. 2016; 64(4):705-14. doi: 10.1111/jgs.14076.
20. Bannon L, McGaughey J, Verghis R, Clarke M, McAuley DF, Blackwood B. The effectiveness of non-pharmacological interventions in reducing the incidence and duration of delirium in critically ill patients: a systematic review and meta-analysis. Intensive Care Med; 2018. doi: 10.1007/s00134-018-5452-x.
21. Nassar Jr AP, Besen BAMP, Robinson CC, Falavigna M, Teixeira C, Rosa RG. Flexible Versus Restrictive Visiting Policies in ICUs: A Systematic Review and Meta-Analysis. Crit Care Med. 2018; 46(7):1175-80. doi: 10.1097/CCM.0000000000003155.
22. Zaal IJ, Tekatli H, van der Kooi AW, et al. Classification of daily mental status in critically ill patients for research purposes. J Crit Care. 2015; 30(2):375-80. doi: 10.1016/j.jcrc.2014.10.031.
23. Trogrlić Z, van der Jagt M, Bakker J, et al. A systematic review of implementation strategies for assessment, prevention, and management of ICU delirium and their effect on clinical outcomes. Crit Care. 2015; 19(1):157. doi: 10.1186/s13054-015-0886-9.
24. Pun BT, Balas MC, Barnes-Daly MA, et al. Caring for Critically Ill Patients with the ABCDEF Bundle: Results of the ICU Liberation Collaborative in Over 15,000 Adults. Crit Care Med. 2019; 47(1):3-14. doi: 10.1097/CCM.0000000000003482.
25. Prescott HC. Preventing Chronic Critical Illness and Rehospitalization: A Focus on Sepsis. Crit Care Clin. 2018; 34(4):501-13. doi: 10.1016/j.ccc.2018.06.002.
26. Vincent JL, Shehabi Y, Walsh TS, et al. Comfort and patient-centred care without excessive sedation: the eCASH concept. Intensive Care Med. 2016; 42(6):962-71. doi: 10.1007/s00134-016-4297-4.
27. Bein T, Weber-Carstens S, Apfelbacher C. Long-term outcome after the acute respiratory distress syndrome: Different from general critical illness? Curr Opin Crit Care. 2018; 24(1):35-40. doi: 10.1097/MCC.0000000000000476.
28. Rosa RG, Kochhann R, Berto P, et al. More than the tip of the iceberg: association between disabilities and inability to attend a clinic-based post-ICU follow-up and how it may impact on health inequalities. Intensive Care Med. 2018; 44(8):1352-4. doi: 10.1007/s00134-018-5146-4.
29. Wieske L, Dettling-Ihnenfeldt DS, Verhamme C, et al. Impact of ICU-acquired weakness on post-ICU physical functioning: a follow-up study. Crit Care. 2015; 19(1):196. doi: 10.1186/s13054-015-0937-2.
30. Vanpee G, Hermans G, Segers J, Gosselink R. Assessment of Limb Muscle Strength in Critically Ill Patients. Crit Care Med. 2014; 42(3):701-11. doi: 10.1097/CCM.0000000000000030.
31. Fan E, Cheek F, Chlan L, et al. An official american thoracic society clinical practice guideline: The diagnosis of intensive care unit-acquired weakness in adults. Am J Respir Crit Care Med. 2014; 190(12):1437-46. doi: 10.1164/rccm.201411-2011ST.
32. Hermans G, Van den Berghe G. Clinical review: intensive care unit acquired weakness. Crit

Care. 2015; 19(1):274. doi: 10.1186/s13054-015-0993-7.
33. De Jonghe B, Sharshar T, Lefaucheur J, et al. Paresis Acquired in the Intensive Care Unit. JAMA. 2002; 288(22):2859-67. doi: 10.1001/jama.288.22.2859.
34. Rosenthal MD, Kamel AY, Rosenthal CM, Brakenridge S, Croft CA, Moore FA. Chronic Critical Illness: Application of What We Know. Nutr Clin Pract. 2018; 33(1):39-45. doi: 10.1002/ncp.10024.
35. Batt J, Herridge M, dos Santos C. Mechanism of ICU-acquired weakness: skeletal muscle loss in critical illness. Intensive Care Med. 2017; 43(12):1844-6. doi: 10.1007/s00134-017-4758-4.
36. Maestraggi Q, Lebas B, Clere-Jehl R, et al. Skeletal Muscle and Lymphocyte Mitochondrial Dysfunctions in Septic Shock Trigger ICU-Acquired Weakness and Sepsis-Induced Immunoparalysis. Biomed Res Int; 2017. doi: 10.1155/2017/7897325.
37. Mira JC, Gentile LF, Mathias BJ, et al. Sepsis pathophysiology, chronic critical illness, and persistent inflammation-immunosuppression and catabolism syndrome. Crit Care Med. 2017; 45(2):253-62. doi: 10.1097/CCM.0000000000002074.
38. Dres M, Dub B, Mayaux J, Delemazure J, Reuter DA, Brochard, Laurent J, et al. Coexistence and Impact of Limb Muscle and Diaphragm Weakness at Time of Liberation from Mechanical Ventilation in Medical Intensive. Am J Respir Crit Care Med. 2017; 195(1):57-66. doi: 10.1164/rccm.201602-0367OC.
39. dos Santos P, Teixeira C, Savi A, et al. The Critical Illness Polyneuropathy in Septic Patients with Prolonged Weaning from Mechanical Ventilation: Is the Diaphragm also affeced? a pilot study. Respir Care. 2012; 57(10):1594-601.
40. Hermans G, et al. Acute outcomes and 1-year mortality of ICU-acquired weakness: A cohort study and propensity matched analysis. Am J Respir Crit Care Med. 2016; 190(4):410-20. doi: 10.2134/agronj2016.02.0112.
41. Dinglas VD, Aronson Friedman L, Colantuoni E, et al. Muscle Weakness and 5-Year Survival in Acute Respiratory Distress Syndrome Survivors. Crit Care Med. 2017; 45(3):446-53. doi: 10.1097/CCM.0000000000002208.
42. Granja C, Amaro A, Dias C, Costa-Pereira A. Outcome of ICU survivors : a comprehensive review. The role of patient-reported outcome studies. Acta Anaesthesiol Scand. 2012; 56:1092-103. doi: 10.1111/j.1399-6576.2012.02686.x.
43. Duarte AD, Costa JB, Silvana II, et al. Characteristics and Outcomes of Intensive Care Unit Survivors: Experience of a Multidisciplinary Outpatient Clinic in a Teaching Hospital. Clinics. 2017; 72(12):764-72. doi: 10.6061/clinics/2017(12)08.
44. Sevin CM, Bloom SL, Jackson JC, Wang L, Ely EW, Stollings JL. Comprehensive care of ICU survivors: Development and implementation of an ICU recovery center. J Crit Care. 2018; 46:141-8. doi: 10.1016/j.jcrc.2018.02.011.
45. Teixeira C, Rosa RG. Post-intensive care outpatient clinic: Is it feasible and effective? A literature review. Rev Bras Ter Intensiva. 2018; 30(1). doi: 10.5935/0103-507X.20180016.
46. Simons KS, Verweij E, Lemmens PMC, et al. Noise in the intensive care unit and its influence on sleep quality: a multicenter observational study in Dutch intensive care units. Crit Care. 2018; 22:4-11.
47. Persson K, Elmenhorst E, Croy I, Pedersen E. Improvement of intensive care unit sound environment and analyses of consequences on sleep : an experimental study. Sleep Med. 2013; 14(12):1334-40. doi: 10.1016/j.sleep.2013.07.011.
48. Pol I Van De, Iterson M Van, Maaskant J. Intensive and Critical Care Nursing Effect of nocturnal sound reduction on the incidence of delirium in intensive care unit patients: An interrupted time series analysis. Intensive Crit Care Nurs. 2017; 41:18-25. doi: 10.1016/j.iccn.2017.01.008.
49. Litton E, Carnegie V, Elliott R, Webb SAR. The Efficacy of Earplugs as a Sleep Hygiene Strategy for Reducing Delirium in the ICU: A Systematic Review and Meta-Analysis. Crit Care Med. 2016; 44(5):992-9. doi: 10.1097/CCM.0000000000001557.
50. Girard TD. Sedation, Delirium, and Cognitive Function After Critical Illness. Crit Care Clin. 2018; 34(4):585-98. doi: 10.1016/j.ccc.2018.06.009.
51. Stephens RJ, Dettmer MR, Roberts BW, et al. Practice patterns and outcomes associated with early sedation depth in mechanically ventilated patients: A systematic review and meta-analysis. Crit Care Med. 2018; 46(3):471-9. doi: 10.1097/CCM.0000000000002885.
52. Balzer F, Weiß B, Kumpf O, et al. Early deep sedation is associated with decreased in-hospital and two-year follow-up survival. Crit Care. 2015; 19(1):1-9. doi: 10.1186/s13054-015-0929-2.
53. Girard TD, Alhazzani W, Kress JP, et al. An Official American Thoracic Society/American College of Chest Physicians Clinical Practice Guideline:

53. Girard TD, Alhazzani W, Kress JP, et al. Liberation from mechanical ventilation in critically ill adults rehabilitation protocols, ventilator liberation protocols, and cuff leak tests. Am J Respir Crit Care Med. 2017; 195(1):120-33. doi: 10.1164/rccm.201610-2075ST.
54. Burry L, Cook D, Herridge M, et al. Recall of ICU stay in patients managed with a sedation protocol or a sedation protocol with daily interruption. Crit Care Med. 2015; 43(10):2180-90. doi: 10.1097/CCM.0000000000001196.
55. Azevedo- IF, Desantana JM. Pain measurement techniques : spotlight on mechanically ventilated patients. J Pain Res. 2018; 11:2969-80. doi: 10.2147/JPR.S151169.
56. Patanwala AE, Martin JR, Erstad BL. Ketamine for Analgosedation in the Intensive Care Unit: A Systematic Review. J Intensive Care Med. 2017; 32(6):387-95. doi: 10.1177/0885066615620592.
57. Ng KT, Shubash CJ, Chong JS. The effect of dexmedetomidine on delirium and agitation in patients in intensive care: systematic review and meta-analysis with trial sequential analysis. Anaesthesia; 2018. doi: 10.1111/anae.14472.
58. Olsen Y. The CDC Guideline on Opioid Prescribing: Rising to the Challenge. J Am Med Assoc. 2016; 315(15):1577-9. doi: 10.1001/jama.2016.1464.2.
59. Medrinal C, Prieur G, Frenoy E, et al. Respiratory weakness after mechanical ventilation is associated with one-year mortality – a prospective study. Crit Care. 2016; 20(1):1-7. doi: 10.1186/s13054-016-1418-y.
60. Paton M, Lane R, Hodgson CL. Early Mobilization in the Intensive Care Unit to Improve Long-Term Recovery. Crit Care Clin. 2018; 34(4):557-71. doi: 10.1016/j.ccc.2018.06.005.
61. Fuest K, Schaller SJ. Recent evidence on early mobilization in critical-Ill patients. Curr Opin Anaesthesiol. 2018; 31(2):144-50. doi: 10.1097/ACO.0000000000000568.
62. Hodgson C, Cuthbertson BH. Improving outcomes after critical illness: harder than we thought! Intensive Care Med. 2016; 42(11):1772-4. doi: 10.1007/s00134-016-4526-x.
63. Paton M, Cardio M, Lane R. Early Mobilization in the Intensive Care Unit to Improve Long-Term Recovery Mobilization Rehabilitation Recovery Intensive care ICU Dosage. Crit Care Clin. 2018; 34:557-71. doi: 10.1016/j.ccc.2018.06.005.
64. Dres M, Demoule A. Diaphragm dysfunction during weaning from mechanical ventilation: an underestimated phenomenon with clinical implications. Crit Care. 2018; 22:73.
65. Luiz R, Akoumianaki E, Brochard L. Nonconventional ventilation techniques. Curr Opin Crit Care. 2013; 19:31-7. doi: 10.1097/MCC.0b013e32835c517d.
66. Mehta S, Burry L, Cook D, et al. Daily sedation interruption in mechanically ventilated critically ill patients cared for with a sedation protocol: A randomized controlled trial. J Am Med Assoc. 2012; 308(19):1985-92. doi: 10.1001/jama.2012.13872.
67. Girard TD, et al. Efficacy and safety of a paired sedation and ventilator weaning protocol for mechanically ventilated patients in intensive care (Awakening and Breathing Controlled trial): a randomised controlled trial. Lancet. 2008; 371 (9607):126-34. doi: doi: 10.1016/S0140-6736(08)60105-1.
68. Heyland DK, Cahill N, Day AG. Optimal amount of calories for critically ill patients: Depends on how you slice the cake! Crit Care Med. 2011; 39(12):2619-26. doi: 10.1097/CCM.0b013e318226641d.
69. Arabi YM, et al. Permissive Underfeeding or Standard Enteral Feeding in Critically Ill Adults. New Engl J Med. 2015; 372(25):2398-408. doi: 10.1056/NEJMoa1502826.
70. Rooyackers O, Rehal MS, Liebau F, et al. High protein intake without concerns? Crit Care. 2017; 21:106. doi: 10.1186/s13054-017-1699-9.
71. Hermans G, Casaer MP, Clerckx B, et al. Effect of tolerating macronutrient deficit on the development of intensive-care unit acquired weakness: A subanalysis of the EPaNIC trial. Lancet Respir Med. 2013; 1(8):621-9. doi: 10.1016/S2213-2600(13)70183-8.
72. White DB, Angus DC, Shields A-M, et al. A Randomized Trial of a Family-Support Intervention in Intensive Care Units. N Engl J Med. 2018; 378(25):2365-75. doi: 10.1056/NEJMoa1802637.
73. Lautrette A, Darmon M, Megarbane B, et al. A Communication Strategy and Brochure for Relatives of Patients Dying in the ICU. N Engl J Med. 2007; 356(5):469-78. doi: 10.1056/NEJMoa063446.
74. Curtis JR, Treece PD, Nielsen EL, et al. Randomized trial of communication facilitators to reduce family distress and intensity of end-of-life care. Am J Respir Crit Care Med. 2016; 193(2):154-62. doi: 10.1164/rccm.201505-0900OC.
75. Carson SS, Cox CE, Wallenstein S, et al. Effect of Palliative Care-Led Meetings for Families of Patients With Chronic Critical Illness. JAMA. 2016; 316(1):51. doi: 10.1001/jama.2016.8474.
76. El Khamali R, Mouaci A, Valera S, et al. Effects of a Multimodal Program Including Simulation on Job Strain among Nurses Working in

Intensive Care Units: A Randomized Clinical Trial. J Am Med Assoc; 2018. doi: 10.1001/jama.2018.14284.
77. Peris A, Iozzelli D, Migliaccio ML, et al. Early intra-intensive care unit psychological intervention promotes recovery from post traumatic stress disorders, anxiety and depression symptoms in critically ill patients. Crit Care. 2011; 15:R41. doi: 10.1186/cc10003.
78. Lane-fall MB, Kuza CM, Fakhry S, Kaplan LJ. The Lifetime Effects of Injury Postintensive Care Syndrome and Posttraumatic Stress Disorder. Anesthesiol Clin. 2019; 37:135-50. doi: 10.1016/j.anclin.2018.09.012.
79. Bastian K, Hollinger A, Mebazaa A, et al. Association of social deprivation with 1-year outcome of ICU survivors: results from the FROG-ICU study. Intensive Care Med. 2018; 44(12):2025-37. doi: 10.1007/s00134-018-5412-5.
80. Meyer J, Brett SJ, Waldmann C. Should ICU clinicians follow patients after ICU discharge? Yes. Intensive Care Med. 2018; 44(9):1539-41. doi: 10.1007/s00134-018-5260-3.
81. Kumar B, Vijayaraghavan T, Willaert X, Cuthbertson BH. Should ICU clinicians follow patients after ICU discharge? No. Intensive Care Med. 2018; 44(9):1542-4. doi: 10.1007/s00134-018-5117-9.
82. Rosa RG, Kochhann R, Berto P, et al. More than the tip of the iceberg: association between disabilities and inability to attend a clinic-based post-ICU follow-up and how it may impact on health inequalities. Intensive Care Med. 2018; 44(8). doi: 10.1007/s00134-018-5146-4.
83. Ely EW. The ABCDEF Bundle: Science and Philosophy of How ICU Liberation Serves Patients and Families. Crit Care Med. 2017; 45(2): 321-30.

Arquitetura de UTI em Prol da Humanização

Marcos Antonio Cavalcanti Gallindo
Regis Goulart Rosa

O ambiente de UTI, o paciente e os familiares

A unidade de terapia intensiva (UTI) existe há menos de 70 anos. Muitos atribuem seu aparecimento à pandemia de poliomielite ocorrida por volta de 1952, quando os médicos Lassen e Bjorn Ibsen, do Hospital Blegdam, em Copenhagen, decidiram ofertar ventilação por pressão positiva à grande quantidade de pacientes que se apresentava com insuficiência respiratória, a qual, naquele contexto, estava associada a taxas de mortalidade ao redor de 90%.[1] Eles decidiram contratar pessoas para ventilar, manualmente, até 70 pacientes por dia e conseguiram reduzir as taxas de mortalidade para cerca de 40%. Por volta de 1953, ao decidir colocar esses pacientes em um mesmo ambiente e com uma enfermeira dedicada a cada paciente, nascia a UTI. Desde então, o rápido desenvolvimento tecnológico em métodos diagnósticos, terapêuticos e de suporte à vida, transformaram completamente o atendimento de pacientes críticos ao longo dos anos, e reduziram drasticamente as taxas de mortalidade.[2,3]

Por se tratar de um ambiente complexo devido à necessidade de equipamentos, recursos humanos especializados e padronização de processos, desde o seu princípio, as UTI se caracterizaram pela restrição da presença de familiares e/ou amigos dos pacientes, sob uma série de alegações, incluindo falta de espaço e suposto aumento de riscos (estresse, infecções, desorganização dos cuidados, sobrecarga de trabalho, *burnout*, entre outros).[4] Assim, as UTI evoluíram como locais de alta tecnologia e com profissionais altamente qualificados, porém funcionando sob a ótica da organização assistencial e não das preferências dos pacientes e seus familiares: ambientes frios, com pouca privacidade, sem iluminação natural, pouco favoráveis à qualidade do sono; múltiplos procedimentos diagnósticos/terapêuticos (muitas vezes desconfortáveis ou, até mesmo, dolorosos); despersonalização dos cuidados (todos os pacientes tratados da mesma maneira); restrição do contato do paciente com o seu mundo afetivo. Nesse modelo de UTI, os pacientes eram dispostos em grandes salões em leitos numerados, próximos uns dos outros, muitas vezes separados, quando muito, por cortinas. Do ponto de vista arquitetônico, a preocupação maior era posicionar os leitos de maneira a garantir maior eficiência no cuidado: disposição de modo que a vigilância pela equipe fosse otimizada e proximidade de suporte de gases terapêuticos e pontos de eletricidade para apropriado funcionamento do maquinário de suporte de vida.

Entretanto, nos últimos anos, a percepção de que esse ambiente, a despeito de facilitar a assistência, pode ser nocivo aos pacientes e seus familiares, ganhou força.[5] A admissão em uma UTI significa, para muitos indivíduos, uma mudança repentina na percepção sobre seu estado de saúde, expondo-os a uma situação de total perda de controle sobre sua vida, até então bastante previsível, e trazendo a consciência do risco de morte. Estudos avaliando os principais estressores em UTI apontam que a restrição do contato com familiares, o barulho, a perda de controle sobre o corpo, a presença de tubos, cateteres e sondas, os procedimentos dolorosos, o medo, a privação do sono e a falta de privacidade, estão na lista de principais experiências desagradáveis relatadas pelos pacientes.[6] Já para familiares, a falta de comunicação e de suporte emocional figuram entre as principais barreiras para satisfação com os cuidados.[7] Todos esses fatores estão associados com risco aumentado para morbidade em longo prazo, tanto para sobreviventes de doença crítica quanto para familiares cuidadores.[8] Assim, os aspectos humanos do paciente e familiares em UTI, até então indevidamente esquecidos, passaram a ser considerados também fundamentais.[5,8] Os termos "atendimento humanizado", "UTI humanizada" e "cuidado centrado no paciente" começaram a fazer parte do dia a dia de toda a equipe multiprofissional de UTI, culminando no conceito de "UTI de portas abertas". Os muitos anos de experiência nas maternidades e UTI pediátricas com atendimento humanizado, juntos aos estudos mais recentes em UTI adulta apontando para os benefícios e segurança da presença do familiar em UTI, têm levado muitas unidades a permitir o acompanhante por períodos prolongados ou, até mesmo, em tempo integral.[9] Além disso, a melhoria dos processos de comunicação e de suporte emocional para pacientes e familiares tem figurado de maneira cada vez mais consistente na rotina assistencial de UTI.

Para que se possa oferecer esse ambiente mais "humano" e acolhedor ao paciente e seu familiar, o projeto arquitetônico da UTI deve ser cuidadosamente pensado, incluindo eventuais adaptações do espaço físico e da decoração. Também é importante ter a consciência de que os aspectos humanísticos de um determinado projeto devem ser adequadamente balanceados aos aspectos econômicos, considerando que a UTI também é uma unidade de negócios de uma empresa de saúde, seja pública ou privada.[10]

Atualmente, não podemos nos furtar ao conceito da "experiência do cliente", e considerando que nosso cliente é o paciente, seus familiares, amigos e sua equipe assistente, o projeto arquitetônico de uma UTI deve ter esse conceito como norteador para que o ambiente seja capaz de proporcionar o melhor tratamento intensivo disponível a um paciente crítico e, ao mesmo tempo, ser capaz de oferecer conforto, acolhimento, privacidade e entretenimento para os clientes, não se limitando aos requisitos mínimos legais descritos nas resoluções de diretoria colegiada RDC nº 50, de 21 de fevereiro de 2002, RDC nº 307, de 14 de novembro de 2002, e RDC nº 189, de 18 de julho de 2003. Finalmente, o projeto arquitetônico é apenas uma faceta do atendimento humanizado. A experiência percebida pelo cliente (atendimento eficiente, personalizado e humanizado) depende muito de como a equipe de profissionais de UTI usa suas habilidades técnicas, empatia e comunicação, de modo mais adequado em um ambiente projetado para potencializar esse atendimento. Uma UTI pode precisar ser construída ou reformada por diversos motivos, incluindo avanço tecnológico, mudança de estratégia do serviço, necessidade de adequação a novas normas, ou mesmo opção por oferecer mais conforto. Em geral, construir uma UTI nova costuma ser mais custo-efetivo que reformar uma unidade muito antiga. Para tomar a melhor decisão diante de interesses por vezes antagônicos, arquitetos, engenheiros, profissionais de tecnologia da informação, gestores e profissionais de saúde devem tomar decisões compartilhadas quanto ao projeto arquitetônico de uma UTI.[11]

Como a arquitetura pode facilitar a humanização

O grande objetivo de um projeto arquitetônico de uma UTI deve ser a criação de um ambiente curador, cujo resultado seja capaz de influenciar positivamente os desfechos de pacientes e familiares.[11] Para isso, arquitetos e engenheiros devem ter experiência, conhecer outros serviços (*benchmark*) e consultar todos os clientes em potencial envolvidos, de maneira a conhecer as necessidades de pacientes, familiares e da equipe multiprofissional de UTI, bem como os requerimentos necessários para monitorização, diagnóstico, tratamento e segurança do paciente criticamente enfermo.

Espaço físico

O ambiente de uma UTI deve ser acolhedor para os pacientes, seus familiares e para os profissionais de saúde. Transformar o espaço físico para atingir essa meta requer várias abordagens, como uso de materiais e acabamentos que reduzam ruído, facilitem a limpeza e o controle de infecções, aproveitem a luz natural e permitam visão da natureza exterior. Também é importante o uso de móveis e equipamentos que reduzam o estresse físico e psicológico, sejam ergonômicos e permitam o máximo de conforto ao paciente e familiares. Um ambiente de trabalho confortável para os profissionais de saúde está associado a maior satisfação dos pacientes e familiares e menor índice de *turnover* da equipe.[12]

O projeto deve considerar também qual a população a ser atendida na UTI que está sendo criada: quais as suas necessidades, com qual frequência determinadas situações ocorrem, qual o melhor fluxo de trabalho e qual a regulamentação vigente. No mínimo, deve-se incluir no projeto a área de cuidado direto ao paciente (leito e tudo o que é necessário ao seu funcionamento em situações de extrema gravidade), a área de prescrição (onde profissionais de saúde poderão planejar e determinar o cuidado do paciente), a área de preparo de medicações, a área de reabilitação física (local destinado à realização de atividades de mobilização e exercícios físicos), a área de expurgo, a área de apoio familiar (incluindo sala de estar, sala para conferências com a equipe da UTI e local para alimentação), a área administrativa e a área de repouso para profissionais de saúde.[11]

Boxe/quarto do paciente

Leitos individuais e completamente separados estão associados a maior segurança para o paciente e permitem maior privacidade, personalização do controle térmico e qualidade do sono.[13-15] Idealmente, o boxe/quarto deve incluir, além dos materiais de suporte ao paciente (leito e materiais necessários para monitorização, suporte de vida e reabilitação), acomodações confortáveis para seus entes queridos (p. ex., cadeiras, sofás ou poltronas).

O uso de estativas para suporte de aparelhos voltados para a monitorização (p. ex., monitor multiparamétrico) ou tratamento (p. ex., bombas de infusão, respirador) do paciente pode permitir otimização de espaço e maior facilidade para a rápida reconfiguração do boxe/quarto em casos de urgência ou preferências de pacientes e familiares. A disponibilização de elevador para transporte e poltrona, destinada para mobilização do paciente, também pode impactar positivamente na sua reabilitação física, acelerando a sua recuperação e reduzindo o tempo de permanência na UTI.[16]

Dentro do boxe/quarto, a presença de painel magnético para fotos e móveis, para que o paciente possa colocar objetos de estima, pode contribuir para a criação de um ambiente personalizado. Para facilitar a orientação, relógios com data visível devem estar dispostos ao alcance dos olhos dos pacientes e devem ser de tamanho suficiente para a rápida identificação da data e hora.

Portas e janelas devem, ao mesmo tempo, permitir a fácil visualização do paciente e do ambiente exterior, e garantir a privacidade sempre que necessário. Para isso, há várias soluções possíveis, incluindo cortinas e divisórias específicas para UTI com acionamento manual ou por controle remoto. Possibilitar ao paciente a visão de um ambiente externo, preferencialmente que envolva a natureza (p. ex., jardim ou bosque), pode contribuir para a redução de estresse, ansiedade e *delirium*.[17,18]

A escolha das cores do ambiente também é importante: tons de verde e azul são relaxantes.[19] Para os pacientes restritos ao leito, uma atenção ao teto, que pode ser decorado, pode aliviar a frieza do ambiente. Imagens abstratas ou geométricas devem ser evitadas na decoração pois estão associadas a *delirium*.[20]

Temperatura

O projeto da UTI deve, idealmente, permitir que o paciente e familiar tenham total controle da temperatura do ambiente, exceto em situações na qual o controle térmico intensivo faz parte do tratamento do paciente.[21] O conforto térmico universal em UTI que funcione em um grande salão não é possível, considerando que cada indivíduo tem percepção diferente de frio ou calor.

Iluminação e ruído

Biologicamente, temos um ciclo sono-vigília cuja variação depende de uma série de fatores e estímulos ao longo das 24 horas. A luz é o principal deles; mas outros, como falta de atividade física, ruído, alimentação enteral contínua, medicamentos, procedimentos e exames, podem levar à fragmentação da arquitetura do sono que, além de aumentar o risco de *delirium* e mudanças de humor, pode repercutir negativamente na resposta imunológica, na atividade simpática e no controle glicêmico dos pacientes.[22] O uso de diferentes intensidades e graduações de luz ao longo das 24 horas pode contribuir para a manutenção de um ciclo sono-vigília fisiológico. A luz natural da manhã tende ao espectro azul e ajuda a despertar, enquanto a luz laranja do entardecer contribui para indução do sono.[11,23] A redução da luminosidade à noite também contribui para a otimização da qualidade do sono. Assim, para um ambiente mais adaptável aos ciclos naturais, a unidade deve permitir a entrada de luz natural em abundância, mas controlável. A escolha das luminárias da UTI deve ser cuidadosa, a ponto de permitir luz indireta de intensidade ajustável e, se possível, com ajuste de temperatura da cor da luz (cor ajustável entre o quente/luz amarela e o frio/luz branca ou azul). Sistemas de fitas de LED também podem permitir cromoterapia. Ao mesmo tempo, focos de luz direcionáveis ao paciente devem existir para facilitar procedimentos médicos. Luzes de leitura controláveis para o paciente e familiar podem ser disponibilizadas.

O ruído é uma outra queixa frequente dos pacientes, e está intimamente relacionada à qualidade do sono.[22] Estratégias para controle do ruído em UTI devem atuar em diversas fontes em potencial.[11] Do ponto de vista arquitetônico, o uso de revestimentos com materiais que isolem o som é fundamental, e deve ser pensado desde o projeto inicial. O uso de sistemas de *feedback* que alertam a equipe de UTI quanto à presença de níveis excessivos de ruídos também é útil.

Sempre que possível, a UTI deve ser menos iluminada e mais silenciosa à noite, minimizando qualquer interrupção do sono dos pacientes com procedimentos não urgentes que possam ser realizados durante o dia, e o projeto da UTI deve contemplar essa possibilidade.[24,25]

Entretenimento

Pacientes com bom nível de consciência e orientação devem ter permissão para ocupar o tempo. A UTI hoje deve ser capaz de oferecer a possibilidade de distração com atividades ocupacionais, leitura, televisão, música da preferência do paciente, realidade virtual, entre outros. Programações fixas, não adaptáveis às preferências individuais, são desencorajadas, já que podem acabar funcionando como estressores. A conexão com a internet e uso de equipamentos eletrônicos deve ser permitida, seguindo regras predeterminadas e orientação da equipe de controle de infecções no que diz respeito ao manuseio seguro e higienização desses equipamentos.[11] Assim, o projeto arquitetônico deve incluir pontos de TV, som e rede wi-fi, por exemplo, sempre permitindo ajustes individuais pelo paciente e/ou familiar. A presença de um jardim externo no qual pacientes estáveis possam fazer passeios ou atividades de reabilitação também pode contribuir positivamente para o entretenimento e o humor.

Controle de infecção, higiene das mãos e toaletes

O projeto arquitetônico da UTI deve seguir rigorosamente a legislação vigente e as recomendações do serviço de controle de infecção do hospital nos aspectos relacionados à higienização do ambiente. Projetos de leitos que facilitem a realização de higienização terminal e que utilizem materiais pouco propensos à colonização microbiana devem ser encorajados. Sistemas automatizados que somente permitem a entrada na unidade e/ou boxe/quarto do paciente após higienização das mãos podem, igualmente, contribuir para a prevenção de infecções. O planejamento de toaletes adaptados e centrados para as necessidades de pacientes, familiares e profissionais de UTI também se faz necessário.

Área de apoio para familiares

Uma UTI com proposta de "portas abertas" deve incluir em seu projeto arquitetônico áreas de apoio aos familiares. Essas áreas são voltadas para o conforto e necessidades dos familiares de pacientes internados em UTI e, idealmente, devem incluir sala de conferências, sala de descanso/espera e local para alimentação.

A sala de conferências é um local que se destina a reuniões entre a equipe da UTI e familiares. Frequentemente, essa sala será utilizada para suporte emocional ou comunicação de notícias difíceis, como morte de um ente querido ou diagnóstico de doença incurável, por exemplo. Por isso, essa sala deve ser constituída por material isolante acústico e possuir decoração que propicie tranquilidade e segurança. Nessa sala, deve-se evitar dispositivos que possam interferir no apropriado diálogo, como telefone, computador ou televisão. A disponibilização de lenços de papel para conforto pode ser necessária.

A sala de descanso/espera pode ser utilizada pelo familiar para breve descanso ou enquanto o paciente é submetido a algum procedimento que impossibilite a presença do familiar no boxe/quarto. Nesse ambiente, o conforto deve ser a prioridade; sofás, poltronas, rede de wi-fi e televisão podem ser importantes.

Um local apropriado para a alimentação dos familiares fora do ambiente de UTI assegurará maior organização e maior segurança dos cuidados intensivos, e também propiciará maior conforto aos familiares visitantes.

Visita *pet*

Há literatura sugerindo benefícios na saúde mental de pacientes (mesmo em UTI) por meio do contato com seus *pets*. Esse tipo de visitação deve ser estudado e planejado em cada instituição, de modo que se possa otimizar os seus benefícios e minimizar seus potenciais riscos (p. ex., infecções, hostilidade do animal e ruído em excesso).[26-28] A criação de um programa multiprofissional (incluindo, além da equipe de UTI, médico veterinário e o serviço de controle de infecção) é importante para que seja possível coordenar a visita *pet* por meio da sistematização da avaliação das condições do paciente, avaliação das condições do animal, local e logística para o contato e proteção da organização dos cuidados e do conforto dos pacientes e familiares da unidade. No que tange à arquitetura, possuir uma área adequada e reservada que possibilite o encontro do paciente criticamente enfermo com seu animal de estimação pode contribuir para a exequibilidade da visita *pet*.

Controle de acesso

Uma recepção que funcione 24 horas por dia, sete dias por semana, é importante para o controle do acesso à unidade, garantindo a segurança da unidade e a privacidade dos pacientes e seus familiares. Há vários modos de realizar esse controle, incluindo identificação prévia dos familiares que têm permissão à visita ampliada na UTI e entrada mediante documento de identificação, uso de cartões de acesso ou, até mesmo, cadastro em sistemas de biometria. O hospital deve escolher o sistema de identificação que for factível. Na indisponibilidade de recepcionista na UTI, uma solução alternativa deve ser encontrada (p. ex., identificação na recepção central).[11]

Considerações finais

Todo o novo projeto de uma UTI nova, ou de reforma de uma UTI antiga, não pode mais estar limitado apenas a questões técnicas e de legislação. O conforto do paciente e de seus familiares deve fazer parte do projeto desde o início. As soluções arquitetônicas devem ser criativas quando as questões econômicas forem limitadoras, adaptando-se às verbas disponíveis, sem perder o foco nos clientes.

Uma UTI humanizada depende muito do projeto da unidade, mas depende muito mais de como a equipe multiprofissional utiliza os recursos disponíveis, de maneira técnica, individualizada e, sobretudo, empática.

Referências bibliográficas

1. Kelly FE, Fong K, Hirsch N, Nolan JP. Intensive care medicine is 60 years old: The history and future of the intensive care unit. Clin Med J R Coll Physicians. London. 2014; 14(4):376-9.
2. Zambon M, Vincent JL. Mortality rates for patients with acute lung injury/ARDS have decreased over time. Chest. 2008; 133(5):1120-7.
3. Kaukonen KM, Bailey M, Suzuki, et al. Mortality Related to Severe Sepsis and Septic Shock Among Critically Ill Patients in Australia and New Zealand, 2000-2012. JAMA. 2014; 311(13):1308-16.
4. Berwick DM, Kotagal M. Restricted visiting hours in ICUs: Time to change. JAMA. 2004; 292:736-7.
5. Calle GH, Martin MC, Nin N. Seeking to humanize intensive care. Rev Bras Ter Intensiva. 2017; 29(1):9-13.
6. Bitencourt AGV, Neves FBCS, Dantas MP, et al. Análise de estressores para o paciente em Unidade de Terapia Intensiva. Rev Bras Ter Intensiva. 2007; 19(1):53-9.
7. Jacob M, Horton C, Rance-Ashley S, et al. Needs of Patients' Family Members in an Intensive Care Unit With Continuous Visitation. Am J Crit Care. 2016; 25(2):118-25.
8. Azoulay E, Vincent JL, Angus DC, et al. Recovery after critical illness: putting the puzzle together--a consensus of 29. Crit Care. 2017; 21(1):296.
9. Escudero D, Viña L, Calleja C. For an open-door, more comfortable and humane intensive care unit. It is time for change. Med Intensiva. 2014; 38(6):371-5.
10. Bates V. 'Humanizing' healthcare environments: architecture, art and design in modern hospitals. Design Health. 2018; 2(1):5-19.
11. Thompson DR, Hamilton DK, Cadenhead CD, Swoboda SM, Schwindel SM, Anderson DC, et al. Guidelines for intensive care unit design. Crit Care Med. 2012; 40(5):1586-600.
12. Donchin Y, Seagull FJ. The hostile environment of the intensive care unit. Curr Opin Crit Care. 2002; 8:316-20.
13. Chaudhury H, Mahmood A, Valente M. Advantages and disadvantages of single occupancy

versus multioccupancy roons in acute care environment: an exploratory comparative assessment. Appl Nurs Res. 2006; 19:118-25.
14. Harris DD, Shepley MM, White RD, et al. The impact of single family room design on patients and caregivers: Executive summary. J Perinatol. 2006; 26:S18-S48.
15. Teltsch DY, Hanley J, Loo V, et al. Infection acsition following intensive care unit room privatization. Arch Intern Med. 2011; 171:32-8.
16. Hodgson CL, Capell E, Tipping CJ. Early Mobilization of Patients in Intensive Care: Organization, Communication and Safety Factors that Influence Translation into Clinical Practice. Crit Care. 2018; 22:77.
17. Ulrich RS, Zimring C, Barch XZ, et al. A review of the research literature on evidence-based healthcare design. HERD. 2008; 1(3):61-125.
18. Skrobik Y. Broadening our perspectives on ICU delirium risk factors. Crit Care. 2009; 13(4):160.
19. Ulrich R, Zimring C, Quan X, et al. Role Of The Physical Environment In The Hospital Of The 21st Century. Environment. 2004; 43969.
20. Ulrich RS, Lunden O, Elting JL. Effects of exposure to nature and abstract pictures on patients recovering from open heart surgery. Psychophysiology. 1993; 30:37-43.
21. Thermal environmental conditions for human occupancy. ASHRAE Stand; 2013.
22. Beltrami FG, Nguyen XL, Pichereau C, et al. Sleep in the intensive care unit. J Bras Pneumol. 2015; 41(6):539-46.
23. Bion V, Montgomery H. Humanizing critical care. Signa Vitae. 2017; 13(11):37-9.
24. Li SY, Wang TJ, Vivienne Wu SF, Liang SY, Tung HH. Efficacy of controlling night-time noise and activities to improve patients' sleep quality in a surgical intensive care unit. J Clin Nurs. 2011; 20(3-4):396-407.
25. Patel J, Baldwin J, Bunting P, Laha S. The effect of a multicomponent multidisciplinary bundle of interventions on sleep and delirium in medical and surgical intensive care patients. Anaesthesia. 2014; 69(6):540-9.
26. Cole KM, Gawlinski A. Animal-assisted therapy: the human-animal bond. AACN Clin Issues. 2000; 11(1):139-49.
27. Mills D, Hall S. Animal-assisted interventions: making better use of the human-animal bond. Vet Rec. 2014; 174(11):269-73.
28. DiSalvo H, Haiduven D, Johnson N, et al. Who let the dogs out? Infection control did: Utility of dogs in health care settings and infection control aspects. Am J Infect Control. 2006; 34(5):301-7.

Segurança do Paciente e Organização dos Cuidados em Ações de Humanização

Elenara Ribas

Introdução

Os hospitais, por vezes, são lugares onde os pacientes são tratados com o que há de mais moderno disponível em tecnologia para que sua vida seja salva ou seu sofrimento aliviado. Em troca, devem entregar seus pertences, afastar-se dos familiares, aceitar as normas e tentar traduzir os alarmes sonoros e a linguagem, muitas vezes técnica e de difícil compreensão, que é falada. Nas unidades de terapia intensiva (UTIs), as portas separam o que o paciente conhece de um novo mundo onde há novas regras a serem cumpridas.

Por outro lado, as equipes lidam com pacientes complexos, sofrimento e morte, ambientes por vezes conflituosos e, ainda, sofrem com pressões externas por vagas que não existem.

Hospitais e UTI pelo Brasil têm cenários distintos, mas todos devem cuidar de seus pacientes e equipes, buscando a qualidade do cuidado e o melhor resultado: eficácia assistencial, uso custo-efetivo dos recursos e boa experiência de pacientes, familiares e profissionais de saúde.[1,2] Para esse fim, a segurança do paciente e o cuidado centrado em suas necessidades são partes fundamentais do cuidado.

A segurança do paciente tem sido conceituada como redução, a um mínimo aceitável, do risco de dano desnecessário associado à atenção à saúde, como consta na RDC nº 36, de 25 de julho de 2013, que institui ações para a segurança do paciente em serviços de saúde.[3] No entanto, nos últimos anos, o conceito de segurança tem sido ampliado com o objetivo de entender segurança como o cuidado de outros aspectos da experiência do paciente no seu contato com o sistema de saúde. Desse modo, a ausência de tratamento com respeito e dignidade, cuidado de baixa qualidade, eventos que causam estresse psicológico, ausência ou atraso de cuidado adequado ou excessos de tratamentos, podem ser considerados danos quando olhamos pelos olhos dos pacientes e seus familiares.[4]

Os processos de humanização da assistência na saúde têm aberto as portas das instituições de saúde e resgatado esse olhar do paciente e do familiar, estimulando a participação de ambos no dia a dia das instituições, nos conselhos, nos processos de decisão sobre sua própria saúde e no desenho de processos e políticas de saúde.[5]

O cuidado centrado no paciente é considerado um dos seis objetivos do sistema de saúde pelo Institute of Medicine (IOM), associado a segurança, efetividade, eficiência, oportunidade e equidade. O termo "cuidado centrado no paciente" trata da prestação de cuidados respeitosos e responsivos às preferências, necessidades e valores individuais de cada paciente. No cuidado centrado no paciente, os valores, preferências e objetivos do paciente orientam as decisões clínicas.[6] A humanização e a segurança são, portanto, complementares e inter-relacionadas.

Um termo usado mais recentemente tem sido o "cuidado centrado na pessoa"; que segundo publicação da Health Foundation,[7] é definido como o cuidado que:

- Assegura que as pessoas sejam tratadas com dignidade, compaixão e respeito.
- Oferece um cuidado, apoio ou tratamento coordenado.
- Oferece um cuidado, apoio ou tratamento personalizado.
- Apoia as pessoas para que reconheçam e desenvolvam as suas próprias aptidões e competências, a fim de terem uma vida independente e plena.

A maior parte das ações sugeridas no modelo conceitual de humanização em UTI proposto pelo Proyecto HU-CI: Humanizando los Cuidados Intensivos[8] são sinérgicas ou estruturantes de ações de segurança do paciente. São elas:

- Horários flexíveis de visita aos pacientes em UTI.
- Melhoria da comunicação.
- Promoção do bem-estar do paciente.
- Presença e participação da família.
- Cuidado do profissional.
- Prevenção de síndrome pós-UTI.
- Arquitetura humanizada.
- Cuidados de final de vida.

A concretização de algumas dessas práticas de humanização com segurança exige mudanças, por vezes, profundas na maneira como vemos a UTI e na formação das equipes assistenciais.

As competências profissionais necessárias para tornar reais as UTI humanizadas e seguras são reconhecidas por várias instituições internacionais. A Organização Mundial de Saúde (OMS) dedicou um capítulo ao envolvimento de pacientes e cuidadores ao publicar o Guia Curricular de Segurança do Paciente,[9] incluindo o paciente e família na prevenção de erros.

Competências para realizar um cuidado centrado na pessoa são defendidas como um dos conteúdos a serem incluídos na formação dos profissionais de saúde, para que estejam mais preparados para construir e sustentar um sistema seguro.[10] Entre as competências e critérios para a manutenção da certificação pelo American Board of Medical Specialties, está o desenvolvimento de habilidades interpessoais e comunicação que resultem em troca efetiva de informações e colaboração com pacientes, suas famílias e profissionais de saúde.[11]

Para a ampla implementação de práticas, é necessário que o processo de preparação das equipes aborde essas e outras habilidades não técnicas, além das habilidades técnicas.

Humanização como processo de mudança

A implantação de processos de humanização é uma mudança que precisa ser desenhada para minimizar os riscos de falha e de segurança para pacientes e equipes, uma vez que mudanças podem ser estressores e desorganizar processos de segurança já implantados. Há várias teorias de como implantar novos processos e melhorar a segurança, como, por exemplo, o método de melhoria do Institute for Healthcare Improvement (IHI),[12] programa de segurança com base na unidade (CUSP – Comprehensive Unit-Based Safety Program),[13] e o modelo de mudança do National Health Service (NHS),[14] mas há alguns pontos em comum. A seguir, estão sumarizadas algumas ações que podem auxiliar na organização e implantação, mas que não esgotam o assunto:

- Tornar o objetivo do processo claro para toda a equipe, para que os profissionais entendam a importância dos processos de humanização como parte da visão e missão da instituição, e não uma moda passageira. Esse objetivo deve ser público e comunicado a todos os profissionais; a alta gestão deve ser o porta-voz, e deve estar claro que a instituição dará o apoio necessário à implantação. O apoio de profissionais reconhecidos como líderes, pelas equipes, é essencial. Às vezes, esses profissionais não são os que têm cargo formal de liderança, e precisam ser identificados e envolvidos nos processos iniciais.
- É importante que os profissionais se conectem com os benefícios que serão resultantes da humanização. Algumas práticas que facilitam essa comunicação são contar histórias de pacientes e famílias ou trazer famílias ou pacientes para que contem a sua própria história. A voz, os gestos, as emoções e os agradecimentos dos pacientes e das famílias são eficientes para tocar o coração dos profissionais e motivá-los para a mudança.
- Envolver os profissionais atingidos pela mudança desde o início. É necessário identificar as equipes que terão seu processo mudado (p. ex., equipe administrativa, recepções, médicos, enfermeiros, técnicos, fisioterapeutas, nutrição, higienização, psicologia e outras). Nem todos os profissionais adotarão a ideia ao mesmo tempo. A resistência à mudança é normal e esperada, e não deve desanimar os profissionais que desejam transformação.[15] Identificar os profissionais que são adotantes mais precoces, que podem ser os parceiros iniciais e que já entendem a mudança como necessária, auxilia na construção das primeiras propostas.
- A equipe inicial deve ser organizada, com planos de encontros programados que devem ser seguidos para que o processo tenha celeridade. Os papéis devem ser definidos e cada um deve estar ciente das suas responsabilidades.
- Testar as propostas de mudanças antes de implantar. Quando queremos mudar todo um processo de uma só vez é mais difícil de acompanhar o processo, identificar oportunidades de melhoria e trabalhar as resistências. Pequenos testes com a equipe que executa o trabalho auxiliam o aprendizado sobre como fazer melhor e tornar fácil fazer o certo. Assim, precisamos usar o que foi aprendido durante o teste para ajustar o processo, e testar novamente até que ele esteja funcionando bem para o grupo-teste; somente, então, passar aos outros. É muito importante lembrar que o principal objetivo da humanização é o paciente e a família; portanto, envolver pacientes e famílias durante os testes, analisar suas percepções e obter ideias para novos testes ajuda a construir propostas mais alinhadas com os objetivos e identificar quais evidências se aplicam no contexto local.
- Criar canais de comunicação, espaço para troca de ideias e preocupações, e formatos de comunicação abertos. A comunicação é um aspecto fundamental para identificar dificuldades ou riscos à segurança não previstos inicialmente, e para construir confiança na equipe. Algumas ferramentas sugeridas para a construção de cultura de segurança serão abordadas a seguir.
- Outro aspecto importante para a segurança na implementação de projetos de humanização é a segurança psicológica da unidade (ou institucional). As equipes devem sentir-se confortáveis para compartilhar ideias, sugestões ou preocupações sem que sejam julgadas pelas opiniões. A confiança entre as pessoas auxilia no enfrentamento de momentos de tensão, e permite a ação mais precoce no momento de um risco identificado.

Técnicas e ferramentas de comunicação para a organização dos cuidados seguros em ações de humanização

A falha de comunicação é reconhecida como causa frequente de eventos adversos. Por outro lado, a comunicação eficiente é fundamental para o trabalho em equipe, continuidade do cuidado e envolvimento de pacientes e famílias. Uma boa comunicação diminui a chance de conflito dentro da equipe e entre equipe e pacientes/acompanhantes.

Espaços caóticos de conversação, informações não estruturadas e educação inconsistente, podem ser barreiras para a implantação da humanização e para a segurança do paciente.

Algumas ferramentas ou processos auxiliam na construção de uma comunicação mais clara e assertiva entre as equipes e pacientes:

Comunicação de objetivos

A humanização deve ser parte da política institucional, dentro da visão que a organização e os dirigentes comunicam. Um objetivo claro e público pode diminuir os conflitos na equipe e os ruídos de comunicação.

Escuta ativa

Desenvolver habilidades de escuta pode ser muito importante quando inserimos os pacientes e os acompanhantes nas unidades de terapia intensiva, e fundamental para a construção de processos seguros (Tabela 24.1). Permite uma conexão entre as pessoas, mostrando interesse, e é fundamental para que as mensagens sejam entendidas completamente. A escuta ativa significa que o ouvinte está concentrado no que está sendo dito, incluindo o tom de voz e a linguagem não verbal: escutar para compreender e não escutar para responder. Essa habilidade é importante para que a equipe consiga apoiar os pacientes e acompanhantes nas suas necessidades, e compreender o melhor modo de dar informações e auxiliá-los. Além disso, pode melhorar a relação interprofissional.

Linguagem em circuito fechado

O objetivo da linguagem em circuito fechado é ter certeza que a mensagem foi entendida conforme a sua intenção ao emiti-la. É útil para as equipes acompanharem tanto os processos internos quanto as informações transmitidas ou recebidas durante as inte-

TABELA 24.1 — NÍVEIS DE ESCUTA

Nível de escuta	Descrição	Ponto de atenção
Escuta 1: recepção das informações	Percepção baseada em seus modos habituais de ver e pensar	Hábito
Escuta 2: foco no objeto ou factual	Concentração naquilo que difere do que você já conhece	Mente aberta
Escuta 3: escuta empática	Conectar-se com a outra pessoa e ver através dos seus olhos	Coração aberto
Escuta 4: escuta generativa	Conectar-se à maior possibilidade futura que quer emergir	Disposição aberta

Adaptada de Culture Change Toolbox.[16]

Capítulo 24 — Segurança do Paciente e Organização dos Cuidados em Ações de Humanização

rações com os pacientes e acompanhantes. Por exemplo:

- Após uma abordagem em que foram explicadas as opções de tratamento para um paciente e acompanhante, pede-se que o paciente explique o que entendeu com suas próprias palavras.
- Após o recebimento de uma informação sobre o plano imediato para um paciente, repete-se a informação para confirmar com o emissor.

Quadros à beira do leito

Os quadros à beira do leito são ferramentas interessantes para incluir o paciente e a família, e ajudar na comunicação entre e com a equipe. São também importantes para a segurança, pois ajudam na continuidade do cuidado, já que são os locais onde são inseridos os planos diários de cuidados para os pacientes. O quadro contribui também para o paciente conhecer a equipe que o atende e seu plano de tratamento, aumentando a sua satisfação com os cuidados. Pode, ainda, ser uma ferramenta na qual pacientes e famílias colocam suas preferências e preocupações que, geralmente, não são foco das perguntas da equipe. Preferências de sono, visitas ou alimentação podem ser compartilhadas, assim como características que ajudam a equipe a conhecer o paciente, como gosto musical e time de futebol, aproximando a equipe do indivíduo e suas particularidades.[17]

Quadros de aprendizagem

São quadros de comunicação para as equipes onde as informações são disponibilizadas, mas também onde as equipes podem inserir preocupações e ideias. Geralmente, há uma área onde se podem inserir oportunidades identificadas, atividades em andamento e problemas resolvidos. Um quadro de aprendizagem valoriza a contribuição da equipe, pois demonstra o que foi realizado após o problema ser levantado.

Formatos de comunicação com pacientes que não podem falar

Um dos riscos para a segurança e bem-estar dos pacientes é não conseguir perceber as suas necessidades quando não conseguem falar. Isso pode ser um fator importante de ansiedade para paciente e família. Planejar um processo de comunicação com cartões, tábuas com o alfabeto ou de maneira eletrônica, pode ajudar na identificação de necessidades dos pacientes.

Engajamento de pacientes e famílias

O engajamento dos pacientes e acompanhantes tem sido defendido como processo de segurança e de cuidado centrado na pessoa, além de imperativo ético.[18] Processos com maior engajamento, como processos de coprodução (Tabela 24.2), parecem resultar em melhores desfechos.[19] No entanto, não há consenso quanto à maneira e o grau de engajamento necessários. Alguns pacientes podem sentir-se pouco à vontade em fazer perguntas que podem parecer mais desafiadoras a enfermeiros e médicos (p. ex., se o profissional higienizou as mãos), mas se sentem mais confiantes para fazer perguntas genéricas sobre o seu tratamento.[20] Por isso, devemos criar oportunidades para que os pacientes e familiares apresentem suas preocupações e participem da prevenção de eventos. Há muitos relatos de participação das famílias no desenho de processos institucionais após eventos adversos, mas o grande desafio é ouvi-las na identificação de riscos antes de um evento acontecer.

O horário flexível de permanência em UTI pode ser um grande aliado. O maior entendimento dos processos e rotinas institucionais, e o maior tempo de convivência com as equipes, permite que o processo de informação e educação seja continuado, e abre espaços para a participação nos processos internos. Um estudo mostrou que

TABELA 24.2 — EXEMPLOS DE INTERVENÇÕES VOLTADAS AO ENGAJAMENTO DE PACIENTES E FAMILIARES

Ação	Objetivo
Os pacientes assistem a um anúncio *on-line* sobre lavar as mãos	Informar
Os pacientes participam de uma visita a um novo centro de saúde comunitário e preenchem um cartão com comentários sobre a nova instalação	Informar/consultar
Os pacientes respondem a uma pesquisa sobre serviços de diabetes	Consultar
Os pacientes participam de uma mesa redonda de um dia inteiro com diversas partes interessadas sobre os cuidados paliativos	Consultar/envolver
Os pacientes participam de um grupo de trabalho em andamento sobre os serviços de apoio domiciliar em comunidades rurais	Envolver/colaborar
Os pacientes são convidados a participar de um comitê consultivo para melhorar o tempo e a experiência em listas de espera	Colaborar

Adaptada de Culture Change Toolbox.[16]

a participação dos familiares em *rounds* multidisciplinares permitiu que estes dessem novas informações em 46% das vezes.[21] Para que não se adicionem riscos ao cuidado do paciente, é importante que as pessoas recebam as informações adequadas quanto aos comportamentos esperados, riscos, possibilidades, e que sua participação e questionamentos sejam recebidos e desejados.

O nível e a forma de informação e participação dos pacientes e famílias podem variar, e o mecanismo de educação deve respeitar a necessidade e a vontade do paciente e da família. Deve-se respeitar e promover a literacia em saúde, que é "o conjunto de competências cognitivas e sociais e a capacidade dos indivíduos para ganharem acesso a compreender e a usar informação de formas que promovam e mantenham a boa saúde".

A Agência Nacional de Vigilância Sanitária (Anvisa), recentemente, publicou um documento com informações para os pacientes e como eles podem participar na segurança do seu próprio cuidado.[22] Há várias sugestões de como os pacientes e famílias podem abordar os profissionais de saúde nos processos assistenciais, como higiene de mãos, prevenção de infecções em UTI e uso de medicamentos.

O Ministério da Saúde, por meio do Projeto Paciente Seguro, produziu jogos, vídeos e materiais informativos para a população sobre atitudes para melhorar a segurança do paciente (www.caminhosdaseguranca.hmv.org.br).

É recomendado que os pacientes tenham material informativo e um momento protegido para entender o funcionamento da UTI, os dispositivos utilizados e o que significam os alarmes e procedimentos que a instituição achar adequado abordar. Nem todos os pacientes e familiares conseguem absorver as informações no momento inicial da internação, devido à incerteza e estresse envolvidos. Um processo continuado tem maior chance de alcançar o objetivo de engajá-los e construir uma relação de confiança que permita conhecer suas necessidades.

Ações como perguntar: "O que importa para você?", ajudam a entender aspectos específicos da percepção sobre o que é bom e o que importa. As ações resultantes necessitam avaliação individualizada sobre o risco potencial na saúde do indivíduo. Regras inicialmente existentes com o objetivo de manter a segurança do paciente têm, progressivamente, sido substituídas e flexibilizadas sem que o risco a eventos adversos tenha aumentado. Temos visto visita de animais de estimação, flexibilidade na alimentação, saída temporária de pacientes da unidade, entre outras iniciativas, com ótimos resultados. A visita flexível e o acesso facilitado à documentação também têm sido implantados progressivamente nas instituições brasileiras por meio do programa de designação Planetree (www.planetree.org).

O modo como vivemos em UTI está mudando, e a cada mudança precisamos monitorar os riscos, olhar para o impacto no paciente, na família e na equipe, suportá-los nas suas dificuldades e estimulá-los a pensar novas soluções. Estudar e adaptar os processos para a realidade institucional, por meio de testes e início gradual, ajuda a identificar os perigos, a desenhar os processos adequadamente e a diminuir as resistências. Com isso, sempre é possível fazer algo que torne o momento da internação em UTI menos doloroso para os pacientes e famílias, e mais compensador para os profissionais de saúde.

Referências bibliográficas

1. Ikka R, Morath JM, Leape L. The Quadruple Aim: care, health, cost and meaning in work. BMJ Qual Saf. 2015; 24:608-10. doi: 10.1136/bmjqs-2015-004160
2. Fernandes HS, Pulzi Júnior SA, Filho RC. Qualidade em Terapia Intensiva. Rev Bras Clin Med 2010; 8:37-45..
3. Brasil. Agência Nacional de Vigilância Sanitária. Resolução RDC n.º 36, de 25 de julho de 2013. Institui ações para a segurança do paciente em serviços de saúde e dá outras providências. Brasília (DF): Diário Oficial da República Federativa do Brasil, 2013 jul 26.
4. Vincent C, Amalberti R. Cuidado de Saúde mais Seguro: estratégias para o cotidiano do cuidado. Rio de Janeiro: Proqualis; 2016.
5. Designação Planetree. Disponível em: https://www.planetree.org. Acessado em mai 2019.
6. Institute of Medicine. Crossing the Quality Chasm: A New Health System for the 21st Century. Washington, DC: National Academy Press; 2001.
7. The Health Foundation. Person-centred care made simple. London; 2016. Disponível em: https://www.health.org.uk/publications/person-centred-care-made-simple. Acessado em mai 2019.
8. Calle GH, Martin MC, Nin N. Seeking to humanize intensive care. Rev Bras Ter Intensiva. 2017; 29(1):9-13. doi: 10.5935/0103-507x.20170003.
9. World Health Organization, WHO Patient Safety. Patient safety curriculum guide: multi-professional edition. World Health Organization; 2011. Disponível em: https://www.who.int/patientsafety/education/mp_curriculum_guide/en. Acessado em mai 2019.
10. Wu AW, Busch IM. Patient safety: a new basic science for professional education. GMS J Med Educ. 2019; 36(2):Doc21. doi: 10.3205/zma001229.
11. American Board of Medical Specialties. Based on Core Competencies. Chicago: American Board of Medical Specialties. Disponível em: https://www.abms.org/board-certification/a-trusted-credential/based-on-core-competencies.
12. Langley GL, Moen R, Nolan KM, et al. The Improvement Guide: A Practical Approach to Enhancing Organizational Performance. 2 ed. San Francisco: Jossey-Bass Publishers; 2009.
13. Comprehensive Unit-based Safety Program. Armstrong Institute for Patient Safety and Quality. Disponível em: https://www.hopkinsmedicine.org/armstrong_institute/training_services/workshops/cusp_implementation_training/cusp_guidance.html. Acessado em mai 2019.
14. The Change Model Guide National Health Service. The Change Model Guide Document.

England; 2018 abr. Disponível em https://www.england.nhs.uk/sustainableimprovement/change-model. Acessado em mar 2019.
15. Perlo J, Balik B, Swensen S, et al. IHI Framework for Improving Joy in Work. IHI White Paper. Cambridge, Massachusetts: Institute for Healthcare Improvement; 2017. Disponível em: ihi.org. Acessado em mai 2019.
16. BC Patient Safety & Quality Council. Culture Change Toolbox. Disponível em: https://bcpsqc.ca/resource/culture-change-toolbox. Acessado em mai 2019.
17. Tan M, Hooper Evans K, Braddock CH, et al. Patient whiteboards to improve patient-centred care in the hospital. Postgrad Med J. 2013; 89:604-9.
18. National Patient Safety Foundation's Lucian Leape Institute. Safety is personal: partnering with patients and families for the safest care. Boston, MA: National Patient Safety Foundation; 2014.
19. Bombard Y, et al. Engaging patients to improve quality of care: a systematic review. Implement Sci. 2018; 13:98.
20. Davis RE, Sevdalis N, Vincent CA. Patient involvement in patient safety: How willing are patients to participate? BMJ Qual Saf. 2011; 20:108-14.
21. Aronson PL, Yau J, Helfaer MA, et al. Impact of family presence during pediatric intensive care unit rounds on the family and medical team. Pediatrics. 2009; 124:1119-25. doi: 10.1542/peds.2009-0369.
22. Brasil. Agência Nacional de Vigilância Sanitária. Pacientes pela segurança do paciente em serviços de saúde: Como posso contribuir para aumentar a segurança do paciente? Orientações aos pacientes, familiares e acompanhantes. Brasília: Anvisa; 2017.

25

Prevenção de Estresse Ocupacional na Equipe de Profissionais de Saúde

Silvana Pinto Hartmann
Renata Kochhann
Marcela Torres Aldigueri Goulart
Julia Schneider Hermel

Estresse ocupacional em profissionais de saúde

Profissionais de saúde com alto nível de escolarização, com raciocínio lógico rápido, com habilidade de se relacionar com os colegas, com capacidade de realizar atividades diversas em serviços de procedimentos complexos, utilizando equipamentos de alta tecnologia, motivados para o trabalho, extremamente empáticos com o paciente e sua família e, ainda, bem-afeiçoados à cultura e objetivos da instituição hospitalar. Poderíamos dizer que esse é o cenário atual das instituições hospitalares, mas qual o impacto disso na saúde mental do trabalhador?

Antes de propor ações sobre essa temática do estresse ocupacional, buscamos reflexões acerca da complexidade que é a subjetividade na saúde. Sabemos que o cuidado na saúde extrapola os limites do procedimento técnico. É, antes de tudo, um processo relacional. Profissional e paciente podem ser mobilizados em uma dinâmica de cuidado que contém afeto, troca de informações, comportamentos, reações e identificações. Além do paciente, sabemos que, no cuidado em saúde, a família é parte ativa e participante desse processo. Assim, paciente e família precisam ser cuidados como uma "unidade assistencial", cada qual recebendo o foco de atenção que precisa, mas sendo um objeto de intervenção da equipe. Dessa maneira, a assistência hospitalar abarca o conjunto paciente e família, olhando e priorizando cada necessidade e cada demanda.[1]

Nesse cuidado integral, também se associa uma maior carga emocional direcionada ao profissional. A despeito disso, os profissionais de saúde acabam sendo uma das principais populações dos estudos que trabalham com a síndrome de esgotamento profissional, atualmente muito avaliada por *burnout*. Segundo Maslach e Leiter,[2] *burnout* é uma reação à tensão crônica gerada pelo efeito do cuidado interpessoal contínuo. A síndrome de *burnout* é entendida de forma multidimensional composta por três elementos: exaustão emocional, despersonalização e reduzida realização profissional. Esses componentes, na prática, são observados nas atitudes cotidianas negativas de esgotamento com relação ao trabalho, nos relacionamentos em formatos mais insensíveis ou endurecidos, no desenvolvimento de sintomas relacionados a menos-valia, na perda de interesse e superficialidade nas relações e funções que o trabalho emana. Conforme apontado por Benevides-Pereira, o *burnout*, sendo um processo de estresse crônico, pode gerar sintomas psíquicos importantes, como a despersonalização e, em casos ainda mais graves, o suicídio.[3]

Para compreender mais as características do estresse ocupacional, podemos identificar alguns desenhos, por vezes, sutis, e outros, bem explícitos, que o representam, como os altos níveis de absenteísmo, a significativa redução da qualidade do serviço prestado, a hostilidade entre colegas ou nos níveis hierárquicos, e no aumento dos problemas de comunicação.[2] Assim, essas traduções do sofrimento psíquico do trabalhador se fazem presentes nas instituições de saúde e, por vezes, tornam-se mais claras aos olhos dos gestores.

Outros fatores estressores comumente encontrados são relacionados ao sentimento de desamparo institucional. São frequentes falas como "falta respaldo institucional" ou "estamos sobrecarregados e as exigências não param". Nesse sentido, Maslach e Leiter[2] destacam a invisibilidade das instituições sobre esse problema. Ao mesmo tempo em que profissionais sentem que suas necessidades não são vistas, o cenário atual, seja na esfera pública ou privada, é permeado por práticas de gestão de qualidade que visam aprimorar as práticas de cuidado. Contudo, muitos programas de qualidade são pautados na quantificação de recursos, justificados pela real necessidade de sobrevivência no mercado. Ferramentas antes utilizadas na área industrial, como as certificações, agora estão vigentes e difundidas na área da saúde.

Se a tendência predominante em saúde aponta para a produção padronizada e para altos níveis de resolutividade, qual o lugar da subjetividade nesse contexto? Todos os processos e fazeres existentes no hospital devem seguir essa lógica? Como construir um indicador que abarque tantas situações inesperadas no contexto hospitalar?

Ao realizar uma troca de curativos, considerada um cuidado mínimo, um técnico de enfermagem percebe uma paciente chorando e pergunta-lhe o que poderia fazer para ajudá-la. A paciente refere que hoje é a data do aniversário de sua única filha; portanto, não gostaria de realizar um procedimento eletivo de alto risco na data de hoje, pois tem medo que um desfecho desfavorável possa acontecer e marcar a família, transformando uma celebração em um evento potencialmente traumático. O técnico de enfermagem, com anuência da paciente, procura a psicóloga que faz uma escuta à demanda emocional da paciente e, assim, na sequência, discute com o médico a viabilidade do reagendamento do procedimento.

Em qual indicador essa intervenção é contabilizada? É possível estabelecer uma métrica ao que é inerente ao humano como a sua subjetividade? O tempo de realização do curativo certamente foi maior que o habitual e isso não significa que o profissional foi ineficaz, muito pelo contrário. O adiamento de um procedimento, nesse caso, foi uma intervenção física e emocional, abrangendo uma demanda da paciente e da família como uma unidade assistencial.

A situação descrita acima traz o sentido da dimensão humana para o trabalho. Isso somente pode ser realizado dessa maneira devido à integração da equipe. Portanto, como destaca Silveira,[1] humanizar é um processo que se incita a partir de uma equipe atenta e com o objetivo de intervir na unidade assistencial (paciente e família) para alcançar o máximo de bem-estar possível.

O hospital pode ser percebido como o lugar e o espaço com umas das maiores noções de urgência para a vida; contudo, essa instituição é formada por pessoas que são exigidas a dar respostas rápidas e precisas, o que acaba gerando um ambiente propício para o desenvolvimento de defesas intrapsíquicas. Essas defesas, muitas vezes, são inerentes ao profissional e servem como apoio para lidar com tanto sofrimento humano.

No entanto, quais são as defesas emocionais saudáveis que o profissional pode utilizar? É possível aprender a se proteger do sofrimento? Por que alguns profissionais sofrem mais e outros menos?

A dimensão do sofrimento humano é inerente ao contexto dos profissionais de saúde. No entanto, o acometimento de doenças ou situações adversas em alguns grupos de pacientes conferem maior sensibilidade àqueles que os acompanham. Certa vez, a psicóloga de uma unidade de internação oncológica foi chamada para um momento de reflexão após o óbito de uma jovem paciente. Ao propor à equipe que conversasse sobre os sentimentos despertados, foi observada a ausência da técnica de enfermagem que estava presente na despedida da paciente com seus familiares. Essa profissional se fragilizou a tal ponto que adoeceu e esteve ausente do trabalho durante toda a semana seguinte. Ao executar um trabalho que seria técnico, ou seja, auxiliar a paciente na sustentação de seu tórax para que pudesse abraçar pela última vez seu filho, presenciou a cena tão íntima de uma família que se despede de uma jovem mãe e esposa. Como pensar em estratégias individuais focadas nas respostas pessoais, ao tentar regular as emoções frente a uma situação estressante e ainda pensar em estratégias combinadas centradas na interação do contexto ocupacional com o indivíduo?

Um dos maiores teóricos da área da saúde mental no trabalho, Dejours[4], aponta que as defesas psíquicas dos profissionais ajudam a formar um sistema de valores que apoia até mesmo a ética profissional, ou seja, que certa proteção contra o sofrimento advindo do trabalho é necessária para ter discernimento e conseguir encontrar soluções para desenvolver a competência, que é técnica. Desse modo, é possível encontrar recursos e manter um nível de organização psíquica saudável e, assim, não se misturar com a unidade assistencial. Contudo, é necessário estar atento para que a distância entre profissionais de saúde e unidade assistencial se mantenha saudável, cuidando para que as defesas estabelecidas se mantenham protetivas ao profissional e favoráveis ao cuidado prestado, já que se corre o risco de que, cristalizadas as defesas, se perca a sensibilidade para a dimensão do sofrimento humano.

Se, por um lado, cuidar de pessoas gravemente enfermas suscita no profissional de saúde um sentimento de utilidade social pelo caráter altruísta de poder auxiliar a atenuar o sofrimento alheio, por outro lado, manter-se prolongada e repetidamente exposto àqueles que experimentam dor pode gerar estresse emocional e frustração com o trabalho, o que é definido por Figley como fadiga por compaixão.[5]

Esse tema é considerado pouco conhecido no Brasil, apesar de que no cotidiano das atividades dos trabalhadores de saúde possa ser facilmente identificado por médicos, enfermeiros, técnicos de enfermagem, fisioterapeutas, nutricionistas, psicólogos, os quais têm como parte de sua rotina estar em contato com a dor e o sofrimento dos seus pacientes e familiares. Diante disso, é comum encontrar esses profissionais fatigados e em exaustão física e mental, decorrente da exposição frequente ao sofrimento daqueles que atendem. Quando não se consegue lidar de maneira saudável com os sentimentos negativos que surgem ao deparar-se com o sofrimento humano, observam-se profissionais com resistências com relação ao seu fazer e até mesmo expressando reações somáticas.

A palavra compaixão tem sua origem etimológica no latim, significando sofrimento comum, comunidade de sentimentos. Goldim[6] enfatiza que compaixão é uma virtude, ou seja, um traço de caráter socialmente reconhecido, de compartilhar a dor do outro; diferente de piedade, que seria a tristeza frente ao sofrimento do outro. Não seria justamente a capacidade do ser humano de sentir-se afetado pela dor do outro que faz com que se empenhe em cuidar deste? Qual o limite dessa relação? Confunde-se compaixão com piedade na prática profissional diária? Seriam essas facetas de uma mesma dor, uma vez que piedade e compaixão tratam de uma reação frente a um sofrimento?

Se a relação de cuidado daqueles que sofrem é validada a partir do olhar dos que lhes cuidam, do mesmo modo, os profissionais precisam de um olhar atento para o seu sofrimento. Goldim cita Shakespeare, que na obra "A História do Rei Lear" descreve a relação com o sofrimento e a necessidade de compartilhá-lo: "[...] Quem sofre sozinho, sofre muito mais em sua mente (espírito). Deixa para trás a liberdade e a alegria. Mas a mente (espírito) com muito sofrimento pode superar-se. Quando a dor tem amigos e suportam a sua companhia, quão leve e suportável a minha dor parece agora [...]".[6]

Figley[5] enfatiza que a fadiga por compaixão, a síndrome de *burnout* e a satisfação por compaixão fazem parte de um processo multidimensional, estando as três dimensões relacionadas. Lembrando que *burnout* é definido pela presença de sintomas como a exaustão emocional, a falta de ânimo e de energia, ou seja, a presença de agravos à saúde física, mental e social relacionados a fatores de ordem prática, como a carga horária, o volume e o ambiente de trabalho. A fadiga por compaixão relaciona-se com os aspectos emocionais do sofrimento envolvido no trabalho. Já a satisfação por compaixão ocorre quando o profissional é capaz de sentir prazer em ajudar quem sofre. Quando o profissional investe energia em forma de compaixão, mas não se sente suficientemente recompensado por isso, ele vivencia a fadiga por compaixão. Ainda é necessário atentar ao estresse traumático secundário, que ocorre quando há estresse como consequência de ajudar uma pessoa que está traumatizada. Esse estresse se correlaciona altamente com o *burnout* e ocorre prioritariamente em emergências, serviços de oncologia, pediatria, entre outros.[7] A satisfação por compaixão é um fator que reduz a probabilidade de emergir a fadiga por compaixão; e a literatura traz que, para que isso ocorra, é fundamental o desenvolvimento de ambientes onde se tenham relações positivas de trabalho entre os pares e suas lideranças.[8]

Prevenção

Cada vez mais têm sido realizados estudos a fim de se estabelecer a relação entre o *burnout* dos profissionais e o atendimento aos pacientes hospitalizados. Contudo, até o momento, existem poucos ensaios clínicos randomizados para a avaliação de intervenções que previnam ou reduzam os sintomas de *burnout* em profissionais de UTI. Algumas condutas foram apontadas como potenciais de serem realizadas, tanto para aprimorar o ambiente de UTI quanto para auxiliar os indivíduos a lidar com as peculiaridades desse local.[9] Entre essas condutas, estão a inclusão de um ambiente de trabalho saudável que promova respeito entre os profissionais, pacientes e familiares; o estabelecimento de uma comunicação eficiente entre equipe e pacientes/familiares; a realização de uma colaboração adequada entre os profissionais; o asseguramento da tomada de decisões eficazes no cuidado dos pacientes; e o reconhecimento apropriado aos profissionais por meio de uma liderança confiável.

Ações como o autogerenciamento de sua escala de trabalho/folgas, estabelecimento de limite máximo de números de dias consecutivamente trabalhados, fornecimento de grupos de suporte e de psicoterapia cognitivo-comportamental também podem ser consideradas na prevenção ao *burnout*. Práticas como *debriefing* realizado com a equipe, uso de ferramentas de comunicação estruturadas, formação de equipe e habilidades interpessoais podem ser igualmente exequíveis nessa prevenção; assim como a realização de treinos de redução de estresse, técnicas de relaxamento, de manejo do tempo, de treino de assertividade, meditação/*mindfulness*, viabilizar equilíbrio entre as atividades de vida profissional e pessoal, e medidas de autocuidado.

Adicionalmente, procedimentos para atenuar os fatores de risco podem ser realizados; entre eles, orientações para cuidados paliativos e demais condutas éticas, estabelecimento de metas de cuidado para todos os pacientes de UTI, e realização de reunião familiar dentro das 72 horas pós-internação em UTI para discussão de prognóstico e metas de tratamento para o paciente.[9,10] Além disso, melhorar a compreensão da experiência familiar, de suas preferências e valores pode prevenir possíveis conflitos com a equipe.[11] Ainda, a participação em grupos de pesquisa e melhores estratégias de comunicação e gestão dos cuidados de final de vida aos pacientes podem ser ações preventivas ao *burnout*.[12,13]

Outra ação que pode auxiliar na prevenção do *burnout* é a facilitação da comunicação entre os familiares e os profissionais de saúde. Nesse sentido, em nossa instituição, é agendada, mediante a chegada do paciente na UTI, uma reunião de orientações com os familiares. Nesta, um enfermeiro e/ou um psicólogo acolhem e orientam as famílias a respeito do funcionamento da visita, que é ampliada por 12 horas. Também são esclarecidos o funcionamento da unidade, a composição da equipe e serviços assistenciais, cuidados com isolamentos, higiene de mãos, cuidados de nutrição, higiene e conforto do paciente, manejo do *delirium*, bem como o papel da família como acompanhante. Esse tipo de reunião, além de fornecer informações ao familiar para que ele possa aproveitar melhor o seu tempo com seu paciente, pois ele estará melhor informado, também aproxima os familiares aos profissionais de saúde, viabilizando uma relação mais próxima e aprimorando o cuidado para com o paciente. Essa medida foi implementada em nossa instituição no momento em que houve a liberação da visita familiar por 12 horas. Embora naquele momento não se tivesse o objetivo de avaliar se essa ação poderia minimizar o *burnout*,[14] em estudo multicêntrico subsequente se pretendeu avaliar se a permissão da visita ampliada (12 horas/dia), com a inclusão dessa reunião, mudaria a percepção da sobrecarga de trabalho percebida com relação à rotina de visitas familiares restritas.[15] Nesse estudo, contudo, não foi observada diferença na sobrecarga percebida pelos profissionais, tanto com a visita restrita quanto com a visita ampliada. Uma possível explicação pode estar relacionada à realização dessas reuniões, visto que elas podem auxiliar na prevenção de futuros inconvenientes que os familiares possam gerar pelo fato de estarem mais tempo dentro da UTI.

Estudos que tenham realizado intervenções específicas com o intuito de redução da sobrecarga são escassos. Somente seis estudos que realizaram intervenções para redução de trauma secundário, fadiga por compaixão ou *burnout* foram encontrados. Desses, um estudo implementou um programa de cinco semanas envolvendo cinco sessões de 90 minutos sobre a resiliência à fadiga por compaixão em 13 enfermeiros de um centro de oncologia.[7] Nesse estudo, pode ser observado que os escores da Escala de Qualidade de Vida Profissional (Professional Quality of Life Scale – ProQOL IV) de trauma secundário reduziram, significativamente, seis meses após a intervenção em comparação aos escores avaliados antes da intervenção. Outro estudo, foi realizado com 80 enfermeiros de clínicas pediátricas de Israel a fim de avaliar trauma secundário, *burnout* e fadiga por compaixão no contexto de ameaça crônica de guerra e terror.[16] Desses, 42 foram aleatoriamente designados para a intervenção experimental e 38 para o grupo de lista de espera. A intervenção foi realizada em grupos de 15 a 20 enfermeiros durante 12 sessões semanais de seis horas. Cada sessão incluiu conhecimentos teóricos, exercícios experienciais baseados no trabalho dos enfermeiros ou experiência de vida pessoal, e a aprendizagem de habilidades acompanhadas de trabalhos de casa. Os participantes foram avaliados em medidas de autorrelato de trauma secundário, autoeficácia profissional, esperança, senso de domínio e autoestima, antes e depois da intervenção. O grupo de intervenção melhorou significativamente na medida de autoeficácia profissional, e também reduziu o nível de trauma secundário, quando comparado ao grupo de lista de espera.

Um estudo-piloto, realizado com 93 profissionais, utilizou o Programa de Apoio a Prestadores de Cuidados (CPSP).[17] Esse programa teve como objetivo avaliar a resiliência, o enfrentamento e a fadiga por compaixão de profissionais de saúde que tratavam de soldados feridos, e se esses fatores poderiam ser melhorados em um período prolongado de tempo. Como resultado, foi observada a redução de *burnout*, avaliada por meio do Professional Quality of Life Questionnaire, levando à diminuição da fadiga por compaixão.

Outro estudo, avaliou a realização do ritual da pausa sagrada (*sacred pause*) após o falecimento dos pacientes em UTI.[18] Esse ritual é realizado, com o apoio dos profissionais do departamento de cuidado espiritual do hospital, após a morte do paciente, para honrar a vida perdida e reconhecer os esforços da equipe de saúde. A família do paciente decide se aceita ou não esse ritual e toda a equipe da UTI participa dele. Ele é iniciado pelo capelão ou enfermeiro que agradece e reconhece os esforços da equipe da UTI e da família do paciente. A equipe realiza de 45 segundos a 1 minuto de pausa depois disso. Após essa pausa, a equipe agradece um ao outro e à família por seus esforços, e retorna às suas atividades. Nesse estudo, 34 profissionais de UTI responderam à pesquisa. Desses, 55% acharam que esse ritual teria um potencial em reduzir o *burnout*; contudo, 42% dos profissionais estavam indecisos com relação a esse benefício. Podemos pensar que essa indecisão também pode se originar de um lugar interno que sente esse ritual como algo muito mobilizador e que, por vezes, mesmo defesas psíquicas saudáveis não parecem dar conta daquela emoção.

Outro ritual similar e cotidiano de ser realizado por uma equipe de oncopediatria é o momento chamado "fechamento". No *round* multidisciplinar seguinte à morte de uma criança acompanhada pela equipe, com o objetivo de elaborar emocionalmente essa perda no sentido de dar espaço a algo mobilizador e, ao mesmo tempo, dar apoio aos membros para seguir cuidando das outras crianças acompanhadas, o profissional que se sente à vontade expressa as suas percepções sobre aquela unidade assistencial. Assim, são relatadas diferentes situações, desde a causa da morte e como se deram os últimos momentos do caso até como foi ter cuidado enquanto profissional desse caso, e como percebem que a família ficou com a morte dessa criança. Ainda, aparecem depoimentos de profissionais que realizaram algum ritual individual ou coletivo de despedida, e se houve contato com a família após o óbito. Nesse momento, que ocorre em um ambiente seguro (sala fora do posto assistencial), estimulam-se também as emoções que são amparadas pelo acolhimento dado pelos próprios membros da equipe.

Nesse contexto, um estudo-piloto avaliou se sessões de apoio entre os pares poderiam reduzir as taxas de luto e *burnout* entre profissionais de UTI pediátrica.[19] Nesse estudo, 18 profissionais completaram as avaliações por meio das escalas Copenhagen Burnout Inventory (CBI) e da Hogan Grief Reaction Checklist (HGRC), antes e depois de duas sessões de apoio. Embora esse estudo não tenha demonstrado diferença entre as avaliações realizadas, alguns fatores podem ter influenciado esse resultado, como o pequeno tamanho da amostra, o tempo das sessões e o tempo de administração dos instrumentos pós-teste.

Em contrapartida, um estudo longitudinal de dois anos avaliou a utilização de estratégias de comunicação intensiva sobre práticas de final de vida, baseada na melhoria da organização, melhor comunicação e reuniões regulares da equipe.[20] Esse estudo, evidenciou redução nos escores de sobrecarga (de 28% para 14%) e depressão (de 17% para 6%) por meio das escalas Maslach Burnout

Inventory (MBI) e Centre for Epidemiologic Studies Depression Scale (CES-D).[20]

Dessa maneira, embora poucas evidências tenham sido encontradas até o momento, consideramos essa temática de extrema importância para todos os profissionais da área da saúde, pois objetiva conciliar o trabalho com qualidade de vida, mostrando também estratégias para prevenir a síndrome de *burnout* em seus ambientes de trabalho. Desde os estudos teóricos de Dejours,[4] destaca-se a falta de possibilidades de repensar, transformar ou aliviar o trabalho como raiz para o sofrimento relacionado ao trabalho. Sendo assim, podemos pensar nas estratégias de prevenção para o sofrimento emocional do profissional que são discutidas na literatura, sugerindo entre elas a necessidade de melhorias nas habilidades de comunicação, relações de apoio, adequações nas escalas de trabalho, programas educacionais sobre sofrimento emocional e gerenciamento do estresse e atenção plena. No entanto, faz-se necessário investigar o impacto dessas estratégias para, assim, poder propor ações baseadas em evidências.

Referências bibliográficas

1. Silveira AMV. Estudo do campo da psicologia hospitalar calcado nos fundamentos de gestão: estrutura, processos e resultados. Belo Horizonte. 2010; p. 162.
2. Maslach C, Leiter MP. Trabalho: Fonte de prazer ou desgaste? Guia para vencer o estresse na empresa. Campinas: Papirus; 1999. p. 239.
3. Benevides-Pereira AMT (org.). Burnout: quando o trabalho ameaça o bem-estar do trabalhador. 4 ed. São Paulo: Casa do Psicólogo; 2010. p. 282.
4. Dejours C. Uma nova visão do sofrimento humano nas organizações. O indivíduo na organização: dimensões esquecidas. São Paulo: Atlas; 1993. p. 76.
5. Figley CR. Compassion fatigue: coping with secondary traumatic stress disorder in those who treat the traumatized. New York: Brunner/Mazel; 1995. p. 268.
6. Goldim JR. Compaixão, Simpatia e Empatia; 2006. Disponível em: https://www.ufrgs.br/bioetica/compaix.htm.
7. Potter P, Deshields T, Berger JA, Clarke M, Olsen S, Chen L. Evaluation of a compassion fatigue resiliency program for oncology nurses. Oncol Nurs Forum. 2013; 40(2):180-7. doi: 10.1188/13.ONF.180-187.
8. Sorenson C, Bolick B, Wright K, Hamilton R. Understanding Compassion Fatigue in Healthcare Providers: A Review of Current Literature. J Nurs Scholarsh. 2016; 48(5):456-65. doi: 10.1111/jnu.12229. Epub 2016 jun 28.
9. Moss M, Good VS, Gozal D, Kleinpell R, Sessler CN. An Official Critical Care Societies Collaborative Statement: Burnout Syndrome in Critical Care Healthcare Professionals: A Call for Action. Crit Care Med. 2016; 44(7):1414-21. doi: 10.1097/CCM.0000000000001885.
10. van Mol MMC, Kompanje EJO, Benoit DD, Bakker J, Nijkamp MD. The Prevalence of Compassion Fatigue and Burnout among Healthcare Professionals in Intensive Care Units: A Systematic Review. PLoS ONE. 2015; 10(8):1-22. doi: 10.1371/journal.pone.0136955.
11. Fassier T, Azoulay E. Conflicts and communication gaps in the intensive care unit. Curr Opin Crit Care. 2010; 16(6):654-65. doi: 10.1097/MCC.0b013e32834044f0.
12. Embriaco N, Papazian L, Kentish-Barnes N, Pochard F, Azoulay E. Burnout syndrome among critical care healthcare workers. Curr Opin Crit Care. 2007; 13(5):482-8. doi: 10.1097/MCC.0b013e3282efd28a.
13. Poncet MC, Toullic P, Papazian L, Kentish-Barnes N, Timsit JF, Pochard F, et al. Burnout syndrome in critical care nursing staff. Am J Respir Crit Care Med. 2007; 175(7):698-704. doi: 10.1164/rccm.200606-806OC.
14. Rosa RG, Tonietto TF, da Silva DB, Gutierres FA, Ascoli AM, Madeira LC, et al. Effectiveness and Safety of an Extended ICU Visitation Model for Delirium Prevention: A Before and After Study. Crit Care Med. 2017; 45(10):1660-7. doi: 10.1097/CCM.0000000000002588.
15. Rosa RG, Falavigna M, da Silva DB, Sganzerla D, Santos MMS, Kochhann R, et al. Effect of Flexible Family Visitation on Delirium Among Patients in the Intensive Care Unit: The ICU Visits Randomized Clinical Trial. JAMA. 2019; 322(3):216-228. doi: 10.1001/jama.2019.8766.
16. Berger R, Gelkopf M. An intervention for reducing secondary traumatization and improving professional self-efficacy in well baby clinic nurses following war and terror: a random control group trial. Int J Nurs Stud. 2011; 48(5):601-10. doi: 10.1016/j.ijnurstu.2010.09.007.

17. Weidlich CP, Ugarriza DN. A pilot study examining the impact of care provider support program on resiliency, coping, and compassion fatigue in military health care providers. Mil Med. 2015; 180(3):290-5. doi: 10.7205/MILMED-D-14-00216.
18. Kapoor S, Morgan CK, Siddique MA, Guntupalli KK. "Sacred Pause" in the ICU: Evaluation of a Ritual and Intervention to Lower Distress and Burnout. Am J Hosp Palliat Care. 2018; 35(10):1337-41. doi: 10.1177/1049909118768247.
19. Eagle S, Creel A, Alexandrov A. The effect of facilitated peer support sessions on burnout and grief management among health care providers in pediatric intensive care units: A pilot study. J Palliative Med. 2012; 15:1178-80. doi: 10.1089/jpm.2012.0231.
20. Quenot JP, Rigaud JP, Prin S, Barbar S, Pavon A, Hamet M, et al. Suffering among carers working in critical care can be reduced by an intensive communication strategy on end-of-life practices. Intens Care Med. 2012; 38:55-61. doi: 10.1007/s00134-011-2413-z.

26

Desafios para a Humanização de UTI no Brasil

Cláudia Severgnini Eugênio
Daiana Barbosa da Silva
Mariana Martins Siqueira Santos
Tarissa da Silva Ribeiro Haack

Por que precisamos humanizar os cuidados intensivos?

As transformações socioeconômicas, políticas e tecnológicas ocorridas no século XX modificaram o modo de vida das pessoas e, consequentemente, o perfil demográfico e epidemiológico da população, a qual passou a ter maior perspectiva de vida. Doenças crônico-degenerativas passaram a predominar como principais causas de hospitalização e morbimortalidade, levando à crescente demanda por assistência de alta complexidade em todas as esferas da atenção à saúde, incluindo os cuidados intensivos.[1]

Sabe-se que as unidades de terapia intensiva (UTIs) são ambientes de internação hospitalar diferenciados, pois objetivam o suporte de vida e a recuperação da saúde de pessoas com condições agudas potencialmente graves.[2] Essas unidades demandam diversos recursos devido à necessidade de tecnologias, espaço físico distinto e avaliação multiprofissional constante. Além disso, apresentam a característica de serem ambientes voltados ao tratamento de pacientes frágeis com comprometimento de suas funções orgânicas, os quais necessitam de atendimento especializado com alta dedicação e maquinário de monitorização e suporte às funções vitais (p. ex., respirador, suporte hemodinâmico extracorpóreo e diálise).

Apesar do modo como as UTI promovem o cuidado ser efetivo e associado à redução de mortalidade, seus efeitos também podem impactar negativamente na saúde e reabilitação dos sobreviventes de doença crítica em longo prazo.[3] Desconforto relacionado a procedimentos, sedação prolongada, prejuízo do sono reparador, imobilidade, restrição do contato com familiares e estresse emocional podem aumentar o risco de sequelas em longo prazo, como redução da capacidade física, piora cognitiva, ansiedade, depressão e estresse pós-traumático. Ademais, um cuidado despersonalizado e dissonante das necessidades e valores dos pacientes pode se configurar em fonte adicional de estresse e sofrimento para todos os envolvidos na relação assistencial: pacientes, familiares e profissionais de saúde.[4]

A humanização da assistência no contexto de cuidados intensivos é, portanto, necessária e constitui-se em um grande desafio, já que o desenvolvimento tecnológico das UTI em busca de maior eficiência operacional pode, em algumas ocasiões, contrastar com aspectos básicos da essência do cuidado, como conforto, reasseguramento, suporte emocional e respeito à autonomia. Dessa maneira, pensar em uma prática assistencial que considere pacientes e familiares seres humanos com sentimentos e opiniões, e não apenas como um objeto de trabalho dos profissionais de saúde, é uma necessidade urgente e desafiadora. Para isso, a humanização deve ser compreendida como uma das dimensões fundamentais do cuidado, e não pode ser entendida apenas como uma atividade a mais a ser aplicada em UTI.

Desafios para a humanização dos cuidados

Por meio de ações como a Política Nacional de Humanização da Atenção e da Gestão do Sistema Único de Saúde (SUS), algumas estratégias governamentais passaram a ser voltadas à humanização da assistência em saúde no Brasil.[5] O foco do atendimento prestado pela equipe multiprofissional passou a ser considerado distinto e individualizado, resgatando o direito dos pacientes em preservar sua dignidade, incluindo sua participação, responsabilização e autonomia. Reconheceu-se, também, a importância da inclusão de todos os atores envolvidos no processo de cuidado (pacientes, familiares, profissionais de saúde e gestores) na busca pelo reconhecimento e implementação de ações de humanização dos cuidados (Tabela 26.1).

Contudo, ainda que sejam garantidos direitos aos pacientes e seus familiares, mui-

TABELA 26.1	DIRETRIZES DA POLÍTICA NACIONAL DE HUMANIZAÇÃO DA ATENÇÃO E DA GESTÃO DO SUS
	1. *Acolhimento* Reconhecer o que o outro traz como legítima e singular necessidade de saúde
	2. *Gestão participativa e cogestão* Inclusão de novos sujeitos nos processos de análise e decisão, e ampliação das tarefas de gestão de modo a permitir acordo entre necessidades e interesses de usuários, trabalhadores e gestores, e garantir a participação ativa de usuários e familiares no cotidiano das unidades de saúde
	3. *Ambiência* Criar espaços saudáveis, acolhedores e confortáveis que respeitem a privacidade, propiciem mudanças no processo de trabalho e sejam lugares de encontro entre as pessoas
	4. *Clínica ampliada e compartilhada* Contribuir para uma abordagem clínica do adoecimento e do sofrimento que considere a singularidade do sujeito e a complexidade do processo saúde/doença
	5. *Valorização do trabalhador* Dar visibilidade à experiência dos trabalhadores e incluí-los na tomada de decisão, apostando na sua capacidade de analisar, definir e qualificar os processos de trabalho
	6. *Defesa dos direitos dos usuários* Incentivar o conhecimento dos direitos de pacientes e familiares e assegurar que eles sejam cumpridos em todas as fases do cuidado, desde a recepção até a alta

Fonte: BRASIL. Ministério da Saúde, 2010.[6]

tas UTI ainda trabalham com normativas e protocolos rigorosos que dificultam as relações entre pacientes e/ou familiares e profissionais da equipe multidisciplinar, as quais poderiam contribuir para a comunicação efetiva, envolvimento no processo de decisão compartilhada e prevenção de sequelas, tanto em pacientes como em familiares.[6] Entende-se que os protocolos e normativas são fundamentais para o bom andamento do processo de trabalho em uma instituição hospitalar, mas isso não impede que haja uma associação entre eles e ações voltadas para a melhoria da experiência de pacientes e suas famílias.[7] Essa junção entre cuidados organizados e eficientes com cuidados centrados nas necessidades e valores de pacientes e familiares propicia uma assistência integral e humanizada. Assim, faz-se necessário mudanças na organização dos cuidados intensivos, tanto no âmbito teórico como no prático, para que o suporte intensivo de vida seja harmonizado com ações de humanização – esta adequadamente reconhecida como dimensão fundamental do cuidado.

Sabe-se que a construção de um cuidado humanizado necessita ser coletiva e participativa, buscando acolher e respeitar os valores, as crenças, a cultura e as expectativas de vida que são únicas de cada pessoa, sendo esta o paciente, familiar ou profissional.[8] A humanização representa um conjunto de iniciativas que visam à produção de cuidados em saúde, capazes de conciliar a melhor tecnologia disponível com promoção de acolhimento, respeito ético e cultural das pessoas adoecidas.[9] Para que esse fim seja viável, é fundamental a promoção do suporte aos familiares – muitas vezes representantes dos interesses do paciente que se encontra incapaz de participar do processo de decisão a respeito do seu cuidado. A equipe de profissionais de UTI tem papel fundamental no apoio ao familiar. Para isso, é importante que sejam percebidas as diversas maneiras como a família pode reagir à nova situação e de que modo a enfrenta. Os sentimentos e os comportamentos da família são baseados em uma série de valores, como a percepção prévia do hospital e da UTI; a gravidade do paciente; a confiança na equipe que cuida de seu ente querido e que fornece as informações; os aspectos culturais; e a maneira como as doenças evoluem.[10] A equipe de saúde em UTI precisa compreender que o ambiente hospitalar pode causar estranheza à família, e que a vontade de permanecer mais tempo com o familiar durante a visita, saber como é realizado o cuidado e a necessidade de participar das tomadas de decisões de saúde são implicações esperadas e naturais. Assim, a comunicação efetiva é um desafio importante, e deve ser tratada como fator diferencial para o atendimento humanizado, tanto por parte dos profissionais de saúde quanto pelos familiares, visto que não há como existir um bom acolhimento se não houver comunicação com o mínimo de efetividade e clareza.[11] Cabe, ainda, à equipe multidisciplinar, incentivar e envolver a família como participante ativa no cuidado prestado aos pacientes e como potencializadora na recuperação da sua saúde.[12]

A presença da família por um período maior dentro das unidades de terapia intensiva pode incorporar outra dinâmica no processo assistencial, pois se abre a oportunidade para que aprendam algumas habilidades necessárias ao cuidado e ampliem o conhecimento sobre o funcionamento do hospital e das condutas estabelecidas para o paciente.[13] A visita ampliada pode ser um recurso importante na inserção do familiar no ambiente de UTI, uma vez que o acompanhante familiar pode fornecer suporte ao paciente e manter os vínculos fora dos muros da instituição, possibilitando a redução de sintomas psicológicos e contribuindo no fazer técnico dentro das unidades.[14] Cada família tem um funcionamento próprio e, por isso, deve ser abordada como um sistema que mantém relações significativas de interdependência entre seus vários subsistemas.[6]

Por esse motivo, o papel desempenhado pelo familiar vai muito além da presença física naquele ambiente, ou seja, ele fica responsável pelo suporte emocional do paciente e pela organização familiar.

A construção de um cuidado humanizado deve objetivar a busca pelo acolhimento e respeito aos valores, crenças, cultura e expectativas de vida que são únicas de cada pessoa.[6] Um estudo, com o objetivo de compreender como os profissionais de enfermagem percebem a política de humanização no cenário de uma UTI e sua importância nesse processo, mostrou que os profissionais de enfermagem definiram humanização como ter respeito pelo ser humano, ver o paciente de maneira holística e valorizar o paciente e sua família.[15] Foi destacada a empatia como importante característica que possibilita, aos profissionais, um fazer diferenciado com vistas à humanização da assistência: aspectos como uma adequada área física, garantia de visita diária em mais de um turno, ter recursos humanos em quantidade suficiente e com capacitações periódicas, além de atuação em sintonia e com respeito mútuo, foram fatores considerados que influenciam positivamente o processo de humanização em UTI.

Nesse contexto, a equipe de profissionais de UTI possui um importante papel na implantação da humanização nos serviços de saúde, seja na assistência direta aos usuários, na educação em serviço com os membros da equipe ou na gestão dos serviços de saúde. Contudo, fatores como a falta de tempo, ambiente físico inadequado, carências de materiais e de recursos humanos são algumas das condições evidenciadas que dificultam uma assistência humanizada.[16] Entende-se que, para se produzir uma assistência qualificada e humana, é importante que se ofereçam recursos e condições para que tal prática aconteça diariamente, visto que a humanização da assistência não pode ser fruto de ação momentânea ou de um esforço limitado no tempo, devendo se integrar em um plano sustentado, contínuo, complexo, permanente, evolutivo, multiforme e que envolve diversos níveis de responsabilidades.

O grande desafio torna-se promover um ambiente de cuidados tendo como essência o ser humano, englobando atos, comportamentos e atitudes de quem cuida e de quem recebe o cuidado, conhecer os eventos estressantes vivenciados pelos familiares e, a partir disso, elaborar estratégias para a sua otimização. Estratégias que favoreçam a transferência segura de informações, nas trocas de plantões e no manejo de pacientes entre as unidades, também se mostram necessárias para uma melhor condição de trabalho, bem como para uma maior segurança ao paciente. Além disso, é necessário capacitação e qualificação de profissionais em serviços por meio da educação permanente em saúde, formação de profissionais comprometidos com práticas humanizadas e escuta qualificada, discussões acerca das dimensões organizacionais, político-institucionais, sociais e investimentos na discussão do tema de humanização. Faz-se necessário instigar nos profissionais de saúde a recuperação e manutenção do desejo e do prazer de cuidar do próximo, por meio de um atendimento mais qualificado, com a proposta de unir comportamento ético, conhecimento técnico e entendimento da história de vida do paciente. A partir disso, pode-se estabelecer vínculos prestando uma assistência mais humanizada e voltada para as necessidades dos pacientes, dos seus familiares e da equipe.

Referências bibliográficas

1. Michelan VCA, Spiri WC. Perception of nursing workers humanization under intensive therapy. Rev Bras Enferm. 2018; 71(2):372-8.
2. Nogueira LS, Sousa RMC, Padilha KG, et al. Clinical characteristics and severity of patients admitted to public and private ICUS. Texto Contexto Enferm. 2012; 21(1):59-67.
3. Rawal G, Yadav S, Kumar R. Post-intensive Care Syndrome: an Overview. J Trasl Int Med. 2017; 5(2):90-2.
4. Silva AM, Sá MC, Miranda L. Concepts of subject and autonomy in humanization of healthcare:

a literature review of experiences in hospital service. Saúde Soc. 2013; 22(3):840-52.
5. BRASIL. Ministério da Saúde. Política Nacional de Humanização. Série B. Textos Básicos de Saúde, Cadernos Humaniza SUS; 2010.
6. Neves JL, Schwartz E, Guanilo MEE, et al. Avaliação da satisfação de familiares de pacientes atendidos em unidades de terapia intensiva: revisão integrativa. Texto Contexto Enferm. 2018; 27(2):e1800016.
7. Sanches RCN, Gerhardt PC, Rêgo AS, et al. Percepções de profissionais de saúde sobre a humanização em unidade de terapia intensiva adulto. Esc Anna Nery. 2016; 20(1):48-54.
8. Luiz FF, Caregnato RCA, Costa MR. Humanization in the Intensive Care: perception of family and healthcare professionals. Rev Bras Enferm. 2017; 70(5):1040-7.
9. Silva RC, Ferreira MA, Apostolidis T. Práticas de cuidado dos enfermeiros intensivistas face às tecnologias: análise à luz das representações sociais. Texto Contexto Enferm. 2014; 23(2):328-37.
10. Martins JJ, Nascimento ERP, Geremias CK, et al. Acolhimento à família na unidade de terapia intensiva: conhecimento de uma equipe multiprofissional. Rev Eletr Enferm. 2008; 10(4):1091-101.
11. Kleimpell RM. Improving communication in the ICU. Heart Lung. 2014; 43(2):87.
12. Burns KEA, Misak C, Herridge M, et al. Patient and Family Engagement in the ICU. Untapped Opportunities and Underrecognized Challenges. Am J Respir Crit Care Med. 2018; 198(3): 310-9.
13. Teixeira C, Rosa RG. The rationale of flexible ICU visiting hours for delirium prevention. JECCM. 2018; 2:81.
14. Rosa RG, Falavigna M, da Silva DB, et al. Effect of Flexible Family Visitation on Delirium Among Patients in the Intensive Care Unit: The ICU Visits Randomized Clinical Trial. JAMA. 2019; 322(3):216-28.
15. Costa SC, Figueiredo MRB, Schaurich D. Humanização em Unidade de Terapia Intensiva Adulto (UTI): compreensões da equipe de enfermagem. Botucatu: Interface. 2009; 13(Suppl 1):571-80.
16. Beck CLC, Lisbôa RL, Tavares JP, et al. Humanização da assistência de enfermagem: percepção de enfermeiros nos serviços de saúde de um município. Rev Gaúcha Enferm. 2009 mar; 30(1):54-61.

Índice Remissivo

A

Abordagem do sofrimento, 117, 118
Acolhimento, 266
Acompanhamento
    multiprofissional pós-UTI, 236
    psicológico e/ou psiquiátrico, 224
Agitação, 81
Agonistas alfa-2 adrenérgicos, 36
Ambiência, 266
Ambiente de UTI, 241
Analgesia, 32, 100
Analgésicos adjuvantes, 35
Ansiedade, 52, 209
    benzodiazepínicos para controle da, 53
    nos pacientes e familiares, 201
Anticonvulsivantes, 35
Antidepressivos, 35
Apoio dos pares, 225
Área de apoio para familiares, 245
Arquitetura de UTI e humanização, 241, 243
Aspectos
    bioéticos, 3, 4
    éticos, 3, 4, 11, 27
    legais, 3, 4, 11, 27
Assistência fisioterapêutica em cuidados paliativos em UTI, 135
Atelectasia, 136
Autonomia, 6, 130, 168
Avaliação
    das condições prévias à internação, 65
    terapêutica, 27

B

Baclofeno, 37
Beneficência, 7, 168
Benzodiazepínicos, 53
Bioética, 5
Bloqueadores dos receptores N-metil-D-aspartato (NMDA), 37
Boxe/quarto do paciente, 243
Brometo de metilnaltrexona, 59
Burnout nos profissionais de saúde, 202

C

Capacitação de profissionais de saúde, 221
Carbamazepina, 39
Cetamina, 37, 39
Cetorolaco, 39
Cinesioterapia respiratória, 136
Clínica ampliada e compartilhada, 266
Clonidina, 39
Clorpromazina, 93
Coação, 169
Cogestão, 266
Complicações intra-hospitalares, 230
Comunicação, 139, 170, 221
    com familiares de pacientes críticos, 147
    com pacientes que não podem falar, 253
    de objetivos, 252
    de um mau prognóstico, 157, 160
    e doação de órgãos, 167
    e eventos adversos, 179
    empática, 147, 149

nos cuidados paliativos pediátricos em UTI pediátrica, 113
Conferência familiar 3, 151, 154, 147
    com a equipe assistencial, 221
    de final de vida, 222
    estrutura da, 153
Conflito(s)
    e mudança, 176
    em qualidade relacional, 176
Consentimento, 170
Constipação intestinal, 57, 129
Contato
    com entes queridos, 211
    pele a pele, 103
Contextos adversos, mecanismos de comunicação em, 179
Controle
    adequado da dor, 233
    de acesso, 246
    de infecção, 245
    de sintomas, 29, 124
Conversas difíceis, 157, 158
Coordenação de cuidados, 27
Corticosteroides, 36
Criança, cuidados paliativos na, 110, 111
Cuidado(s)
    centrado no paciente, 235
    com o cuidador, 131
    com os familiares, 130
        após a perda, 107
    de final de vida em UTI, 77, 80, 81
        aspectos éticos e legais dos, 11
    espirituais, 27
    integrado, 15
    paliativo(s), 15
        psicólogo no, 118, 119
        em UTI
            neonatal, 99
            pediátrica, 109, 111
        integração dos, 21, 25
        integrados aos cuidados intensivos, 80
    lesão por pressão nos, 60
    na criança, 110, 111
    pediátricos, 99
    princípios dos, 19
    prognóstico em, 63
    personalizados, 193

D

Decisão médica, 104
Defesa dos direitos dos usuários, 266
Deliberação, 104
Delirium, 42, 81, 201
    fatores de risco para o, 43
    hiperativo, fármacos utilizados para o controle do, 46
    nos pacientes críticos, 43
    redução da incidência e duração de, 230
    subclínico, 42
Depressão nos pacientes e familiares, 201
Desafios éticos em momentos de crises, 7
Desconforto
    de pacientes internados em UTI, 207
    térmico, 213
Desmame terminal, 85
Dexametasona, 39
Dexmedetomidina, 39
Dipirona, 103
Dispneia, 49, 81, 129
    opioides indicados para o manejo da, 51
    total, 50
Distanásia, 10, 11
Doença(s)
    ativa, 18
    avançada, 19
    crítica aguda, evolução da, 72
    hepáticas crônicas, 70
    neurológicas, 71
    progressiva, 18
    pulmonar obstrutiva crônica, 70

Índice Remissivo

renal
    crônica, 70
    em estágio final avançada, 70
Dor, 29, 81, 208
    avaliação da, 30
    controle adequado da, 233
    cuidando do paciente com, 125
    definição de, 30
    forte, 33
    moderada, 32
    tratamento da, 32

E

Educação, 225
Embasamento ético, legal e humano, 168
EMLA, 103
Empatia, 158, 189, 190
    pela equipe de UTI, 224
Enemas, 59
Enfermeiro no controle de sintomas, 124
Engajamento de pacientes e famílias, 253
Entretenimento, 245
Entrevista familiar, 169
Equipe multiprofissional, 97, 117
Escala(s), 100
    Clínica de Fragilidade (CFS), 69
    Comportamental de Dor (Behavioral Pain Scale – BPS), 31
    de Desempenho de Karnofsky (KPS), 65, 67
    de *Performance* Paliativa (PPS), 65, 66
    numérica da dor, 33
Escassez de informações, 211
Escuta ativa, 252
    pela equipe de UTI, 224
Espaço físico, 243
Estado vegetativo permanente, 106
Estresse ocupacional em profissionais de saúde, 257
Ética, 5
Eutanásia, 10, 11

Eventos adversos, 179
Extubação paliativa, 83, 84
    e retirada da ventilação mecânica, 88, 89
    preparo para a, 86

F

Falta de privacidade, 213
Familiares de pacientes críticos, 148
Fatores prognósticos relacionados à doença
    aguda, 71
    de base, 70
Fenobarbital, 93
Fentanil, 35, 38, 103
Fisioterapia, 134
    motora, 233
Flexibilização dos horários de visita, 199, 220
Fragilidade, 67
Fraqueza muscular, 230
Funcionalidade, 65, 68

G

Gabapentina, 39
Gestão participativa, 266
Grupo de apoio a familiares, 225

H

Habilidades de comunicação, 27
    como instrumento na abordagem do sofrimento, 118
    intensivistas e, 141
Higiene
    das mãos, 245
    oral, 129
Hospitalidade, 189, 191
Humanização, 193
    arquitetura de UTI em prol da, 241
    como processo de mudança, 250

desafios para UTI no Brasil, 265
dos cuidados, 266
organização dos cuidados em ações de, 249

I

Ibuprofeno, 39
Idade, 65
Iluminação, 244
Implementação da decisão, 104
Insônia, 52
Insuficiência cardíaca, 70
Integração de cuidados paliativos, 15
de alta qualidade, 21
em UTI, 25
Intensivistas, 15
e habilidades de comunicação, 141
Intervenções com familiares, 120

J

Justiça, 169

L

Laxantes, 59
Lesão por pressão nos cuidados paliativos, 60
Lidocaína, 39, 103
Limitação de tratamento, 104
critérios para a, 105
em UTI pediátrica, 113
Linguagem em circuito fechado, 252

M

Malformação, 106
Manejo de conflitos, 175
Manipulação, 169
Manutenção do *continuum* do atendimento no pós-UTI, 231
Marcadores genéricos de insuficiência multiorgânica, 65

Más notícias, 159
Melhora do ambiente de UTI, 231
Metadona, 35, 38
Midazolam, 93
Mobilização
ativo-assistida, 136
precoce, 233
Modelo(s)
Calgary-Cambridge, 143
conceitual de cuidados, 100
consultivo, 25
de abordagem e comunicação, Dinkin, 182
dominantes de prestação de cuidados paliativos, 20
misto, 25
Morfina, 34, 38, 103
Mortalidade, 202
Mucosite, 56
Mudança, 176
de decúbito, 136
Não maleficência, 7, 168
Náuseas e vômitos, 53, 127
Necessidades dos familiares em UTI, 219
Níveis de escuta, 252
NURSE, estratégia, 149, 158

O

Objeção de consciência, 8
Oferta de doação de órgãos, 173
Opioides, 32, 33, 50, 51
Organização dos cuidados em ações de humanização, 249
técnicas e ferramentas de comunicação para, 252
Ortotanásia, 10, 11

P

Pacientes
e familiares
ansiedade nos, 201

depressão nos, 201
satisfação dos, 202
elegíveis, 106
Papel dos pais, 105
Paracetamol, 103
Participação em *round* multidisciplinar, 222
Persuasão, 169
Política de visitação flexível
barreiras à implantação de uma, 203
benefícios da, 200
riscos da, 202
Posicionamento, 136
Prematuridade extrema, 107
Preparação, 170
Prevenção, 260
da síndrome pós-cuidados intensivos, 229
de estresse ocupacional, 257
Privação do sono, 207
Problemas orais, 55
Profissionais de saúde
burnout nos, 202
capacitação de, 221
prevenção de estresse ocupacional, 257
satisfação dos, 203
Prognóstico em cuidados paliativos, 63
Projeto IPAL-ICU, 26
Promoção do bem-estar
do paciente, 207
dos entes queridos do paciente, 219
Propofol, 93
Psicologia, 117
Psicólogo no cuidado paliativo, 118, 119
áreas de intervenção e competências do, 121

Q

Quadros
à beira do leito, 253
de aprendizagem, 253

Qualidade
assistencial, 202
de vida, 15, 20, 106
do cuidado, 95
relacional, 176
Questão-surpresa, 65

R

Redução
da complicações intra-hospitalares, 230
da fraqueza muscular adquirida em UTI, 230
da incidência e duração de *delirium*, 230
da sedação, 231
da ventilação mecânica, 230
do tempo de UTI, 230
Respeito, 189
Restrição no leito, 210
Retirada do suporte ventilatório, 84
Reunião inicial com os familiares, 221
Risco de infecção, 203
Ruído, 244

S

Sacarose, 103
Satisfação
dos pacientes e familiares, 202
dos profissionais de saúde, 203
Secreção oral, 56
Sedação, 103
paliativa, 90
fármacos utilizados para, 93
Sede, 208
Segurança do paciente, 249
Sensação de boca seca, 208
Ser humano em UTI, 187
Sialorreia, 56
Síndrome
da anorexia/caquexia, 56
da imunodeficiência adquirida, 71
pós-cuidados intensivos, 229, 232

Situações
  "insuportáveis", 106
  "sem chance", 106
  "sem propósito", 106
Sofrimento, 117, 259
SPIKE, estratégia para dar más notícias, 159
Sucção ao seio, 103
Suporte
  emocional, 224
  familiar, 235
  nutricional, 235
  para o compartilhamento de decisões, 223
Supositórios, 59

T

Temperatura, 244
Tempo de UTI, 230
Toaletes, 245
Tomada de decisão, 104
  compartilhadas de final de vida, 157, 161
Tramadol, 38, 103
Transplante, 167
Tratamento fútil, 78

U

UTI, cuidados de final de vida em, 77, 80, 81
  alta em, 95
  ambiente de, 241
  arquitetura em prol da humanização, 241
  aspectos éticos e legais, 11
  controle de sintomas em, 29
  custo-benefício para o paciente/família/equipe, 95
  desconforto de pacientes internados em, 207
  equipe multiprofissional, 97, 117
  escuta ativa e empatia pela equipe de, 224
  fisioterapia, 134
  integração dos cuidados paliativos, 25
  manejo de conflitos em, 175
  melhora do ambiente de, 231
  necessidades dos familiares em, 219
  neonatal, 99
    cuidados paliativos em, 99
    tratamento paliativo em, 100
  nos cuidados paliativos, 96
  objeção de consciência em, 8
  pediátrica
    comunicação, 113
    cuidados paliativos em, 109, 111
    limitação terapêutica em, 113
  prática do respeito, empatia e hospitalidade em, 191
  qualidade do cuidado em, 95
  ser humano em, 187
  visitação familiar em, 199

V

Valorização do trabalhador, 266
VALUE, estratégia, 150
Ventilação
  mecânica, 230
    liberação da, 234
  não invasiva, 52
Visita *pet*, 245
Visitação familiar em UTI, 199

X

Xerostomia, 55